Die bioklimatische Rohkost

„Die Wahrheiten eines Naturheilpraktikers“

Jean Huntziger

Roh-Ark-Verlag

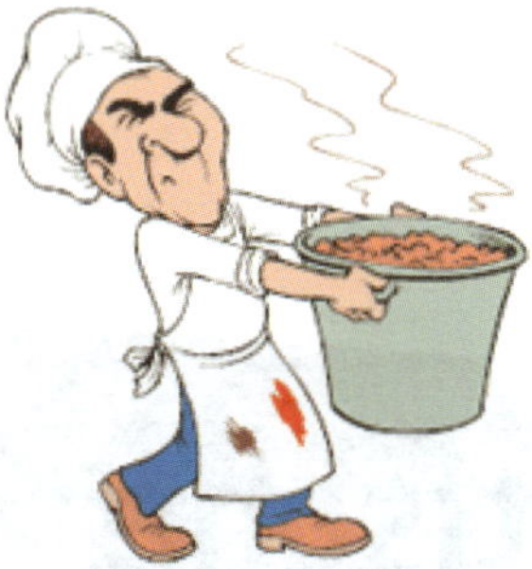

1. Auflage, März 2013
ISBN 978-3-942510-11-0

Bilder von Brainscomic
Gestaltung von Jörg Handschak und Ingo Hedrich
Text und Autor Jean Huntziger

Übersetzung

Corinna Richez, eine junge, fröhliche Frau, der ich herzlich für ihre Hilfe und ihr Bestreben nach ordentlicher Arbeit danke. Humoristische Zeichnungen von Jean François Mattauer und René Bickel. Die Gemüsefiguren wurden mir freundlicherweise von Brainscomic zur Verfügung gestellt.

Für alle, die mir auf meiner Suche nach der vollkommenen Harmonie zwischen Körper und Geist (die ich zu Ihrer Beruhigung noch nicht erreicht habe) als Sprungbrett gedient haben. Für alle, denen ich als Sprungbrett diene; in der Hoffnung ihnen zu ein wenig mehr Lebensfreude verholfen zu haben.
Für alle anderen, die sich vielleicht eines Tages die Mühe machen mein Buch zu lesen!

Inhaltsangabe

Genießen wir in der Zwischenzeit das Leben!

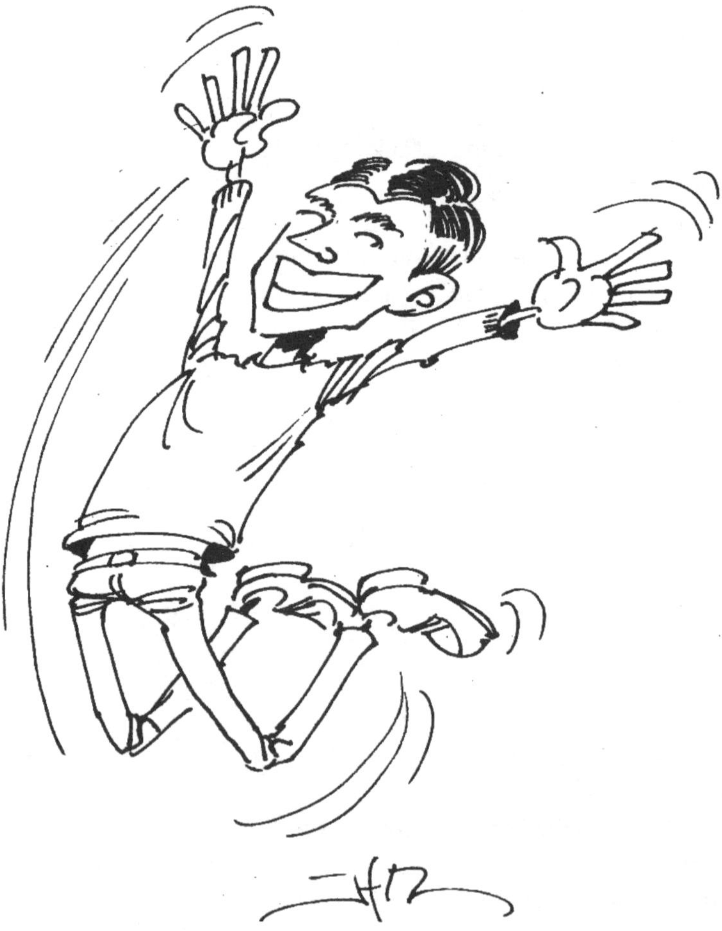

Richtigstellung

Mit dem Titel „Gesundheit: Ja oder nein?", der ebenso gut „Die Wahrheiten eines Naturheilpraktikers" hätte lauten können, wollte ich mich klar von dem allgemein üblichen Stil für diese Art Bücher absetzen. Ich habe ganz bewusst nur wenige Zitate und Studien, die man in sämtlichen Werken wiederfinden kann, ausgewählt. Natürlich wirken Argumente, die auf den Erkenntnissen hochgeschätzter kluger Köpfe basieren, „wissenschaftlich" und man schuldet einem Autor mit fundierten, weitreichenden Kenntnissen Respekt und Ehrfurcht. Aber mein Ziel liegt woanders: und zwar in der Vermittlung meiner selbst gewonnenen Erfahrung, ohne medizinische Aufsicht oder technologische Betreuung, einfach nur basierend auf meinen eigenen Beurteilungskriterien: Power, Vitalität, Erinnerungsvermögen und Lebenslust. Natürlich sollte man sich ordentlich ernähren, aber trotzdem sollte der Esstisch ein Ort des vollkommenen Wohlbefindens, der Freude, Entspannung und des Humors bleiben und uns dabei gleichzeitig die Garantie für eine möglichst blühende Gesundheit bieten. Letztendlich handelt es sich hierbei um eine Wahrheit, die nur im Ganzen, ohne Konzessionen begriffen werden kann. Es ist eine ungemein lebendige, überschäumende, befreite und befreiende Wahrheit, die nicht in eine Form von fanatischem Dogmatismus gepresst werden kann; wie dies bei einigen Ernährungs-Gurus der Fall ist, die meinen, die Weisheit für sich gepachtet zu haben und bei anderen Päpsten der medizinischen Welt oder aus alternativen Gesundheitsbewegungen mit fundamentalistischem Gerede. Leben bedeutet Bewegung, Veränderung!
Ein herzliches Lachen, sowie die Fähigkeit sich über sich selbst lustig zu machen, wenn man das schon nicht von anderen akzeptiert, erscheinen mir die passende Ausdrucksform dieses fantastischen Abenteuers. In das sind wir, ohne es eigentlich zu wollen, durch unsere Eltern hineingeraten, die dabei eher an ihr eigenes Leben als an das unsrige dachten.

Aber was soll's, das Leben ist und bleibt das Leben!

Was meine Wenigkeit angeht, hoffe ich als Vater dieses Werkes ganz einfach, dass ich Ihr Interesse bis zur letzten Seite wachhalten kann.

Dass Sie nach dem letzten Satz der letzten Linie schweben, sich leicht fühlen, die Augen ins Nichts gerichtet, mit einem Lächeln auf den Lippen und dem Gefühl, dass der Himmel blauer, die Natur einladender, das andere Geschlecht begehrenswerter ist ... Mit einem Wort, dass die Liebe des Lebens in Ihnen wie eine Knospe unter dem ersten Streicheln der Frühlingssonne aufspringt: Das wäre dann meine Belohnung!

Und wenn Sie dann noch meine Lebensweisheit anwenden, wird Ihnen Ihr Organismus das ohne Zweifel (zumindest für mich) danken.

Der Appell

Eine gesunde Seele in einem gesunden Körper
30 Jahre Ernährungsumstellung, Rückkehr zu Wegen, die man für endgültig aufgegeben hielt, Kontroversen, Lernen, intensiver Momente und beängstigender Rückfälle. Aber nie, nicht einen Augenblick lang hatte ich das Gefühl mich geirrt zu haben. Weder Widersprüche, Klüngelstreitigkeiten noch Behauptungen und Unverfrorenheiten der offiziellen Wissenschaft haben mein Vertrauen in die Natur ins Wanken bringen können. Ich habe immer geglaubt und bin auch heute noch davon überzeugt, dass, egal welchen inneren Weg der Mensch auch einschlägt; egal wie zahlreich und unterschiedlich diese Wege sein mögen, der Respekt unser Mutter Erde und das Befolgen der physiologischen Gesetze unsere spirituelle Weiterentwicklung keineswegs behindern. Die Gegenüberstellung von Materie und Geist ist unsinnig und dient nur als Vorwand, nicht aktiv zu handeln.
Sollte der Geist nicht eigentlich das Fleisch beherrschen? Eine süße Illusion oder eher eine vereinfachte Entschuldigung für alle Anhänger von Steak und Fritten?
Ich kann mir schlecht vorstellen, dass Gott (oder die Natur) uns nur um uns zu ärgern mit einer körperlichen Hülle versehen hat. Im Gegenteil: Ich denke vielmehr, dass man sich nur gänzlich von den erdlichen Zwängen freimachen kann, wenn man zur körperlichen Besonnenheit gefunden hat. Um Musik zu genießen, benötigt man doch auch ein gut eingestelltes Radio, oder?

Ich habe seit meinem ökologischen Erwachen schon immer gewusst, dass ich bis zu meinem Lebensende meine Ernährung der Natur so weit wie möglich anpassen muss. Ich möchte hier allerdings nicht weiter auf die aufeinander folgenden Phasen meiner persönlichen Entwicklung eingehen. Genau hier liegt übrigens eine der größten Hürden: Der Mensch liebt Gewissheit, klare Behauptungen, eindeutige Meinungen, selbst wenn sie falsch sind. Das ist der Preis für seine moralische Sicherheit und die Voraussetzung, um ihn von einer Sache zu überzeugen. Die Idee zu akzeptieren, dass das, was man denkt, praktiziert und lehrt, Fehler bergen kann, ist besonders erschreckend für uns. Wir müssen uns der Tatsache stellen, dass wir alle nicht perfekt sind: wie kann man da glauben, dass das, was man lebt, fühlt und vermittelt, vollkommen richtig sein könne?

Der Begriff des Fortschritts, des eventuellen Aufstiegs des Menschen sowie die stets mögliche Infragestellung tragen Fehler in sich. Deshalb sollten wir Bescheidenheit an den Tag legen und nicht vergessen, dass jeder von uns nur einen kleinen Teil der Wahrheit, nie aber die gesamte Wahrheit besitzen kann.

Gibt das Anlass zur Verzweiflung?
Ganz im Gegenteil! Das Wissen um unsere Unvollkommenheit sollte uns nach vorn bringen, Ärger und Untätigkeit von uns fernhalten. Denn unser Wissen ist im Vergleich zu allem, was wir nicht kennen, minimal. Begeistern wir uns also für das Leben in all seinen unzähligen Facetten und messen uns kontinuierlich und freundschaftlich an ihm. So werden unsere Jahre auf Erden bestens ausgefüllt, fröhlich und schön verlaufen,... und wenn wir trotzdem sterben, dann erst nach vielen Tagen voller Lebensfreude!

Beeinflussung

Alle diejenigen, die einerseits perfekt in das weltweite System des schlechten Essens integriert sind und sich andererseits der intensiven Bombardierung mit chemischer Schadstoffbelastung und unglaublicher medikamentöser Ausschweifungen ausgesetzt fühlen, sollten ein eindeutiges SOS aussenden.

Dieser Krieg gegen den gesunden Organismus beginnt schon lange vor der Geburt und endet aufgrund der anhaltenden Wirkung einiger „Wundermittel“ erst einige Zeit... nach dem Tod.

Ist das nicht genial?
Wir wissen zwar nicht recht, wie wir unseren Körper gesund und lebendig im Vollbesitz seiner Fähigkeiten erhalten können, ermöglichen unserem Kadaver aber einen „steifen Überlebensbonus“!

Dennoch sind wir alle fest von der immensen Bedeutung der Gesundheit für unsere Existenz überzeugt. Posaunen wir nicht alljährlich unsere Sylvesterwünsche bei allen zwölf Glockenschlägen bis Mitternacht heraus

„Gesundheit, vor allem gute Gesundheit“.
Es ist schon richtig, dass dieser Herzensschrei mindestens zwei bis drei Minuten anhält. Wenn man sich so heiser schreit, bekommt man natürlich Hunger und Durst und für die nächsten 365 Tage (abzüglich dieser beiden privilegierten Minuten) gilt eher:

„Gesundheit ... wie lästig, Krankheit ... welch ein Segen“

Dieser Untertitel kommt der Realität der menschlichen Ernährungsweise und dem enormen finanziellen Potenzial, das das Geschäft mit der Krankheit darstellt sowie den von uns viel zu sehr vernachlässigten Bemühungen für unsere „Gesundheit, vor allem gute Gesundheit“ weitaus näher. Er dient mir gleichzeitig als Vorwand, Sie nicht mit simplen Kalorienproblemen oder einer „ausgeglichenen Ernährung“, wie die offizielle Medizin uns arglos zusäuselt, zu überhäufen: Eine Definition, die so vage ist, dass sie allen gastronomischen Interpretationen und Fantasievorstellungen freien Lauf lässt.

Das kann nur ein Spinner schreiben, denken Sie wahrscheinlich gerade und falls Sie dieses Buch trotzdem weiter lesen, dann nur um festzustellen, bis zu welchem Grad die Verrücktheit des Autors reichen mag!

Meinen Verrücktheitsgrad können Sie allerdings erst nach der letzten Seite ermessen; was Sie wiederum zu zwei verschiedenen Handlungen veranlasst: Erstens müssen Sie (ganz zur Freude meines Verlegers) dieses Buch kaufen, um es in Ruhe zu Hause zu lesen; zweitens - und hier wird es schon mühsamer - müssen Sie es bis zum Ende durchlesen, was sicher den einen oder anderen Adrenalinstoß nach sich ziehen wird!

Ihre Fieberschübe sind allerdings nur gerecht, da ich beim Schreiben ebenfalls von einer heiligen Wut geschüttelt wurde, einer Wut, die seit Jahren in mir brodelt und mit der Zeit immer stärker und fast zur Verpflichtung wird. Jawohl, der Verpflichtung zur Rettung meines inneren Seelenfriedens mich von diesem lodernden Feuer und von diesem Unverständnis der Dinge des Lebens zu befreien, die von unserer dekadenten Gesellschaft hervorgebracht, kultiviert und vergöttert werden.

Damit es gleich klar ist, dieses Buch ist nicht nur eine - wenn auch positive- Kritik, sondern versteht sich als Wutschrei, der die Menschen aus ihrer Passivität zu reißen versucht, um sie aus dieser tristen Selbstgefälligkeit zu erwecken, hinter der sich der Verstand der heutigen Zeit verschanzt. Diese schreckliche Laxheit und das allgemeine Sich-gehen-Lassen, durch das sich der moderne Mensch auszeichnet, verdammt ihn zur Degeneration.
Und genau hierum handelt es sich hauptsächlich!

Es geht nicht mehr ums Sein oder Nichtsein, sondern vielmehr ums bestmögliche Sein, wenn man denn schon sein muss!

Das Sterben ist nicht mehr das größte Problem, sondern das Leben. Das Ende seines Weges zu erreichen, ohne sich sagen zu können, dass das Leben schön war oder vom Erdboden zu verschwinden, ohne dem Nachfolger lächelnd Platz zu machen, ist doch schrecklich!

Das sind meine Ziele

Ich möchte, dass Sie sich bewusst werden, dass Sie akzeptieren und Sie Lust bekommen, sich zu bemühen. Mit einem Wort, ich möchte aus Ihnen einen Lebenskämpfer machen, denn es handelt sich tatsächlich um einen Kampf.

Geduldig auf das Eintreten des Zeitalters des Wassermanns zu warten, wie es bei esoterischen Gruppen Gang und gäbe ist, passt mir nicht! Und stoisch auf die Rückkehr Jesu Christi zu warten, ohne den Finger zu rühren, ohne sich mehr für das Schicksal der Welt zu engagieren, wie es die religiösen Glaubensgemeinden vorschlagen, gefällt mir auch nicht! In beiden Fällen sehe ich einen Großteil an Egoismus und Ichbezogenheit.

„Gott verachtet die Halbherzigen“, steht geschrieben.
Wenn ich Gott wäre, wäre ich ziemlich enttäuscht von meiner kleinen Kreatur, die sich je nach den Ereignissen hin- und herreißen lässt. Ich bin nur ein verlorener Mensch von vielen, aber ich stimme mit dem überein, der sagte: „Man braucht nicht zu hoffen um etwas zu unternehmen oder erfolgreich zu sein, um durchzuhalten”.

Damit kennen Sie nun mein Credo.
Allerdings kennen Sie meine Person noch nicht... und ich weiß, wie frustrierend das für Sie ist, wenn ich Ihnen nicht ein wenig Klarheit verschaffe. Ich bin Naturheilpraktiker seit über 30 Jahren und Elsässer seit 65 Frühlingen. Naturheilpraktiker bin ich vor allem durch die Ernährungsumstellung, die ich meinen Patienten empfehle und nur nebensächlich durch die Anwendung natürlicher Therapien. Einen Elsässer können Sie sich ja vorstellen, aber wissen Sie, dass der Elsässer sich zusätzlich durch seine sagenhafte Kaufähigkeit auszeichnet, die im Norden unserer Provinz durch den Weltrekord der höchsten Darmkrebsrate bestätigt wird? Sportler bin ich auf jeden Fall, denn ich praktiziere mit drei meiner Töchter Judo und laufe fast täglich allein in unserer wunderschönen Region. Außerdem bin ich Gärtner, denn während der ganzen schönen Jahreszeit essen meine Familie und ich besonders gern knackiges Gemüse, das den Geschmack von Gemüse und nicht von Pappmaché hat. Verheiratet bin ich auch, ich bedauere, meine Damen, und meine Frau erinnert mich immer wieder daran, dass ich schon vergeben bin... und Vater von sechs Töchtern! Die drei Ältesten (35, 28 und 31 Jahre alt) leben aber bereits ihr eigenes Leben.
Ich habe ein Gesundheitszentrum gegründet, was aber nicht sehr lange bestanden hat - 8 Jahre - , da Gesundheit leider weniger

gewinnbringend ist als Krankheit... Diese Zeit war für meine Menschenkenntnis eine unheimlich reiche Erfahrung.
Ich veröffentliche vierteljährlich eine kleine Zeitung, die laut ihrer Leser eine Art Schutzplanke für sie darstellt, damit sie der Versuchung des „traditionellen Fraßes“ nicht mehr erliegen.

Wenn Sie das alles nun miteinander vermengen und einmal kräftig durchschütteln, erhalten Sie eine gewisse Lebenserfahrung oder ein Lebenskonzept für erdliche Vergnügungen, das ich Ihnen im Laufe der nächsten Seiten näherbringen und mit Ihnen teilen möchte.

Zunächst aber ein kleiner Text, der den Menschen wieder an seinen rechten Platz rückt.

Nehmen wir die sechs Tage der Genese als Bild, um darzustellen, was sich tatsächlich in 4 ½ Mrd. Jahren abgespielt hat.

Ein Tag entspricht also ca. 600 Millionen Jahren. Unser Planet ist am Montag um 0 Uhr entstanden.
Montag, Dienstag und Mittwoch bis zur Mittagszeit bildet sich die Erde. Das Leben beginnt Mittwochmittag und entwickelt sich in all seiner organischen Pracht innerhalb der nächsten vier Tage. Sonntag um 4 Uhr nachmittags erscheinen die ersten großen Reptilien.
Fünf Stunden später um 9 Uhr abends, als die Sequoien aus der Erde treten, verschwinden die großen Reptilien. Der Mensch erscheint erst um drei Minuten vor Mitternacht am Sonntagabend.

Eine Viertelsekunde vor Mitternacht kommt Christus zur Welt.
Eine Vierzigstel Sekunde vor Mitternacht beginnt die industrielle (und „pasteurisierte“) Revolution.

Es ist jetzt Sonntagabend, Mitternacht, und zahlreiche Menschen unter uns meinen, dass das, was sie erst seit einer Vierzigstel Sekunde tun, ewig so weitergehen wird.

David Brower

Wird es noch eine weitere Vierzigstel Sekunde für den Menschen geben?

Die erste Frage, die sich uns heute stellt, ist einfach zu beantworten, allerdings könnte die Antwort ziemlich definitiv ausfallen:
Können wir eine weitere Vierzigstel Sekunde überleben? Wenn wir unseren Weg mit der gleichen Missachtung der Naturgesetze fortsetzen, wie bisher an den Tag gelegt, scheint das zweifelhaft.
Die zweite Frage bezieht sich auf die Art, wie wir uns unseren Untergang vorstellen, denn der Mensch hat sich während dieser Vierzigstel Sekunde, wahrscheinlich vom Teufel getrieben, allerhand „Lebensfallen" einfallen lassen. Das ist in den Romanen von Gunther Schwab so herrlich beschrieben („Des Teufels Küche", „Teuflische Atomzentralen"...)

Wenn ich mich besonders pessimistisch zeige, geschieht das nicht völlig ohne Hintergedanken, denn der Mensch gibt nur sein Bestes, wenn er mit dem Rücken zur Wand steht und alle Brücken hinter ihm abgebrochen sind... Und das Beste des Menschen benötigen wir, wenn wir zurückgewinnen wollen, was wir in so kurzer Zeit munter vergeudet haben.

Aber es gibt eine Lösung. Überlegen wir doch nur: Ein Volk hat die Staatsmänner, das System und die Gesundheit, die es verdient!

Durch folgendes einfaches Prinzip: Ist die Basis - d.h. jeder von uns - bei guter körperlicher und geistiger Gesundheit mit Respekt für den Nächsten, dann ist es die daraus hervorgehende Elite ebenfalls!
Moralität: um die Welt zu ändern, muss man sich zunächst selbst in Frage stellen. Eine schwierige Aufgabe, die wir mit den uns eigenen Fähigkeiten sowie Entwicklungsmöglichkeiten und unserem kulturellen, gesellschaftlichen und familiären Erbe zu lösen versuchen sollten.

Hat man erst einmal den ersten Schritt getan, den Schmerz einer Schürfwunde in seinem Bewusstsein überwunden, dann muss man nur noch herausfinden, wo eine Verbesserung möglich und über welchen Umweg die Rückkehr zu den Ursprüngen durchführbar ist.
Es scheint laut Hörensagen, dass Eva den selbstverständlich unschuldigen Adam über den Verdauungstrakt zum Sündigen verführt habe. Der berühmte Apfel. Da wir alle natürlich gerne Richtung Eden buchen würden, schlage ich zunächst vor, Ordnung in die Unordnung unseres metabolischen Daseins zu bringen.

Erste Schwierigkeit
Man muss jede Person da nehmen, wo sie ist, in dem Zustand, in dem sie sich gerade befindet. Ein transparentes Glaubensbekenntnis, dem man sich nur anschließen kann. In der Theorie ist es einfach, seinem Nächsten zu helfen, leider sieht es in der Praxis oft anders aus.

Aus einem einfachen Grund: Sowohl der lehrende als auch der lernende Mensch verändert sich permanent; in manchen Fällen mit Zustimmung des vom Willen oder von dunklen, unterbewussten Kräften getriebenen Gewissens. Sollte man deshalb nicht lieber von Erfahrungsaustausch als von Wissensvermittlung reden, bei dem einer von beiden, der „Lehrer" dem anderen, „dem Schüler", einfach nur einige Erfahrungslängen voraus hat? Schließlich werden beide vom gleichen Sturm geschüttelt. Sollte man dennoch bis zum Erreichen der Perfektion alles in der Schwebe lassen? Das ist ein ständiges Dilemma für den Menschen, der sich gar zu gern hinter der einfachen Ausrede versteckt nichts tun zu können, da er sowieso nicht alles tun kann. Geht er auch davon aus, nie vollkommenes Wissen zu erlangen, und gibt er demütig seine Fehlbarkeit zu, so bedeutet es ihm trotzdem viel, sein Wissen und sein eigenes Lebenskonzept mit einem Mindestmaß an Voreingenommenheit und Sektierertum gemäß der Maxime von Jean Rostand weiterzugeben: „Wer darauf wartet, alles zu wissen, um in vollem Licht zu handeln, verdammt sich selbst zur Untätigkeit".

Dabei könnte genau das unsere Zivilisation retten, d.h. das Engagement eines jeden von uns im Kampf für das Leben. Da jeder von uns einen Teil der Wahrheit besitzt, würde uns der Schock des Bewusstseins ohne Aggressivität aber auch ohne Konzessionen vor den

zahlreichen falschen Ideen, Fehlinterpretationen, subjektiven Auffassungen und vor der Unaufrichtigkeit bewahren, mit der wir manchmal unsere Errungenschaften verteidigen. Es würde uns dabei helfen, durch die Richtigkeit der Dinge und Achtung seines Nächsten ein Stück des Gartens Eden durchschimmern zu sehen, und es läge an uns allein ihn auf unserem schönen Planeten wieder zu errichten!
Da ein kleines Geschenk bekanntlich besser als eine große Versprechung ist, setze ich mich vollkommen, leidenschaftlich und manchmal wild entschlossen für die Einrichtung eines bereits paradiesischen Lebens in Fleisch und Blut ein. Das würde uns in bester Weise auf unseren, allen Religionen so teuren, spirituellen Höhenflug vorbereiten.
Ich bin für ein Paradies nach dem Tod.
Ich stelle mir einen Ort mit (hoffentlich geschlechtlichen) Engeln und ewiger Glückseligkeit vor. Allerdings fühle ich mich trotz all dem irdischen Glück sehr verbunden, zumal meine Kindheit ziemlich unruhig war. Gott wird von seinem hohen Gericht aus über meine Sünden der Natur gegenüber richten müssen, die ich in einem Alter begangen habe, das man zu meinem Glück noch nicht als verantwortungsvoll betrachten kann. Wenn aber die Moralgesetze da oben dem hier unten geltenden Strafgesetzbuch angepasst sind und die Verantwortung für minderjährige Kinder den Eltern übertragen wird, sind mir die Diebereien, die ich in jüngster Kindheit begangen habe, trotzdem peinlich. Ja, denn mein Vater muss sicher, auch wenn er schon vor langer Zeit seine letzte Szene gespielt und seine letzte Verbeugung gemacht hat, im Fegefeuer immer noch dafür aufkommen, um die Nachbarn und Bauern, die Obstbäume in unserer Umgebung besaßen, zu entschädigen. Deshalb bitte ich, für meinen Vater, um Vergebung der Verstöße, die ich gegen die Gesellschaft begangen habe. Ich, sowie alle anderen Kinder mit der schlechten Neigung zum Plündern der Früchte dieser Erde, verlange eine Überarbeitung der Besitzkriterien oder eine Veränderung unserer genetischen Struktur. Der Fehler, der größte Fehler liegt also beim Schöpfer, da mich die Natur zum Dieb von schön saftigen Kirschen, prallen Mirabellen und strahlend roten Tomaten gemacht hat.

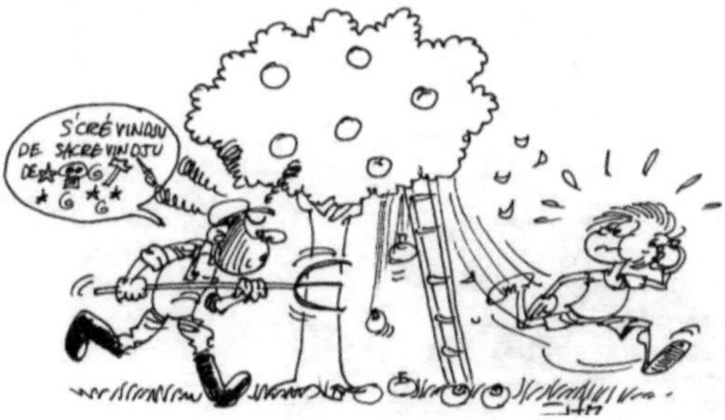

Ich danke ihm allerdings dafür, mich mit einem schnellen Paar Beine zum Weglaufen ausgestattet zu haben! Gebe ich damit denjenigen Recht, die meinen, die Funktion entwickele das Organ?
Seitdem ist viel Zeit verstrichen, und der Einfluss der Gesellschaft hat mich weiser gemacht, sodass ich fast keine Pflaumen oder Äpfel mehr stehle... Da zwei Vorsichtsmaßnahmen besser sind als eine, habe ich mir einen schönen Obst- und Gemüsegarten angelegt, die meinen Rohköstler-Gelüsten die teuren Früchte meiner Kindheit, ausgleichende Karotten, stimulierende Radieschen, beruhigende Weißrüben und entzündungshemmenden und mineralisierenden Kohl liefern.

Ich schlage Ihnen deshalb vor; vor unserem Aufstieg zum Paradies vor uns die Einzelheiten des derzeitigen öffentlichen Gesundheitssystems anzusehen, oder zumindest das, was davon noch übrig ist, und was ich - prosaischer - eher als unglaubliche Krankheitsverschwendung bezeichnen möchte.

Kapitel 1
Bilanz

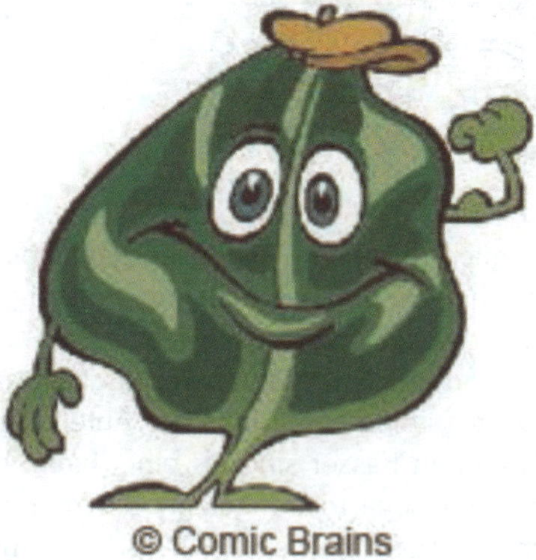

Vergleichen wir den Menschen mit dem Milieu, in dem er lebt. Auf der Erde leben über eine Million unterschiedlicher Arten - abzüglicher einer - die nichts mit Krankenhäusern, Zahnärzten, Pflege, Medikamenten und der Entschlüsselung von Genomen am Hut haben und, von Ausnahmen abgesehen, bis zu dem von Mutter Natur bestimmten Ende bei guter Gesundheit bleiben ...

Und dann gibt's da die eine Art, die anders ist: wir Menschen.

Wir tun genau das Gegenteil davon und heben die medizinischen Wissenschaften in den Himmel unserer Irrtümer als Ersatz für die Sutane des Mittelalters, denn schließlich muss man ja vor irgendetwas niederknien. Der weiße Kittel hat sie abgelöst, die Forschung ist zum Puls unserer Zivilisation geworden, die großen Laboratorien Tempel, in denen außergewöhnliche Supermoleküle hergestellt werden, die zwar nicht unbedingt zum Glück der Menschen, aber zumindest dazu beitragen, immense Reichtümer anzuhäufen. Der im Kosmos verlorene Mensch hat auf seinem ziellosen Weg durchs Sonnensystem ein Mittel gefunden, um die Wartezeit zu verkürzen, das nicht unbedingt den Zweck heiligt: Er macht sich selbst zum Rohstoff!

Wie unbeschreiblich selbstlos!
Das Kranksein akzeptieren, um anderen Labor-Altruisten das Entdecken von Substanzen zu ermöglichen, die uns ... für eine bessere Zukunft das Ende aller Krankheiten garantieren!
Und währenddessen setzt das frei lebende Tier seinen Weg vollkommen unbetroffen von Gesundheitsproblemen fort; da wo unsere Diagnostik-Zivilisation es geschafft hat, über 6 Milliarden Menschen krank zu machen. Und bald wird's noch besser. Die Amerikaner, die uns immer einen Krieg voraus sind, setzen ihre Offensive durch Ansteckung aller Bürger mit mehreren Krankheiten durch schlechtes Essen und Übermedikation fort! Warum sollte man sich auch genieren, wenn das Material vorhanden ist. Laut Statistik des amerikanischen Gesundheitsministeriums gibt es mehr Kranke als Einwohner. Ist der Fortschritt nicht toll?

Rekorde werden aufgestellt, um sie zu übertreffen...
Das Tier, nehmen wir den Esel aus der Fabel, schüttelt ungläubig den Kopf und setzt seinen Weg fort, unfähig sich den Naturgesetzen zu widersetzen. Man muss sich allerdings um ihn sorgen. Wird er eines Tages begreifen, dass sein Widerstand gegen Medikamente ihm jegliche Chance nimmt, gesund zu bleiben? Ganz ohne Blutanalysen, medizinische Analysen, ohne Scanner: allein der Gedanke daran, lässt mich um ihn bangen. Es wäre doch so nett, so liebevoll, wenn der Mensch und der Esel Seite an Seite im Krankenhausbett liegen und gemeinsam synthetische Glücksmoleküle einnehmen könnten.

Aber bekannter weise ist der Esel ja nun einmal dickköpfig und will seine Gesundheit nicht anpassen.

Der Mensch aber, der nicht gern als Tier angesehen werden will, verhält sich allerdings noch eseliger als der Esel selbst!

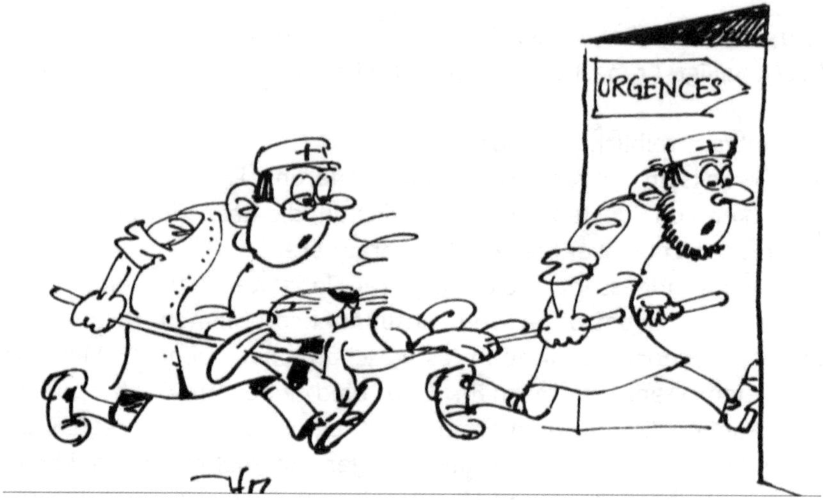

Seien wir jedoch gerecht: Kampfbereitschaft und Verständnis in diesem Bereich aufzubringen, ist unsagbar schwierig. Zudem der Mensch sehr gern darauf verzichtet, sich selbst in Frage zu stellen. Woraufhin er beide Waagschalen anschaut und was sieht er?
Einerseits die mit kolossalen Budgets entwickelten, hervorragenden Einrichtungen, andererseits die wunderbare Einfachheit der Natur. Allerdings schwankt das Herz der Menschen selten zwischen diesen beiden Polen hin- und her, da er sich, krank wie er ist, natürlicherweise sofort dem Krankenhaus, dem patenten Spezialisten und „getesteten" Medikamenten zuwendet.
Das ist vollkommen logisch, denn vor Ausbruch einer Krankheit kümmern sich nur wenige Leute um ihre Gesundheit und um die geeigneten Mittel zu ihrer Aufrechterhaltung!

Im Allgemeinen stellt sich der auf seine Zivilisation stolze Homo Sapiens wenig Fragen. Wenn die Gesellschaft Mediziner hervorbringt und diese Medikamente herstellen dann doch nur, um die Unglücklichen zu heilen, die eine schlimme Krankheit zu bekämpfen haben. Der Gedanke, er selbst könne vielleicht die Ursache seiner Krankheit sein, würde bei ihm einen neuronalen Kurzschluss verursachen, der seinen Verstand gefährden und seinen Konformismus in eine heikle Lage bringen würde. So muss er behandelt werden mit erforschten, getesteten und von berühmten Professoren untersuchten

Therapien, für die niemand die Verantwortung trägt, schon gar nicht derjenige, der sie verschreibt oder der Intellekt desjenigen, der sie über sich ergehen lassen muss. Für Versprechungen sind bekanntlich nur die verantwortlich, die an sie glauben. Und falls der Kranke dabei noch mehr von seiner Gesundheit oder Mobilität oder gar sein Leben einbüßt, war „für ihn wirklich nichts mehr zu tun". Das wird man zumindest seiner Familie mit finsterer Miene und falschem Mitleid versichern. Denn Tod durch Krankheit ist immer, wenn auch teilweise unbewusst, ein erhebliches Versagen der chemischen Medizin, die das dann als einen harten Schicksalsschlag beschreit, um ihre eigene Verantwortung zu minimieren und das Gewissen des Arztes zu beruhigen. Hieraus entsteht der ungeduldige Wille, schnell zum nächsten Fall überzugehen, um den vorherigen unter die Erde zu bringen. Dabei darf nicht vergessen werden, dass statistisch gesehen Kranke, die im Krankenhaus das Zeitliche segnen, selten gute Werbung für volle Bettenbelegung sind! Es lebe der Zynismus!

Aber lassen wir den Dingen freien Lauf!
Die Krankheit und der Tod unterhalten nicht nur bestens den Bürger, sondern sind zu einem wirtschaftlichen Schwerpunkt und einer wahren „Industrie" geworden, die angetrieben werden muss, damit nicht die gesamte Wirtschaft der Nation ins Schleudern gerät. Ist der Gedanke eigentlich vernünftig, dass die Gesellschaft überhaupt die geringste Absicht habe, die in ihr lebenden Menschen zu heilen? Schon mit dem Stellen dieser Frage wird sie bereits beantwortet. Man braucht Kranke als Rohstoff für die Gesundheitsindustrie, genau so, wie es Kriminelle gibt, um der Polizei und den Justizbehörden eine Daseinsberechtigung zu verschaffen und Kriege, um den Waffenhandel anzukurbeln, der bereits zu Friedenszeiten blüht!
Wer diese Gleichung nicht akzeptiert, hat keine Chance sich selbst in Frage zu stellen. Außerdem passt das gegenwärtige Sozialsystem ziemlich gut zu unserer aktuellen Marktwirtschaft, wenngleich es auch auf den Menschen nicht gerade zugeschnitten ist. Seien wir klar, damit wir nicht als Marxisten verschrien werden... alle derzeitigen Gesellschaftsformen leben nach dem gleichen Schema, d.h. im Reich von Angebot und Nachfrage. Solange wir hier bleiben, wird sich das System nicht ändern, und Kranke, so viele Kranke wie möglich, sind die Conditio sine qua non um das Ganze in Schwung zu halten. Der einzige

Weg, unsere Gesundheit auf Gesellschaftsebene zurückzugewinnen, läge in der Wiedereinführung der Lebensweise der Chinesen von vor 5000 Jahren: d.h. Therapeuten nur bei Heilung zu bezahlen!
Waren die Chinesen sogar schon vor der Geburt von Marx und Lenin Kommunisten?

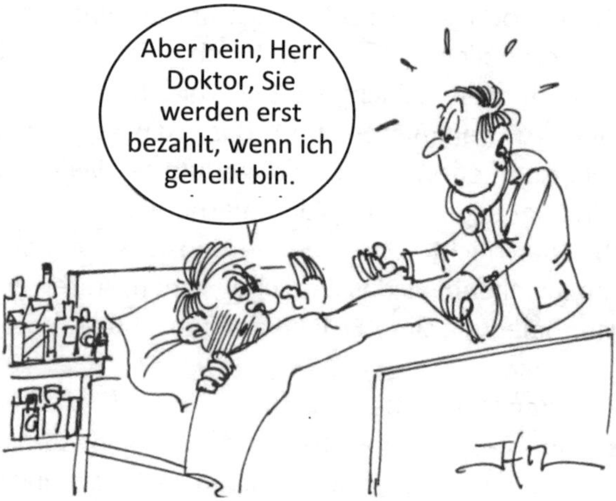
Aber nein, Herr Doktor, Sie werden erst bezahlt, wenn ich geheilt bin.

Machen Sie eine kleine Lesepause und denken Sie über die Folgen dieser Art des Arztseins nach. Selbstverständlich müssten alle Strukturen geändert werden. Natürlich würde man auf ALLE pathogenen Therapeutiken und die Unzahl von chemischen Produkten und Wundermolekülen, die von den „Scharlatanen der Medizin" heutzutage verwendet werden, verzichten. Hierzu müsste der Staat natürlich die Präventivmedizin einführen, die einzige Art der Medizin, die diesen Namen zu Recht trägt...
Natürlich könnten Naturheilpraktiker meiner Gattung, die Apostel der gesunden Ernährung, das gut gebrauchen, um sich die Zeit mit einem Mercedes in der Garage, einem Ferienhaus auf den Kanarischen Inseln und warum nicht, einer Hand voll toller Frauen zu vertreiben!
Schließlich hätten Therapeuten in diesem System eine Menge Freizeit, da ... es nur sehr wenig Kranke gäbe!

Stellen Sie sich vor, Tierarzt zu sein, z.B. für Zebras, die die Naturgesetze respektieren, weder Diabetes, Verstopfung noch Karies oder Migräne und Schlafstörungen haben, und die Sie dann auch noch dafür bezahlen, sie in diesem Zustand zu lassen...

Durch welche teuflische Boshaftigkeit gehen Sie davon aus, dass es für einen Menschen, der die kosmischen Zwänge respektiert, nicht genauso sein kann? Denn der Teufel muss tatsächlich seine Finger im Spiel haben, wenn der Mensch sich nicht damit begnügt, den Apfel zu essen und mit einem heftigen Fußtritt aus dem Paradies herausgeworfen zu werden; sondern er auch noch glaubt, er besäße die Willensfreiheit, sich von den Naturgesetzen emanzipieren zu können und zu tun, „was ihm gefällt".

Das Ergebnis entspricht den Erwartungen... des Teufels: Millionen Kranke, immer schwerer und immer früher. Eine galoppierende Degeneration, die sich anhand der Zahl von mobilen Zahnprothesen, Silikonbusen, Plastikhüften und Herztransplantationen ablesen lässt...
Der Fortschritt im Bereich der Gesundheit ist wahrlich außerordentlich. Stellen Sie sich doch einmal Napoleon bei seinem Rückzug aus Russland mit den Soldaten der Napoleonischen Garde in heutigen Zeiten vor... Es hätte wahrscheinlich eine positive Seite gehabt, da der Krieg ein schnelleres Ende gefunden hätte... Denn die jungen, eher etwas fülligen Leute des 3. Jahrtausends, die ihre Bauchmuskeln wohl mehr dem Hopfensaft und der Bauchlage vor dem Fernseher oder bei Videospielen als dem Sport verdanken, wären schon zu Beginn zusammengebrochen!

Was wird morgen, wenn diese Lipid- und Coca-standardisierten McDonald's-Generationen die Generationen ersetzen, die noch Einschränkungen und Abwesenheit von chemischen Produkten auf ihren Tellern gekannt haben und primitiv genug waren, ihre Einkäufe zu Fuß zu erledigen?

Einzelheiten der Bilanz

Eine neue Ära kündigt sich an, und wir lassen hinter uns eine Gesellschaft zurück, in der der Kranke „ein sich ignorierender Gesunder" war, der sich in vollkommener körperlicher Unabhängigkeit allen Beschäftigungen widmen konnte. Er wird Personen weichen, die von der Medizin und deren paradiesischen Illusionen vollkommen abhängig sind.

Dabei reicht es aus, nur ein wenig sein Herz zu öffnen und einige Neuronen in Gang zu setzen, um die unendliche Unfähigkeit der Medizin zu erkennen, uns beim Erhalt unserer Gesundheit, unserer Vitalität und der Lebensfreude bis zum Ende zu helfen. Wie bitte, Sie sind skeptisch?
Schön und gut, also sagen Sie mir, was die Medizin heilt?
Erkältungen, Rheumatismus, Diabetes, Multiple Sklerose, Demenz, Ulzera oder etwa Krebs und Aids?

Nichts! Und in unserem Innersten wissen wir das genau.
Aber mein Gott, es ist ja so bequem einfach dumm irgendwelche Behauptungen zu akzeptieren, auch wenn sie durch die Praxis tausendmal dementiert wurden. Es stimmt leider: Je mehr Demagogie und je größer die Lügen, desto eher wird es von der Masse angenommen.

Poincaré sagte: „Der Mensch zieht es vor, nicht zu wissen, als nach Wissen zu suchen, nicht zu verstehen, als zu verstehen zu versuchen".
Was noch erstaunlicher ist, ist unsere Fähigkeit blind zu sein. Würden wir zufällig das Augenlicht zurückerlangen, müssten wir die Augenlider stark zusammenkneifen, damit das Licht der Wahrheit keine irreparablen Schäden an unserem Konformismus verursacht. Wer von uns trifft nicht mit Kranken zusammen?
Im Büro ist das unmöglich, da immer jemand krank ist, in der Schule ebenfalls und im Altenheim auch: Es gibt IMMER Kranke.
Am Tisch bei der Familienfeier ist es kaum erfreulicher, man erfährt dort alles über die letzten Gemeinheiten, mit denen der Rheumatismus Tante Adele plagt, die phantastische Verbesserung der Verstopfung der Hausherrin dank eines zigfachen neuen Moleküls. Man zeigt den Videofilm der offenen Herzoperation vom Onkel, der „ja auch wirklich schon immer zu fett gegessen hat". Dann wird die Nachbarschaft durchgehechelt, wo es genügend Leute mit Krankschreibungen gibt. Und letztendlich kann man noch diverse bunte

Pillen bewundern, die der eine oder andere Gast, besser der eine und der andere Gast, auf wissenschaftliche Weise schluckt.

Man braucht nur in eine banale Zeitung zu schauen, um mit der schrecklichen Realität konfrontiert zu werden: Die Welt ist krank, die Welt leidet, aber was bringt das doch an Geld ein!
Zu Beginn des oft gepriesenen dritten Jahrtausends gibt es z.B. 200 Millionen Diabetiker - 200 Millionen! und das nimmt noch zu. 25% der westlichen Bevölkerung leidet an Rheuma. Das ist allerdings ziemlich paradox, da Chinesen und Japaner kaum an Knochen- und Gelenkerkrankungen leiden. Liegt es daran, dass sie gelb sind oder weil sie nichts Weißes, sprich keine Milch trinken?
Ein Fünftel der Amerikaner soll angeblich geistesgestört sein. Was allerdings einleuchtet, da die Wahl von Bush zum Präsidenten von einem schwerwiegenden Mangel an Intelligenz zeugt.
Krebserkrankungen, um die man sich nur beim Spendensammeln oder bei der Nahrung des gefräßigen Polyps mit Namen „Forschung" schert, steigen im Laufe der Zeit munter an. Dies trotz zahlreicher Weltkongresse, die den Herren Professoren die Möglichkeit bieten ordentlich vom Leder zu ziehen und sich gegenseitig zu gratulieren, sich mit Medaillen zu behängen und ihre absolute Machtlosigkeit vor denen auszubreiten, die zwischen den Zeilen lesen können.
Krebserkrankungen nehmen in allen Industrieländern zu und werden auch weiterhin ansteigen, solange die Mondialisierung unbedingt auch solche Völker von ihrem Charme profitieren lassen will, die davon - glücklicherweise für sie - bisher noch verschont geblieben sind.

Cholesterinstörungen und Herz-Kreislauf-Erkrankungen breiten sich im gleichen Rhythmus aus. Aber hier ist es schon ein wenig besser. Wenn das Herz vom Fett seines Besitzers fast erdrückt wird, kann man vom Tod eines anderen profitieren, um sich ein überdimensioniertes Modell mit integriertem Turbo und garantiert gleicher Blutgruppe einsetzen zu lassen. Zugegeben, ist die Erfolgsgarantie nicht gerade sehr hoch, aber, wie der Poet sagt, lieber mit dem Herzen eines anderen als gar nicht leben! Bestimmt! Also, lasst uns transplantieren.
Die medizinischen Orakel sagen es uns vorher: Wir werden die Lösung der Transplatabstoßung finden, genau wie wir die Lösung gegen die Grippe gefunden haben, die alljährlich wiederkehrt und munter Fieber

entfacht, für Muskelschmerzen und Unwohlsein sorgt und absolut gegen Impfungen ... immun ist!
Man kann bei so viel Maskerade und Mangel an gesundem Menschenverstand, auf den dieses herdenhafte Verhalten aller Bildungsstände schließen lässt, nur das Gesicht verziehen. Dieses Dogma ist uns so häufig eingebläut worden, das es keiner Unterstützung oder keiner Ergebnisse mehr bedarf, um aus dem ahnungslosen Durchschnittsbürger einen Arzt zu machen, der mit Haut und Haaren und gegen jeden Widerstand die schwarze Magie des Impfrituals verteidigt. Es ist schließlich allgemein bekannt, dass Impfungen die Welt gerettet haben. Damit basta!
Man könnte sich vielleicht fragen, welche Welt, da es sich nur um die weiße Welt handelt, die diesen Horror eingeführt hat. Und es ist genau diese Welt, die am schnellsten degeneriert. Man kann wohl nur noch beten, wenn man mit feststellt, dass der „gelbe" Kontinent beispielsweise überhaupt nicht geimpft ist. Aber da gibt es ein stahlhartes Argument: die chinesische Mauer (übrigens ohne Stahl errichtet) hat die Chinesen vor der Invasion des Kochbazillus der Tuberkulose, vor Tetanus, Diphtherie und Polio geschützt. Der Fall ist eindeutig, wir brauchten Impfungen, denn auch wenn wir den Rhein haben, der die radioaktive Wolke aus Tschernobyl aufgehalten hat, so waren sich unsere Gesundheitsinstanzen jedoch nicht sicher, ob die rheinische Barriere hermetisch genug zur Abwehr des viralen Chaos sei, das eigentlich nur aus den unterentwickelten Ostländern kommen könne. Afrika wäre natürlich schlimmer, wenn es das Mittelmeer nicht gäbe.
Man muss diesen Mythos natürlich allein schon wegen der ganzen Denkmale und Straßen zu Ehren von Pasteur aufrechterhalten. Diese Bewunderung ist schon sehr eigenartig, schließlich war er nicht einmal Arzt... Außerdem ist seine phantastische Geschichte mit der Tollwut des kleinen Elsässers mit Namen Meister unschlüssig, wenn man sie sich einmal genauer anschaut. Da es aber den Krieg von 1870 zu rächen galt, und man die Deutschen nicht mit Waffen bezwingen konnte, so hatte man damals gehofft sie zumindest durch die Wissenschaft zu besiegen.

Im Jahr 2001 kam alles noch besser. Obgleich die illustren Beamten dekretiert hatten, dass 835 Medikamente über keine sichtbare

Wirkung verfügten, werden sie weiterhin verschrieben, verkauft und auch noch von der Krankenkasse getragen!
Und noch besser wird's beim famosen Viagra mit zweifelhaftem Ruf: Man wusste schon vor seiner Lancierung, dass das Produkt töten kann, aber es hat trotzdem die Marktzulassung erhalten und tötet völlig unbeachtet weiter! Gut, es sind nur alte herzkranke, atheromatöse Greise, die das Zeitliche segnen, wodurch wir weniger Renten zahlen müssen... aber trotzdem! Trotz allem blüht der Markt für Viagra und sogar der Schwarzmarkt gedeiht. Diese dämlichen männlichen Wesen sehen wirklich nicht über den Rand ihres „Schniedelwutzes" hinaus. Allerdings erscheint in unserer gewalttätigen Welt der Tod beim Besteigen einer Amazone eher verlockend...

Die größte, vor schwarzem Humor triefende Verrücktheit bleibt nach wie vor die schmierige Ignoranz der Medizin angesichts der Lebensphänomene. Die Medizin besteht, wie der Stier beim Stierkampf, bis zum Tod darauf, ihren schimärischen Kampf gegen Bakterien, Viren, Mikroben und alle anderen kleinen Tierchen fortzusetzen, die für das Leben notwendig, was sage ich, unumgänglich sind und nur aggressiv werden, wenn das Terrain dies zulässt. Kann man glauben, dass es Regen geben wird, nur weil Pilze wachsen? Selbstverständlich ist das Gegenteil der Fall! Aber die Medizin begreift das nicht. Wobei wir zugeben müssen, dass sie keine Pilze sammelt, sondern Geld in großen Mengen und gegensätzliche Argumentierung natürlich rechtfertigt.
Die Jagd auf die unheimlich Kleinen macht unheimlich reich, und da es Milliarden von diesen kleinen Tierchen gibt, müssen Milliarden Gifte entwickelt werden, um sie zu beseitigen. Die Berichtigung des menschlichen Terrains mit einhergehender Rückgewinnung von Kraft und Schönheit bietet natürlich nicht annähernd so viele Gewinnmöglichkeiten.

Medizinische Irrwege

Also wird geforscht: das ist ein Virus, hört man, es ist genetisch bedingt, sagt das Echo, eher erblich, wettert die Ärzteschaft. Und schon ist das Urteil gesprochen, der Patient lässt den Kopf hängen, denn man hat ihm gesagt, dass man nichts mehr für ihn tun kann.

Jedenfalls nichts anderes als hoffnungsvoll an die zukünftigen Entdeckungen der Medizingenies zu glauben.

Du Unglückseliger, hast du jemals überlegt, was der Schrei deines Sklaventums „es ist erblich bedingt“ eigentlich bedeutet?
Wenn es wahr wäre, würde das bedeuten, dass dein Vater an derselben Stoffwechselkrankheit gelitten hätte wie du und der Vater deines Vaters ebenfalls und so weiter und so fort bis zu... Adam! Und da der arme Adam anscheinend der Vater aller Väter ist, muss er ALLE jemals aufgetretenen Krankheiten in sich getragen haben, seitdem Eva in den Apfel biss. Wäre dies tatsächlich der Fall, müssten wir uns eingestehen, dass Gott uns nicht in unendlicher Güte, sondern in einem Anfall von Wahn erschaffen hat. Sieht man, wie sich die Menschen mit Wollust gegenseitig zerstören, kann man tatsächlich Zweifel am psychischen Gleichgewicht des Schöpfers bekommen.

Hast du schon einmal über die Konsequenzen deines Ausrufs „das ist genetisch bedingt“ nachgedacht? Sollte der Mensch etwa das Allerheiligste der lebenden Materie berührt haben? In diesem Fall sollten wir dringendst dafür beten, dass diese genetischen Störungen reversibel sind. Es ist klar, dass der entsetzlich hochmütige Mensch bei seiner Flucht nach vorn und der Suche nach dem berüchtigten Genom vergisst, dass man der Natur, um über sie bestimmen zu können, vor allem zunächst gehorchen muss. Wie kann er nur denken, dass alles allein durch Wissen zu lösen ist... ohne Gehorsam?

Der Esel stellt sich solche existenziellen Fragen nicht. Er weiß nichts, aber er gehorcht, wodurch er sich Hämorrhoiden, Senkungen und Mittelohrentzündungen erspart. Stellen Sie sich doch nur einen Esel mit Mittelohrentzündung vor.

Der Mensch, der auf diesem Gebiet ein wahrhaft größerer Esel als der Esel selbst ist, verfügt über alle Mittel des Wissens, obgleich er an Ignoranz Gefallen findet, und verweigert jegliche Verpflichtungen, die von der Natur zu Gunsten seiner Gesundheit und seines Wohlbefindens eingeführt worden sind. Das Leitwort unserer Gesellschaft - profitieren - dient uns als Zauberformel, um alle Exzesse zu entschuldigen und um an Krankenhaustüren klopfen zu dürfen, um

- oftmals auf einer Bahre liegend - Einlass zu verlangen. Denkst du nur ein bisschen logisch, wenn du ausrufst: „Das ist virusbedingt"? Nein, wie bereits weiter oben bei den Pilzen festgestellt: Der krankheitserregende Virus tritt erst nach Schwächung der Immunabwehr durch Verschlackung auf.

Wenn man da also z.B. hört, dass sich Tausende von Spezialisten versammelt haben um eintönig aus vor Hass verzerrtem Munde zu erklären, dass ein Virus für Magenulzera und Magenkrebs verantwortlich sei, kann man nur aus Mitleid mit den überarbeiteten Medizinern den Kopf schütteln, die augenscheinlich den Verstand verloren haben.
Denn ein kranker Verdauungstrakt heilt sich schnell durch gesunde Ernährung und einen „Gipsverband" aus Tonerde selbst, es sei denn sein Besitzer steht kurz vor seinem Ende.
Wollen wir den Versuch machen?
Es ist auf jeden Fall besser, als die schrecklichen internen Verstümmelungen im Falle einer Ablation der einen oder anderen Magen- oder Darmpartie über sich ergehen zu lassen. Aber die Medizin, die diesen oder anderen Entzündungserscheinungen gegenüber machtlos ist, schreckt vor nichts zurück. Sie leiden an einer Rektokolitis? Wenn's weiter nichts ist: Wir entfernen einfach ein Stück des überflüssigen Schlauchs und schließen den Dünndarm einfach direkt an den After an. Wir werden uns doch wohl nichts von einem Dickdarm vorschreiben lassen! Es kommt noch besser. Sollten Sie eine junge Frau sein, und in ihrer Familie gibt es Vorfälle von Brustkrebs, dann sollten Sie nicht zögern. Mit dem Beschneiden der Milchdrüse und dem Einsetzen eines Silikonimplantats schlagen Sie zwei Fliegen mit einer Klappe: Einerseits erspart man Ihnen die Plage des Stillens eines Balgs, das Ihnen aufs Dekolletee rülpst und andererseits haben Sie einen prallen Busen, der besagtes Dekolletee noch tiefer erscheinen lässt. Nehmen Sie zur Kenntnis, meine Damen, dass uns der Blick auf Ihre Rundungen natürlich entzückt, seien wir aufrichtig, aber sobald wir Hand anlegen, ist das Ergebnis lange nicht mehr so verlockend. Verzeihen Sie uns also, dass wir das Natürliche bevorzugen, auch wenn es nicht immer ganz so stolze Allüren hat.

Und Ihnen, meine Herren, mit dem Darm als stellvertretendes Hauptorgan, kann man die gleichen Vorsichtsmaßnahmen vorschlagen: Man schneidet ein wenig ab, wie zuvor erklärt, und lässt Ihnen die Auswahl zwischen dem Direktanschluss des Dünndarms an den After oder einer beliebigen Schlauchlänge als Darmersatz!

Eine dreiste Frage:
Muss man sich im Falle eines erblichen Terrains mit Gehirntumor den Kopf abschneiden lassen; um ungeschoren davon zu kommen?
Bei Rhinopharingitis gibt es allerdings kein Entkommen. Kinderärzte erklären, dass 7 bis 10 pro Jahr normal seien und die Abwehrkräfte des Kindes fördern. Das ist heller Wahnsinn, aber offiziell und dadurch unantastbar.

Man sollte lieber darüber lachen, denn ohne Humor, sagte der Philosoph, gibt es keine Liebe.

Die Medizin, Spiegelbild unserer Resignation

Seien wir gerecht. Wir haben die Medizin, die wir verdienen. Wie viele von uns haben Lust, zu kämpfen und zu verstehen, die Gesetze des Lebens anzuwenden? Geben wir zu, dass es Ärzte gibt, die ihre Verantwortung ernst nehmen, trotz jahrelanger Gehirnwäsche in der medizinischen Fakultät und furchterregender Angebote der Laboratorien, um sie zum Verschreiben ihrer Produkte zu motivieren.
Und wenn ich schon dabei bin, Ihnen neue Verhaltensregeln aufzuerlegen, so sollten wir uns kurz vorstellen, welche Anstrengungen die Ärzte auf sich nehmen müssen, um sich gleichzeitig als Mensch und als Arzt zu verändern; wenn wir allein schon Schwierigkeiten haben unsere Ernährung umzustellen!
Aus diesem Grunde richtet sich meine Schimpfrede nicht gegen jeden einzelnen von ihnen, sondern gegen das extrem dumme System, das wir alle gemeinsam entwickelt haben.

Die Idee des Durchschnittskranken ist sehr einfach: Wenn unser Auto eine Panne hat, wenden wir uns an einen Mechaniker, der das Auto wieder repariert. Was die Gesundheitsreparationen angeht, überlassen wir unsere äußere Hülle dem Arzt und erwarten, dass dieser uns das Ganze gut funktionierend zurückgibt. Selbstverständlich kann man ein Auto in Abwesenheit seines Fahrers reparieren, allerdings ist es unmöglich von einer schweren Krankheit geheilt zu werden, wenn nicht sämtliche Fasern seines Selbst involviert sind. Dank oder aufgrund dieses Selbstaufgabezustands hat das System Heilungsmethoden zur äußeren Behandlung des Organismus hervorgebracht: Medikamente und Therapeutika, die als Einheiten definiert werden, die selbständig im Inneren des Körpers wirken können, ohne Letzteren dazu zu benötigen.

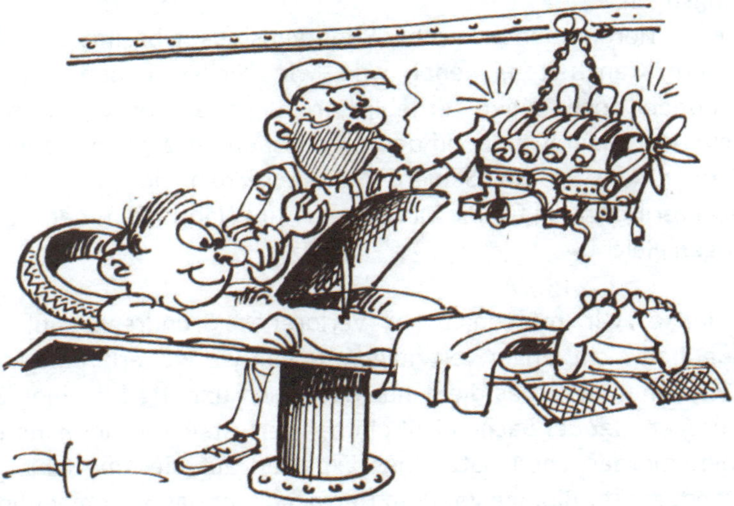

Der beste Beweis dieser Schamanenüberzeugung liegt im Glaubensbekenntnis des Kranken, das er bei abklingender Krankheit abgibt: „mein Medikament", „meine Behandlung", „mein Arzt" haben mich geheilt. Wie sind wir bloß auf solchen Unsinn gekommen, warum ignorieren wir vollkommen die Stärke unseres Organismus?
Wie können wir nur glauben, dass etwas ohne das Eingreifen der Lebenskraft unserer Zellen machbar sei?
Das erscheint aus einem einzigen und ausreichenden Grund völlig unvorstellbar, da die heilenden Kräfte in uns und ausschließlich in uns sind! Gesundheit aus dieser Sicht zu betrachten, ist die einzig gültige und lebbare Weise - sozusagen das A und O für Gesundheit und körperliche und geistige Vitalität.

Es gibt unglaublich viele Beispiele dafür vor unseren Augen, nehmen wir z.B. die Tiere. Sicher weiß ich, dass man mir entgegnen wird, wir seien keine Tiere. Erkläre mir nur einer eindeutig, wo der Unterschied in der biologischen Funktionsweise liegt und ich verwandele mich... in einen Esel! Von Menschenhand ernährte Haustiere sind die brillante Bestätigung für ihre leidige Abhängigkeit durch Krankheiten, die sich Hund und Katze zuziehen, wenn sie mit Dosenfutter ernährt werden, oder die Kuh mit Tiermehl voller chemischer Produkte, die die Hersteller lieber geheim halten, um die Hausfrau nicht zu verängstigen...
Ja, diese Tiere leiden an Krebs, Rheumatismus, Obesität und all den anderen Krankheiten, genau wie wir. Sicher haben wir ihnen gegenüber noch einen erheblichen Degenerationsvorsprung mit Zahnverlust, Haarausfall und der unendlichen Vielzahl an Krankheiten, die über den Homo Sapiens hereinbrechen. Ich bin allerdings schlechter Hoffnung für die Tiere, wenn ihre Nahrung immer mehr der unsrigen gleicht!

Ich denke, wir müssen unser verlorenes Grundrecht auf wahre Gesundheit nicht länger verteidigen, indem wir weiterhin die Medizin ins Visier nehmen. Das dient nur dazu, sich unnötig für einen Zweck aufzuregen, der der Sache nicht einmal wert ist. Ich schließe mit einem kleinen mörderischen Satz eines Experten auf diesem Gebiet, Jean Rostand, großer Biologe vor dem Herrn, ab, der das System wunderbar zusammenfasst:

„Die Medizin stellt Defekte her, um Kunden zu finden".

Die Ablehnung der wesentlichen Punkte der Medizin hat zwei Bedeutungen:

- Die erste bedeutet nicht, im Falle eines Unfalls nicht auf ihre Talente zurückzugreifen! Wenn ein gebrochenes Bein eine Röntgenaufnahme erfordert, dann lassen wir es, ohne Scham und ohne Gewissensbisse, über uns ergehen.

- Die zweite ist für den nach Versicherungsschutz und Sicherheit trachtenden Menschen des dritten Jahrtausends schon viel schwieriger: Sie besteht darin, in den meisten Bereichen weit möglichst für sich selbst zu sorgen!

Aus dieser Verantwortungsübernahme resultiert Gesundheit des Körpers, des Geistes und der Seele. Für viele erscheint es unmöglich, dass ein Arzt etwas nicht wissen könne, wo er doch jahrzehntelang während seines Studiums seinen Hosenboden durchgesessen hat, um das
Funktionieren der Gesundheit zu durchschauen.

Welche Aufgabe sollte ein Arzt haben?

In der Antike war der Arzt ZUNÄCHST ein Mann des religiösen Glaubens, dem es am Herzen lag, Leidenden zu helfen, und nicht daran, seine Taten fortdauern zu lassen. Besteht seine Aufgabe darin, seine Patienten hinsichtlich der Einhaltung von Ernährungsregeln zu beraten, damit sie sich ihre Gesundheit erhalten oder zurückgewinnen können? Diese Frage ist gerechtfertigt, wenn man betrachtet, welches Niveau an Absurdität die Menschen erreicht haben, indem sie sämtliche Naturgesetze der Ernährung missachten.

Immerhin macht er heute einen kleinen Schritt in die richtige Richtung, indem er den Diabetikern den Zucker untersagt, Kolitispatienten die Rohkost und Leberkranken den Eierverzehr...
Wollte der Arzt noch mehr auf diesem Gebiet erreichen, müsste er dementsprechend ausgebildet und informiert sein. Leider ist es nicht nötig zu erwähnen, dass ein Arzt während seiner langen Studienjahre keinerlei Ausbildung in dieser Richtung erhält. Gesundheit, aber was kann man mit Gesundheit an der Universität schon anfangen? Was ist das auch für eine schreckliche Idee, Gesundheit für alle? Selbst die Sozialversicherung würde nicht länger bestehen bleiben!

Und die medizinische Ausbildung an der Uni macht unsere zukünftigen Ärzte zu Gesundheitsidioten! Stellen Sie sich nur vor, dass ¾ aller Ärzte sich keine Sorgen über die Auswirkung schadstoffbelasteter Nahrungsmittel für sich persönlich oder für ihre Patienten machen. Ein Großteil von ihnen stellt ihren Patienten nicht eine einzige Frage zu deren Ernährung. Kaum ein Arzt stellt eine Verbindung zwischen dem Leiden des Patienten und seiner Ernährungsweise her. Noch besser: Die in Krankenhäusern servierten Mahlzeiten stellen oftmals den Gipfel der anti-physiologischen Ernährung dar. Wundern Sie sich also nicht länger, wenn manch einer kranker aus dem Krankenhaus entlassen wird, als er es bei seiner Aufnahme war... oder er gar nicht wieder herauskommt!

Aber es gibt keinen Grund sich zu wundern. Der Arzt ignoriert in gleichem Maße das Zusammenspiel zwischen Gesundheit und Ernährung wie der französische Bauer im Larzac den Zusammenhang zwischen seinen Schafen und den Nuklearsprengköpfen, die in seinem Keller vergraben sind!

Übrigens wird der Arzt nicht dazu ausgebildet, Vorsorge zu treiben, die kein Geld einbringt, sondern dazu, der legale, patentierte Verschreiber der pharmazeutischen Laboratorien zu werden. Deshalb lernen die Studenten an der Universität auch nicht mehr ihre Hände zum Erstellen einer Diagnose zu benutzen. Es gibt keinen Anlass über etwas anderes mit seinem Patienten als über das Wetter zu reden, schließlich überwacht die Maschine alles. Wenn es doch aber all die Untersuchungen, Analysen, Spezialisten und Zentren gibt, dann müssen sie doch auch zu etwas dienen. Ja, mein Herr, sie müssen vor allem für die kontinuierliche Arbeit der Krankheitsindustrie sorgen. Aus diesem Grunde lernt der Arzt hauptsächlich alles über Krankheitssymptome und die damit einhergehenden pharmazeutischen Spezialitäten!
Was den Rest angeht - d.h. die Gesundheit - so muss jeder selbst zurechtkommen.

Es schockiert nicht unbedingt, dass der junge Arzt nach jahrelangem Studium an die Allmacht der Medikamente glaubt, die fast an Zauberei grenzt. Er ist jung, glaubt noch an Altruismus, Mitgefühl und Nächstenliebe und ist fest davon überzeugt - oder dazu konditioniert - ein eifriger Hohepriester des immensen Dienstes zu werden, den die Medizin der Menschheit erweist. Diese Einstellung wird sich jedoch als sehr gefährlich herausstellen, da sie den Arzt dazu treibt, seine Patienten als aus Materie bestehende Objekte anzusehen, die vor

seinem Wissen zu schweigen haben. So wird er wie ein Zauberer inkognito seinen Zaubertrunk verschreiben und dabei die wahre Dimension des menschlichen Wesens vernachlässigen, das nicht nur aus einem Körper, sondern auch aus einem Geist besteht. Seine Situation wird sich langsam verändern. Dem jungen Arzt werden schnell die Grenzen seiner Kunst, seine Ineffizienz und sogar seine Gefährlichkeit bewusst und er wird anfangen an seiner Ausbildung und an den dogmatischen Prinzipien, die ihm von den großen Tieren des medizinischen Rituals eingebläut wurden zu zweifeln. Da er ohne seiner Karriere zu schaden nicht einfach aus diesem System wieder herauskommt, verschreibt er weiterhin Medikamente, vielleicht darum bemüht, sie ab und zu zu wechseln um eine zu große Abhängigkeit und die damit verbundenen Gefahren zu unterbinden.
In diesem Sinne stellt die Allopathie das Aushängeschild der Pharmazielabors dar, um die nebulösen chemischen Substanzen weitestgehend an den Mann zu bringen. Die Medizin hat ihre wahre Artenschutzfunktion angesichts der von Umweltverschmutzung und Ernährungsabsurditäten verursachten Krankheiten verloren. Gewiss ist sie das Opfer dieser monströsen Industrie, aber immerhin ein recht williges Opfer. Impfungen sind das beste Beispiel für diesen Abhängigkeitszustand. Den Laboratorien, die ihre Handlanger in den staatlichen Schlüsselpositionen haben, ist es sogar gelungen Gesetze für eine grundsätzlich individuelle und absolut persönliche Entscheidung zu erlassen. Man MUSS also impfen, obgleich diese Massenverpflichtung nichts anderes bewirkt hat, als die Verkäufer dieser Impfstoffe maßlos zu bereichern.
Als Kollateralschäden gehen damit die Schwächung des Immunerbgutes der Menschen und deren Gefährdung einher. AIDS sollte uns eigentlich nachdenklich machen, unglücklicherweise treibt es den Menschen nur noch mehr in Richtung Mephistos Phiole. Und der Arzt, der seinen Glauben an die Medizin verloren hat, impft fleißig weiter. Wenn er aufrichtig ist, bittet er dabei vielleicht Gott, das Kind, in das er gerade seine Nadel hineinsticht zu verschonen. Ist er es nicht, wird er zu einem tollwütigen Fanatiker, der alles, was ihm unter die Spritze kommt, impft. Und gerade durch seine Übereifrigkeit, die das Erschreckende dieser Praktik ausmacht, bestätigt er einen der größten der zahlreichen medizinischen Irrtümer. Ein Fanatiker muss überzeugen, da er selbst zweifelt; so einfach ist das. Aus diesem

Grunde akzeptiert er ausschließlich seine eigene Wahrheit, aus Angst aus dem Gleichgewicht zu geraten und sich selbst in Frage stellen zu müssen.

Hierdurch wird Eins klar:
Wenn Sie einen Arzt als Nachbarn haben, ist dieser, was Ihre Gesundheit angeht, vollkommen unnütz. Versuchen Sie dennoch eine gute Beziehung zu ihm aufzubauen, denn man kann sich beim Rosenschneiden immer mal verletzen...

Das Beste für Ihre Gesundheit ist einfach, seinen Titel zu vergessen ohne jedoch den Menschen, der sich dahinter verbirgt, zu vernachlässigen.

Seine Funktion zu vergessen, erweist sich als lebenswichtig, denn einen Arztbesuch in Erwägung zu ziehen, bedeutet: die erste Stufe unserer Immunsystems hinabzusteigen. Das ist ein Teil von dem, was wir Moralhygiene nennen könnten.

Wenn Sie derzeit bei guter Gesundheit sind, ist zum Erhalt dieses Zustands nichts hilfreicher, als Ihre inneren körperlichen und geistigen Schutzbarrieren zu stärken. Ohne deren Schwächung gelingt es nämlich keiner Mikrobe, keiner Bakterie einen Brückenkopf bei Ihnen zu errichten, um über Ihren Organismus herzufallen. Jeder weiß heutzutage, dass jede gesunde Person auf ganz normale Weise ein enormes Potenzial an Viren und anderen Bakterien in sich trägt.
Der Mund eines jeden Mannes oder einer jeder Frau enthält unzählige kleine mikroskopische Tierchen, die Ihnen nichts Schlechtes wollen, sondern im Gegenteil sogar lebensnotwendig sind!
Leider verliert ein leidenschaftlicher Kuss dadurch ein wenig an Charme, aber man kann sich damit trösten, dass wir durch diesen mikrobiellen Austausch nur unsere Abwehrkräfte stärken. Hier kann die Liebe sogar sehr hilfreich sein, da sie das Leben verschönt und zur Moralhygiene und wohltuendem Optimismus beiträgt. Solange das Terrain widerstandsfähig bleibt und die Immunabwehr funktioniert, kann nichts Ärgerliches geschehen, die Gesundheit blüht und gedeiht
... selbst bei anhaltender Knutscherei!

Das Universalgesetz

Das gilt für alle lebenden Kreaturen. Selbst Pflanzen unterliegen diesem Gesetz, wodurch die Nichtigkeit von Pasteurs Dogmen bewiesen wird, die behaupten, der Virus entscheide über alles.

Jeder Gärtner weiß, dass vorzugsweise kranke Bäume von Läusen angegriffen werden. Ganz als ob dies von obskuren Dekreten bei der Schöpfung aller Dinge festgelegt worden wäre, damit die weniger widerstandsfähigen Objekte verschwinden und die Arten auf diesem Wege keinerlei Degenerationserscheinungen ausgesetzt werden.

Der Mensch tut im Namen von Religiosität und Gefühlsduselei natürlich genau das Gegenteil von dem, was Mutter Natur an seiner Stelle in ihrer extremen Weisheit für ihn beschlossen hat...

Pflanzen verfügen ebenfalls über ein Nervensystem und zweifelsohne über außergewöhnliche Sensibilität. Wie jeder weiß gibt es Personen, die Pflanzen nicht gefallen, so dass diese lieber verkümmern - kann man sagen Selbstmord begehen? - als den Kontakt durch die zwischengeschalteten Vibrationen mit diesen Menschen zu ertragen. Andererseits gibt es Leute, die mit den Pflanzen sprechen und unter denselben physischen Bedingungen eine unglaubliche Vegetation erhalten! Das zeigt die Kraft der von der menschlichen Person ausgehenden Strahlungen, die auf unsere Umwelt einwirken, so wie diese auch auf uns einwirkt. Gelenkter Optimismus, der sich konstant an die positive Auffassung der Menschen und der Dinge richtet, löst dementsprechend in jedem von uns eine Harmonie aus, die sich indirekt auf Körper und Seele überträgt. Sie brauchen nur einmal die schnelle Heilung einer Wunde bei einem Optimisten und die verzweifelnd lange Entwicklung der Wunde bei einem Pessimisten zu beobachten.

Der gesunde Mensch, der an seine Gesundheit glaubt, kann sich so vor Krankheit schützen. Deswegen muss man eine strenge Moralhygiene parallel zu einer gesunden Ernährungsweise respektieren und gleichzeitig in Ihnen und um sie herum jede negative Tat, Geste oder Gedanken Ihrer organischen Ruhe gegenüber verbannen.

Anstatt ständig - und manchmal nur heuchlerisch - die familiären oder beruflichen Schicksalsschläge und Unglücke von Nahestehenden oder sogar Unbekannten, die man im Zug trifft und die einem ihre kleinen und großen organischen Leiden anvertrauen zu beklagen, sollten wir einfach unser Missfallen äußern. Diese Menschen rühren nämlich keinen Finger, um gesund zu sein, sondern betrachten Gesundheit als ein Geschenk des Himmels oder der Sozialversicherung! Hierdurch täten wir weitaus mehr für unser körperliches Wohl als mit dem Kauf einer antimikrobiellen Maske für unseren Stadtspaziergang!

Die Verehrung der Medizin

Um meinen Gedanken zu Ende zu führen, möchte ich darauf hinweisen, dass es nichts Verhängnisvolleres für die Stärkung des Immunschutzes gibt, als bei jeder Kleinigkeit den Arzt aufzusuchen. Allein das Warten auf den Arzt reicht aus, in uns ein Klima der Angst und der Unterlegenheit zu erzeugen, das unserer Seelenstärke schadet. Der Arzt sollte wirklich nur in Notfällen und natürlich bei Unfällen gerufen werden. Man hätte nichts Deprimierenderes für die menschliche Gesundheit erfinden können als die dämlichen Einrichtungen, die die Sozialversicherung ihren Beitragszahlern bietet. Auf diesem Weg ist Krankheit für jeden Geldbeutel erschwinglich geworden, wo viele sonst keinen Cent und keinen Gedanken daran verschwendet hätten. Die Folgen entsprechen diesem riesigen Fehler: Leute, die nie bettlägerig waren, nie Drogen nahmen und sich nie abtasteten, werden auf einmal krank und sei es nur um deren Beitragszahlungen an die Krankenkasse zu amortisieren. Es wäre doch zu schade, nicht von dieser augenscheinlich kostenlosen medizinischen Behandlung zu profitieren. Allerdings treibt gerade diese Gratispflege unsere Steuern bis ins Intolerable in die Höhe.

Es gibt nichts Widerlicheres als diese dem Zweifel, der Schwäche und der Angst angebotenen Prämien?

Die Spartiaten hatten keine Ärzte, aber andere Disziplinen, um ohne Spritzen, ohne Verbände, ohne Rückerstattung durch die Krankenkasse jahrhundertelang durch ihre konstante Stärke zu beeindrucken. Man kann übrigens sehen, wie sehr sich unsere Gesellschaft verändert hat, denn wenn man heute jemanden als Spartiaten bezeichnet, ruft das nur Missfallen hervor. So ist das nun einmal.

Und so glaubt der Mann auf der Straße genauso wie der Wissenschaftler, dass sie ohne jegliche Bemühungen und Überlegungen „ja sowieso länger leben'!

Sie sagten Durchschnittsalter?

Wir wissen alle, dass man nicht über die Laster oder die Tugenden der Medizin diskutieren kann, ohne sich sagen lassen zu müssen, dass das Durchschnittsalter doch aber ständig steigt!

In Frankreich bedarf es der Hitzewelle des Jahres 2003, damit sich das Land auf seine alten Menschen besinnt. Sicher wussten wir, dass sie immer zahlreicher werden. Innerhalb von 30 Jahren hat sich die Anzahl der über 85-Jährigen fast verdoppelt, indem sie von 500.000 auf 1,2 Mio. anstieg. Aber, was für eine Überraschung: Da haben sie sich jahrelang mit Medikamenten vollgestopft und das Loch in den Kassen der Sozialversicherung ordentlich vergrößert und sind trotzdem gar nicht so gesund, wie man hätte glauben können. Dabei wird uns doch immer wiederholt: Jedes Jahr steigt die Lebenserwartung um 2 Monate an (wobei es sich hier vielmehr um einen Lebensbonus handelt, der angeblich ausschließlich der Medikation zu verdanken sei; was wiederum vollkommen unsinnig ist, da andere, weitaus wichtigere Faktoren ebenfalls eine Rolle spielen). Im Grunde handelt es sich hierbei allein um die Wiedereroberung unserer Lebenserwartung, die wir in den düsteren Zeiten des Mittelalters verloren haben. Die Medizin, der es niemals an Ideen für eine illusionäre bessere Zukunft fehlt, möchte uns glauben machen, dass wir über das von der Natur festgelegte biologische Ende hinausgehen können. Halten wir uns für eine Art Supergott, oder was?
Aber was bedeutet eigentlich „Lebenserwartung"?
„Le Canard Enchaîné", eine französische Satirezeitung, hat versucht herauszufinden, was sich tatsächlich hinter den euphorischen Zahlen verbirgt, mit denen man uns ständig in den Ohren liegt.

Erste Überraschung: Die Lebenserwartung hat nichts mit Langlebigkeit zu tun.

Das heißt, dass man nicht die durchschnittliche Lebensdauer (Lebenserwartung) mit den durchschnittlichen Höchstaltern verwechseln darf. Letzteres wird erhoben, indem man von den 500 000 jährlich verstorbenen Personen das Durchschnittsalter der ältesten unter ihnen errechnet.

Im Gegensatz zur Lebenserwartung hat sich dieses Alter seit 100 Jahren nicht im Geringsten verändert. Es liegt ungefähr bei 105 Jahren, aber damit rühmen wir uns weniger.

Zweite Überraschung: Die Lebenserwartung ist ein vollkommen virtueller Begriff.
Tatsächlich nimmt man zu ihrer Berechnung eine willkürliche Zahl von 100 000 Personen, auf die man, Alter für Alter, **das Risiko** anwendet, im laufenden Jahr zu sterben. Dieses Risiko wird vom Staatlichen Institut für Gesundheit und medizinische Forschung erhalten, indem es die Todesurkunden der Franzosen oder eines anderen Volks auswertet.
Konkret heißt das, man hält die Anzahl der jährlichen Todesfälle pro Altersklasse fest (mit jeweils einem Jahr Unterschied) und man errechnet den Prozentsatz der Todesfälle im Verhältnis zu dieser Altersklasse. Der erhaltene Prozentsatz wird dann auf die virtuelle Zahl von 100 000 übertragen. Dann nimmt man die Zahl der Überlebenden und beginnt die Operation mit den 1- bis 2-Jährigen noch einmal von vorn. Das wird so lange fortgesetzt, bis die Überlebenden nur noch die Hälfte der Ausgangszahl darstellen. So erhalten Sie das, was die Demographen in ihrem Jargon „durchschnittliche Lebenserwartung zum Zeitpunkt der Geburt" nennen.

Die so errechnete Lebenserwartung ist eine reine Fiktion, die auf einer nicht existierenden Generation beruht,

gibt ein Experte für diese Frage beim Staatlichen Institut für Demographische Studien zu. Sie sollte nicht mit der an einer reellen Generation errechneten Lebenserwartung verwechselt werden. Allerdings muss man zum Erhalt dieser unanfechtbaren Zahl darauf warten, dass die gesamte Generation ihre Löffel abgegeben hat.
„Weiterhin schränkt derselbe Forscher ein„

Es ist derzeit unmöglich, mit Genauigkeit die Lebenserwartung der nach 1920 geborenen Generationen zu berechnen."

Folglich basteln die Demographen weiter an dieser magischen Zahl der aktuellen Lebenserwartung herum, was von den Medien selbstverständlich sofort übernommen wird. Das führt zu erheblichen Fehlern folgender Art: Die kleinen Mädchen, die heute zur Welt kommen, werden 82.6 Jahre alt. Tatsächlich kann man darüber noch überhaupt nichts wissen. Alles hängt von ihren zukünftigen Lebensbedingungen ab. Man versucht, die Zahlen zu übertragen, aber es können weder Kriege, noch der Einfluss von Viruserkrankungen wie z.B. bei Aids vorhergesehen werden. Zusätzlich variiert die Lebenserwartung je nach Stellung auf der sozialen Leiter (der Unterschied zwischen einer Führungskraft und einem Hilfsarbeiter liegt bei 9 Jahren), sowie abhängig von der Region, in der man lebt.

Noch komplizierter wird alles, wenn wir von der „Lebenserwartung bei guter Gesundheit" sprechen, d.h. der Lebenserwartung ohne Gesundheitsbeeinträchtigung

Mit diesem Konzept, das erst seit kurzem von der Weltgesundheitsorganisation berücksichtigt wird, wird deutlich, dass nur 50% des Zuwachses an Lebenserwartung Jahre bei guter Gesundheit ausmachen.
Das Schlimmste steht uns vielleicht noch bevor. Viele sind in Frankreich (wie in Deutschland?) der Meinung, die Lebenserwartung wird sicher sinken.

„Die Ernährungsweise der jungen Generationen verbunden mit sinkender körperlicher Tätigkeit wird zu einer spektakulären Zunahme von Herz-Kreislauf-Erkrankungen und Diabetes führen. Da diese Zivilisationskrankheiten medikamentös behandelt werden, wird die Bevölkerung weiterhin zunehmen, während sich deren Gesundheitszustand gleichzeitig verschlechtert."

Kurz gesagt, man verspricht uns, länger aber im schlechteren Zustand zu leben.

Ich sehe da noch ein kleines Problem:
Wie werden die großen Laboratorien überleben, wenn die Bevölkerung eines Tages entscheidet nicht mehr krank zu sein?

Um dieses durch die derzeitigen Gesellschaftskriterien (Fortschritt und Konsum) unlösbare Problem zu lösen, gibt es nur einen Ausweg: Wachstumsrückgang mit der Leitidee, Quantität durch Qualität zu ersetzen.

Bin ich wirklich ein maßloser Optimist?

Egal, wenn ich mich wiederhole: Die heilende Kraft liegt in uns und nirgendwo sonst. Sicher macht sie sich auf zahlreiche Weisen bemerkbar, geht aber immer in dieselbe Richtung, d.h. das Aufrechterhalten unserer persönlichen körperlichen Integrität - was uns natürlich besonders interessiert - und gleichzeitig der dynamische und kraftvolle Erhalt unserer Spezies - was uns anscheinend bedauerlicherweise ziemlich kalt lässt.

Das Leben operiert zwar ohne Skalpell, aber ohne uns nach unserer Meinung zu fragen, was wahrscheinlich von Glück ist.

Kapitel 2
Gebrauchsanweisung der Materie

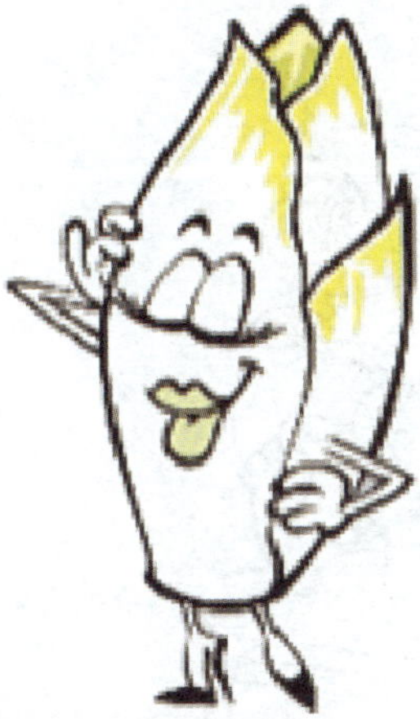

© Comic Brains

Man unterscheidet zwischen drei spezifischen Funktionsweisen.

A - Die normale Funktionsweise

Ein Lebewesen besteht nicht aus zufällig zusammengefügten Organen was den medizinischen Spezialitäten übrigens deren Bedeutung nimmt-, sondern sie entsprechen einer rigorosen, inneren Organisation, bei der jedes Organ ebenfalls zum Wohl des anderen Organs arbeitet. „Alles ist gleichzeitig Ursache und Wirkung“, sagte Kant. Dieses interne Ziel ist nichts anderes als das Leben selbst. Ein kleines Beispiel, um diesen wahren Zweck zu veranschaulichen: wenn unsere Hände aufhörten, zu arbeiten und uns zu ernähren, würden auch sie selbst an Entkräftung sterben. Sicher hatte die Medizin des 19. Jahrhunderts, ebenso arrogant wie die des 3. Jahrtausends, gute Absichten, als sie acht Organe als unnütz erklärte!

Schilddrüse, Nebenniere, Hypophyse, Epiphyse, Thymus, Milz, Mandeln und Blinddarm... Für die beiden letzteren hat sich die Situation noch nicht sonderlich geändert: sie werden auch heute noch unter dem Vorwand, dass man nicht wisse, warum sie sich entzünden und da ihre Ablation ja schließlich nicht tödlich sei, auf dem Altar der Inkompetenz als Opfergabe dargeboten.

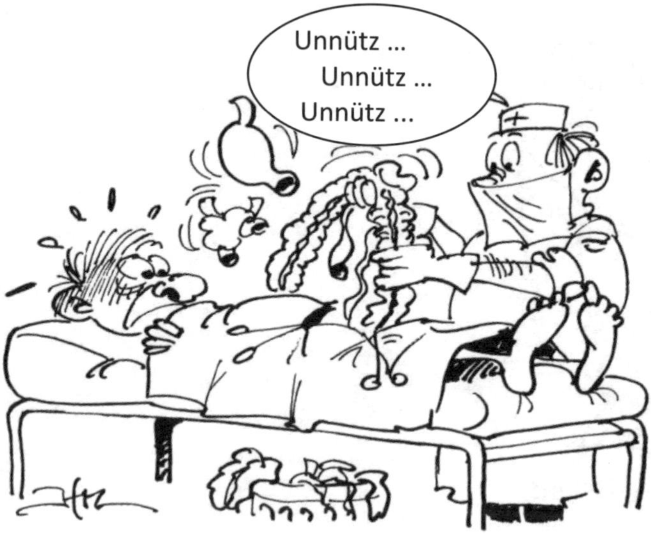

Es stimmt schon, dass der Organismus dank seiner inneren Kompensationsmöglichkeiten ein verletztes oder degeneriertes Organ durch eine andere Stoffwechselfunktion ersetzen kann. Aber ein solcher Ersatz verläuft nicht ohne Schäden, anders als uns sämtliche Palliations- oder Substitutionsmethoden, wie z.B. Transplantationen, glauben machen wollen. Lieber eine Transplantation als sterben?
Das könnte man meinen, aber hätte man den Stier vorher bei den Hörnern gepackt (und nicht den Patienten bei seiner Unlust, sich in Frage stellen zu müssen), müsste man nicht auf den Tod des Organspenders hoffen, um unser organisches „Sich-gehen-Lassen“ zu befriedigen.

Im Rahmen der normalen Funktionsweise ist es nur logisch, die extrem lebenswichtige Tätigkeit der Wundheilung zu berücksichtigen.
Bei einer eher schweren Verletzung, mobilisiert ein vierfaches Alarmsignal alle Schutzmaßnahmen:

1. Der Blutdruck sinkt, um die Hämorrhagie einzudämmen,
2. Die Blutgerinnungsdauer geht auf einige Sekunden zurück (in einem Reagenzglas dauert dieser Vorgang drei Minuten),
3. Die Milz setzt ihre Reserven frei, um den Verlust auszugleichen,
4. Die Produktion weißer Blutkörperchen wird beschleunigt und kann sich sogar verzehnfachen.

Das Leben arbeitet immer in die bestmögliche Richtung.

Zu jedem Zeitpunkt befindet sich unser Organismus in Gegenwart von Fremdkörpern, die sein Autoimmunsystem aktivieren.
Gelangt ein Staubkorn ins Auge, neutralisieren die Tränen dank einer antibakteriellen Substanz, dem Lysozym, die Unreinheiten. Speichel enthält Antiseptika. Die Haut verfügt über ein beachtliches Abwehrsystem, das zum Schutz vor Umweltaggressionen heutzutage absolut notwendig ist.

Normale Toxine
Der lebende Organismus muss regelmäßig die Abfallstoffe des Zellstoffwechsels ausscheiden. Ohne diese Abfallprodukte oder bei ausreichender reinigender Zwischengewebeflüssigkeit wären wir... unsterblich! Zum Glück hat Mutter Natur uns jedoch nicht unsterblich gemacht, stellen Sie sich nur die Ewigkeit mit einer mürrischen Schwiegermutter oder einem pedantischen Schwiegervater vor!

Schmerzen: ein Warnsignal

Ohne Schmerzen wäre kein Leben langfristig möglich, da sie uns vor körperlichen und seelischen Störungen warnen oder uns einfach nur dazu anhalten, die Hand von der Kette einer laufenden Motorsäge zu entfernen!
Schmerzen rufen normalerweise innere Reaktionen hervor: das Blut wird von der Haut und den Abdominalgefäßenweg zum Gehirn, zur Lunge und zu den Muskeln umgeleitet. Das Herz schlägt schneller, der Blutdruck steigt, die Leber mobilisiert ihre Reserven...

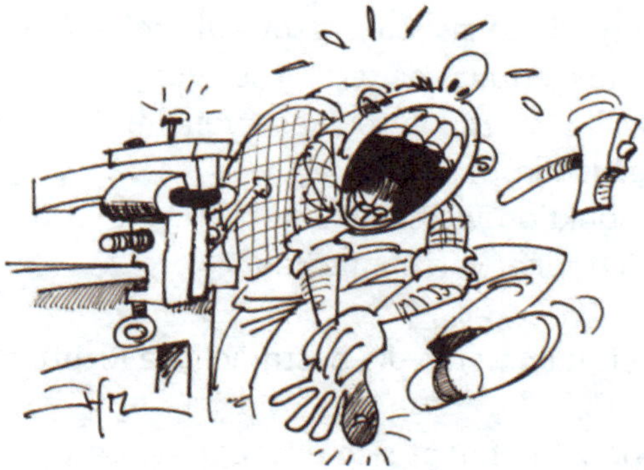

Nach einer Phase körperlicher Überanstrengung verschwindet der anfängliche Muskelkater zwar, aber die erschöpften Muskeln schmerzen bei dem geringsten voreiligen Versuch, erneut Sport zu treiben.
Wir sollten wissen, dass die tägliche Einnahme von Spirulina oder von Ernährungsergänzungen Muskelkater auf minimale Anzeichen reduziert. Ich konnte diese Erfahrung bei meinen Marathonläufen oder bei langen und schweren Bergläufen mit großen Höhenunterschieden selbst mehrfach machen. In diesen Fällen reicht Rohkost-Ernährung allein, wenn auch sonst höchst profitabel für den allgemeinen Erhalt der menschlichen Maschine, nicht mehr aus.

Schmerzen werden in den meisten Fällen durch eine Überladung der Zellen mit Zucker oder mit der bei der Zuckerverbrennung entstehenden Milchsäure hervorgerufen. Sie warnen uns genau vor diesem Überschreiten der Reinigungskapazitäten unserer Filterorgane. Bei Verletzungen ist der Schmerz nicht nur proportional zur Ausdehnung der Schäden, sondern wird noch durch die Verschlackung durch Zucker verstärkt. Wir kommen später noch darauf zurück.

Der Schmerz ist unser FREUND, da er die Alarmglocke läutet. Die Schmerzbeseitigung durch Medikamente oder Chirurgie entspricht dem Entfernen eines Wachpostens, der Alarm schlägt.

Schmerzen sind das Signal bei Verstoß gegen die Naturgesetze. Wir sollten nicht das Signal unterbinden, sondern den Fehler korrigieren.

Was würden wir von einem Feuerwehrmann halten, der bei Ertönen der Alarmsirene nicht zum Feuer läuft, sondern die Sirene mit Wasser zum Schweigen bringt?

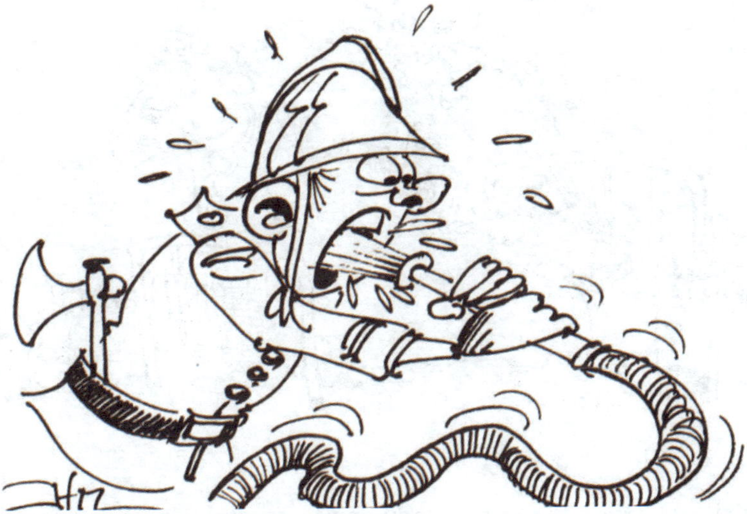

Unter normalen Bedingungen und Berücksichtigung der Regeln, von der sie gelenkt wird, heilt sich die lebende Struktur selbst.

B - Nützliche Abwehrreaktionen

Zunächst müssen „Krankheiten“ in zwei Kategorien unterteilt werden: einerseits die echten Krankheiten, bei denen die Immunkapazitäten überfordert werden und die der Organismus mit chronischen Phasen versucht in den Griff zu bekommen. Andererseits die sogenannten akuten „Krankheiten“, bei denen es sich eigentlich um nichts anderes als um nützliche Abwehrreaktionen handelt, um einen etwas stürmischen Großputz der lebenden Materie mit dem Ziel: den Organismus von der Schadstoffüberlastung zu befreien.
Selbstverständlich hat die nicht gerade feinfühlige Medizin nichts Besseres zu tun, als Medikamente GEGEN diese Reaktionen als Therapeutikum zu verschreiben, wodurch die Stoffwechselsysteme beeinträchtigt werden. Bei einem einer Antibiotikabehandlung ausgesetzten Organismus - Antibiotika bedeutet „gegen das Leben“ -

werden die Abwehrsysteme durch das medikamentöse Gift betäubt. Der Organismus verschlackt nur noch mehr, anstatt sich energisch zu reinigen und von Schadstoffen zu befreien.

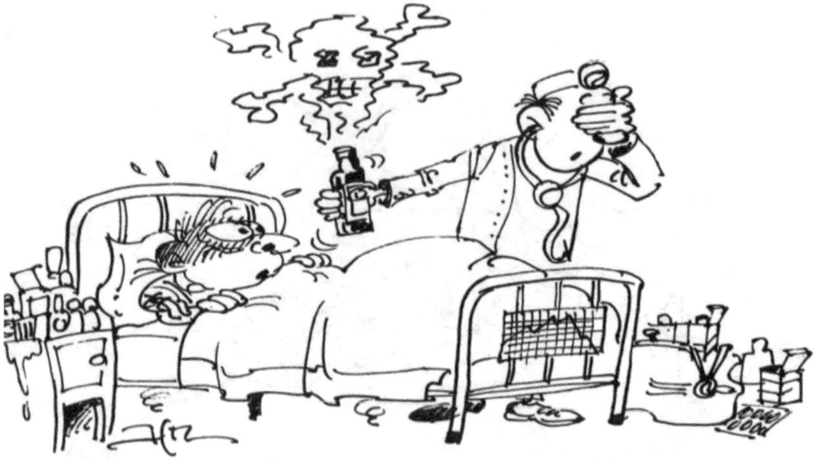

Welche Mutter hat nicht irgendwann festgestellt, dass ihr Nachwuchs nach einer „anständigen Antibiotika-Kur“ seine Vitalität verloren hatte und quengeliger und nervöser als vorher war?
Abwehrreaktionen, allgemein als akute Krankheiten bezeichnet, HEILEN den Menschen. Wird dasselbe Kind nicht von Medikamenten angegriffen, kann sein Organismus den Reinigungsprozess bis zum Ende durchführen und es erscheint bei der Rückkehr zum normalen Leben vitaler als vorher.

Leider ist diese Denkweise heute noch lange nicht gang und gäbe. Der sogenannte kompetente Arzt wird deshalb in Gegenwart von Fieber immer noch seine chemischen Talismane einsetzen, um das Fieber unbedingt zu senken! Allerdings ist er zu entschuldigen, da ihm während seines Studiums nie beigebracht wurde, dass Fieber ein zweiter Schutzwall ist und lästige Toxine und Viren verbrennt.

Warum nur ein zweiter Schutzwall?
Weil ein metabolisch kräftiger Organismus gar kein Fieber entwickelt. Er reinigt ganz einfach, ohne Symptome zu erzeugen.

Es versteht sich von selbst, dass diese Denkweise eine echte Infragestellung aller Personen und vor allem von Eltern voraussetzt: denn die Schulmedizin redet uns ständig ein, dass bei Nichtbeachtung ihrer Anweisungen... unser Kind diese oder jene Krankheit haben wird, das Ganze von einem triumphierenden Lächeln und dem Ausruf begleitet: „Das ist wissenschaftlich bewiesen“!

Verstehen wir uns aber richtig: Abgesehen von Unfällen sind Schmerzen oder Fieber ein Zeichen für Verstöße gegen die Naturgesetze. Genau in diesem Bereich sollten wir jedoch schnellstens handeln:

- durch Fasten
- durch Ruhe
- durch eher zu rohe als unzureichend rohe Ernährung
- durch totalen Verzicht auf Zucker, ALLE Zuckerarten: Schokoladenspezialitäten selbstverständlich, aber auch den ach so natürlichen Honig, Früchte (selbst die aus dem Paradies), Weißbrot ... ALLES, was Zucker enthält.

Ein kleines Beispiel?
Karies. Ziemlich schmerzhaft, dieses kleine Biest. Verzichten Sie auf Zucker jeglicher Art und in wenigen Tagen - ohne eine Zahnarztrechnung begleichen zu müssen- verschwinden die Schmerzen. Die Karies ist immer noch vorhanden, aber die Nervenenden sind ruhig. Lassen Sie das eine Woche ruhen, und essen Sie zum Überprüfen der Rolle des Zuckers z.B. eine Feige. Ihre letzten Stunden des Oralfriedens sind gezählt, denn der stechende Schmerz wird erneut nach 24, 36 Stunden eintreten. Sobald wir beim Kapitel Obst ankommen, werden wir dieses Problem detaillierter behandeln.

C - Chronische Krankheiten
Eine chronische Krankheit ist ein Anzeichen dafür, dass das Immunsystem den Organismus nicht ausreichend zu reinigen vermag, wie dies z.B. bei akuten Ausscheidungskrisen der Fall ist. Die chronische Krankheit ist ein Zeichen für einen mit Schlackenstoffen überlasteten Organismus, dessen Tätigkeit hierdurch eingeschränkt

wird. Man kann sogar sagen, dass die chronische Krankheit dem Organismus trotz schwindender Kräfte und zunehmender Verschlackung das Überleben ermöglicht. Die Richtlinie ist somit klar: Je stärker die Kräfte nachlassen und je mehr die Zellverschlackung zunimmt, desto schneller entweicht das Leben aus dem verurteilten Organismus.
Keine Angst, es ist IMMER möglich, seinen körperlichen Zustand zu verbessern. Allerdings ist es unmöglich, den Körper im Laufe eines Lebens vollkommen zu reinigen. Unsere Degenereszenz sitzt zu tief und unsere Reformen bleiben zu oberflächlich.
Die Augendiagnostik, die ich seit vielen Jahren praktiziere, geht in diese Richtung. Noch konkreter ist das Beispiel der Krebsentwicklung. Ja, Krebs kann heilbar sein oder kann um niemanden zu schockieren und um genauer zu sein wirkungslos werden. Eine Lebensweise mit hoher Sauerstoffversorgung, vorwiegend roher Ernährung und der Einstellung eines Kriegers sind dabei lebensnotwendig. Der Kranke braucht nur der Lust zu erliegen, zur klassischen Ernährung zurückzukehren und der Krebszustand macht sich erneut bemerkbar. Und eine zweite Chance gibt es meist nicht!
Dies soll uns verständlich machen, dass eine Ernährungsumstellung nicht einfach durch eine kleine Kur zu erreichen ist... sondern für den Rest unseres Lebens angewendet werden muss. Hat man erst einmal den richtigen Kurs eingeschlagen, muss man ihn auch allen gastronomischen Stürmen und Futterfluten gegenüber beibehalten.

Psychologische Windungen bei Krankheit

Ob wir nun an einer akuten Ausscheidungskrise oder einer langwierigen Krankheit leiden, sollten wir in keinem Fall den Einfluss der Psyche auf den Verlauf der Krankheit leugnen.

Welches Kind hat sich nicht irgendwann einmal dazu gezwungen, Bauchschmerzen zu haben, um nicht in die Schule gehen zu müssen? Welcher Erwachsene hat nicht irgendwann an einem Gichtanfall oder an Verstopfung gelitten, weil ein Element seines Ehe- oder Berufslebens nicht seinen Erwartungen entsprach? Meine Damen, warum leiden Sie manchmal vor dem Zu-Bett-Gehen an Migräne? Und Sie, meine Herren, lassen Sie sich nicht manchmal vom Fernsehprogramm einschläfern, um ihren ehelichen Pflichten zu entgehen?

Ich erinnere mich in Ehren an eine Freundin, die sich durch einen Bürowechsel mit ihrer Vorgesetzen überwarf, woraufhin sie plötzlich ein Hüftproblem bekam, das sie am Gehen hinderte! Sie musste monatelang ohne sichtliche Besserung krankgeschrieben werden. Bis ihr Arbeitgeber ihr eines Tages verkündete, dass sie bei ihrer Rückkehr die Abteilung wechseln würde...
Was geschah? Sofortige Heilung!
Ich könnte Ihnen unzählige solcher Beispiele aus meinem Alltag als Heilpraktiker erzählen.

All dies fällt unter die Kategorie der leichten Beschwerden, aber der gleiche Vorgang gilt für chronische, tödliche Krankheiten. Und da, darüber sollten wir uns nicht täuschen, ist die geistige Einstellung extrem wichtig. Es ist sogar DIE „Conditio sine qua non" für eine Heilung.

Eine gesunde Ernährung ist nur das wirksame Mittel, die dem Organismus zur Verfügung gestellte Technik, um aus der Klemme herauszukommen. Wenn aber die Psyche des Menschen verweigert, sich aus der Klemme zu befreien, stürzt der Organismus voll und ganz in den Abgrund.

Am Anfang meines Weges glaubte ich felsenfest, dass Rohkost gewinnen würde, dass es ausreiche, Unmengen von rohen Karotten und rohem Porree zu verschlingen, um aus dem Kampf ums Leben als Sieger hervorzugehen...
Aber ich habe mich getäuscht. Und ich bedauere, dass auch heute noch einige meiner Apostelkollegen in diesem Sinne ihre großen Götter beschwören. Das ist dasselbe engstirnige Verhalten wie das der Esoteriker, die meinen über ihren Geist alles beherrschen zu können.

Wir setzen logischerweise voraus, dass jeder Kranke geheilt werden will. Aber leider bleibt diese Überzeugung angesichts der Beobachtungen nicht lange bestehen.

In meinem Gesundheitszentrum Pandora sind wir zahlreichen Kranken und als unheilbar angesehenen Krankheiten begegnet. Die tiefe Überzeugung, die aus diesen Jahren der Erfahrung hervorgegangen ist, kann in einem einfachen Satz zusammengefasst werden, der allerdings für die vom Menschen geschaffene Gesellschaft schrecklich erscheinen mag: d.h. die meisten Kranken haben gar keine Lust, geheilt zu werden.

Eine harte Lektion, die noch härter erscheint, wenn man die natürlichen Mittel kennt, die den Organismus wieder auf Trab bringen könnten. Hat der Kranke mit dem Leben abgeschlossen, verfügt die Natur über die wundervolle Macht, uns ohne zu großes Leid sterben zu lassen. Ich sehe ein, dass die grundsätzliche Frage nach der Ursache offen bleibt und wir hiermit nur die Wirkung erklärt haben. Die Ursache ist in den hintersten Ecken der Psyche des Kranken vergraben; und oftmals ist es ihm selbst nicht einmal klar, dass er sich nach und nach unbewusst sterben lässt.

Warum oder wie kann es nur soweit kommen?
Ganz einfach, weil der Mensch nicht weiß, wie er aus einer ausweglosen Situation wieder herauskommen soll. Das allein kann bereits eine Krankheit auslösen. Unsere Zivilisation hat sich schon gefährlich weit von den Naturgesetzen entfernt. Unsere innere Verschlackung ist so fortgeschritten, dass, sobald die Psyche in Depressionen, Melancholie oder Angst verfällt, und Freude und Lachen sich rarmachen, die Krankheit einen perfekten Fluchtweg darstellt.

Und diese Flucht, die auf den sich in seiner Haut wohl fühlenden, gesunden Menschen schockierend wirkt, bietet zahlreiche Vorteile.
In der Familie oder der unmittelbaren Umgebung: Der Kranke kann sich bedauern lassen - ein paar Streicheleinheiten tun immer gut - und da er schnell bemerkt, dass sich alles um seine Wünsche dreht - schließlich kann man einem Schwerkranken doch nichts abschlagen - fühlt er sich bedeutungsvoller. Dies war vorher nicht unbedingt der Fall, und es wird ihn in den meisten Fällen schnell zum Familientyrann machen.

Er gewinnt an Bedeutung, da die dunkle Anonymität, in der er zuvor vor sich hin vegetierte, sich in das gleißende Licht der Anerkennung der großen Herrn Professoren verwandelt, wenn sie ihn mit seinem Namen anreden. Er geht vom Zustand des anonymen, gesunden

Individuums zum Status des «Falls» über. Er lässt komplexe Untersuchungen über sich ergehen und wird von komplexen Maschinen „behandelt"... Diese augenscheinliche Wichtigkeit verleiht ihm Ruhm, auch wenn es ihn das Leben kostet. Das Gleiche gilt für Eltern, die sich durch die Krankheit ihrer Kinder eine gewisse Bedeutung im Leben verschaffen.

Ein Beispiel:
Zur Zeit des Zentrums habe ich vielen Eltern von an Mukoviszidose (einer tödlichen Krankheit) leidenden Kindern angeboten, sich einen Monat anders zu ernähren und anders zu leben und zwar KOSTENLOS, wenn sich nach einem Monat keine bedeutenden Ergebnisse einstellten. Ich konnte natürlich keine Heilung versprechen.
KEINE einzige Mutter hat diesen Vorschlag akzeptiert, obwohl sie wusste, dass der Tod ihres Kindes vor dem Erwachsenenalter medizinisch unvermeidbar war. Das Argument der Ablehnung? Es ist genetisch bedingt... da kann nur die Forschung eine Lösung oder eine Wunderpille finden ... Herr Professor X behandelt mein Kind so gut es geht, ich stehe in ständigem Kontakt mit ihm...

Sicher ist diese Theorie schockierend und ich kann dafür nicht einmal die Vaterschaft beanspruchen, da viele Therapeuten vor mir die gleiche Beobachtung gemacht haben.

Diät fürs Gehirn

Viele Leute denken, die Psyche sei eine eigenständige Einheit, die nur wenig Verbindung zum Körper und noch weniger Verbindung zur Ernährung habe. Das ist ein enormer Irrtum. Andere erwidern darauf, dass sie „ihre Ernährung umstellen, wenn sie krank sind", was natürlich ein zweiter Trugschluss ist, der eng mit dem ersten zusammenhängt.

Die Psyche hängt u.a. von Mechanismen des Gehirns ab, das seinerseits ein eindeutig physischer Bestandteil unseres Organismus und mit Herz, Niere oder Leber gleichzusetzen ist. Folglich wird es wie alle Organe ernährt: und zwar weder direkt vom lieben Gott, noch von kosmischen Einheiten, sondern mit reeller, solider Nahrung. Es gibt keine festen Verbindungen zwischen den Hirnzellen. Die Informationen werden über Neurotransmitter weitergeleitet, die von Spurenelementen, Enzymen und anderen höchst organischen Materien versorgt werden.

Hieraus ist folgendes abzuleiten:
1. Depressionen können selbstverständlich psychologische Auslöser haben, hängen aber gleichzeitig mit einem durch organische Gifte verschlackten, zerebralen Terrain zusammen. Diese Giftstoffe lagern sich an den Neuronen wie auch im übrigen Organismus ab.

2. Der Gedanke, die Psyche könne gesund bleiben, wenn der Körper krank ist, erscheint aus diesem Grunde völlig unsinnig und unüberlegt. Der Verlust der physischen Fähigkeiten geht mit der Beeinträchtigung der Psyche einher. Um eine Lösung zu finden, kann man selbstverständlich „an sich arbeiten“, sollte aber gleichzeitig die metabolischen Störungen ausgleichen und Mangel an Spurenelementen bekämpfen, Schadstoffüberlastungen reduzieren ... und laufen ...!

Danach kann man, zur Freude der Esoterik-Anhänger, im Einklang mit dem Universum vibrieren, sich mit anderen Depressiven austauschen, mit seinem Ich und Über-Ich diskutieren ... (oder mit seinem „Vor-allem-Ich“).

Und dann geht's ans Reinigen.

Wenn das Leben gefährdet ist und man nach einem Ausweg sucht, muss man zuerst einmal Großputz machen: im Inneren, was nicht immer einfach ist, und, wenn die Situation es erfordert, auch im Umfeld.

Im Inneren

Sprechen Sie über Ihre Probleme mit einer Vertrauensperson. Sehen Sie Ihr Spiegelbild an, und gestehen Sie sich ein, dass ein Problem Sie krank macht und schon verliert das ganze Problem an Schrecken.
Vertreiben Sie, wenn möglich, Ihren schlimmsten Feind: die Angst. Das Risiko zu akzeptieren, eines Tages sterben zu müssen, macht gelassener, auch wenn das schwer fällt.

Ihr Umfeld
Legen Sie einen konstruktiven und wohltuenden Egoismus an den Tag. Suchen Sie ausschließlich nach positiven Vibrationen.

Weisen Sie gnadenlos alles von sich, was weint, stöhnt oder Sie vom Pfad der Heilung abbringen könnte.

Das ist der einzige Weg, der Chancen auf Seelenheil bietet. Man kann natürlich auch auf Wunder warten, nach Lourdes pilgern oder sich auf sein sogenanntes vorbestimmtes Schicksal verlassen.

Wenn ich Ihnen aber von einer Sache abrate, dann davon, sich einem Verein von Kranken anzuschließen. Das wäre eine Katastrophe für Sie und ein unsagbares Glück für die Initiatoren, die an Wichtigkeit gewinnen, indem sie eine Herde apathischer und gutgläubiger Menschen zum Opferaltar führen.

Nehmen wir den Fall der Diabetiker.
Diese Vereine, die mit der Ärzteschaft zu Ihrem Wohl Hand in Hand arbeiten, sind nur daran interessiert, Ihnen die neueste Spritze, die neuesten Möglichkeiten von Implantaten zur Insulinproduktion, Transplantationen von Langerhans-Zellen des insulinausscheidenden Pankreas anzudrehen. Kurz und gut, man bettet Sie zärtlich in immer größere Abhängigkeit, die Ihnen früher oder später die mit chemischem Insulin verbundenen Probleme einbringen: Gangränerscheinungen an den Beinen, Nierenversagen, nachlassende Sehfähigkeit, mit garantiertem Leiden und verkürzter Lebenserwartung.

Dabei müsste man den Diabetikern nur einen vitalen Reiz geben - d.h. einen anständigen Tritt in den Hintern - damit sie ihre Gesundheit zurückerobern. Denn Diabetes lässt sich zwar nicht heilen, wenn man schon über drei Jahre Insulinspritzen hinter sich hat, man kann die Insulin-Dosen aber dank bioklimatischer Ernährung durch zehn teilen! Werden diese gezuckerten Turbulenzen von Anfang an in Angriff genommen, können sie einer entsprechenden Ernährungsumstellung nicht standhalten.

Die Gesundheit, das wertvollste Gut unserer Existenz.

„Jegliches Therapeutikum, selbst natürlicher Art, ist palliativ und sollte nur vorübergehend angewandt werden. Daher müssen vielmehr die Lebensgrundsätze verändert werden.“

Bis jetzt haben wir nur über Gesundheitsstörungen gesprochen. Es ist an der Zeit, Gesundheit zu definieren und zu versuchen, den richtigen Weg zu weisen, der uns jegliche Therapeutika erspart. Dazu muss man verstehen, akzeptieren und im Kopf behalten, dass der Mensch, ebenso wie Tier und Pflanze, nicht fürs Kranksein geschaffen ist. Die Natur wacht mit oder ohne Gottes Hilfe darüber. Wären wir nicht so entsetzlich hochmütig, würden wir die Krankheit mit Weisheit wie eine verdiente Bestrafung nach Übertretung der kosmischen Gesetze empfangen.

Gesundheit ist ein Gleichgewichtszustand - wer von Gleichgewicht redet, lässt die Möglichkeit einer Gleichgewichtsstörung durchblicken-, der weder genau definierbar noch bezifferbar ist. Wir können allerdings die Faktoren nennen, die unsere Milliarden Zellen in die eine oder andere Richtung treiben können und zwar durch unsere Erbanlagen, durch die Luft, die wir atmen, die Nahrung, die wir aufnehmen, das Klima, dem wir ausgesetzt sind, die Gesellschaft, in der wir leben, durch unser Gefühls- und Berufsleben oder durch den Stress, dem wir uns aussetzen...
All diese Faktoren lassen uns die Schwierigkeit erahnen, in der heutigen Welt gesund zu leben und die Bemühungen, die wir unternehmen müssen, um nicht krank zu werden!

Kapitel 3
Angeborenes, erlerntes und pervertiertes Verhalten

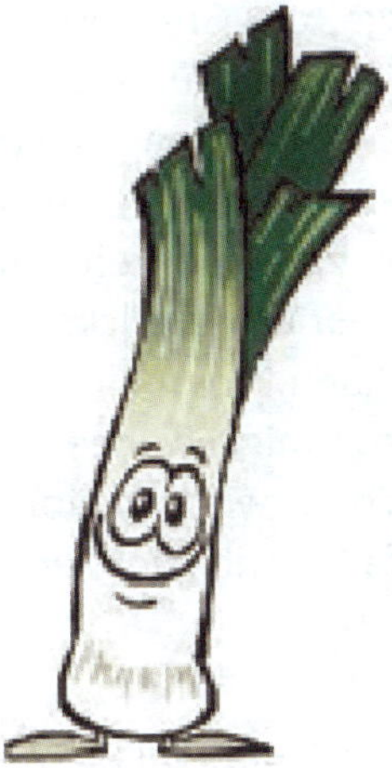

Die Grundpfeiler des Lebens

1 - Vererbung

Wir kommen mit Erbanlagen zur Welt, die in allen Zellen gespeichert sind. Dieses Erbgut variiert von einer Person zur anderen und lässt sich anhand des Bildes von Autos veranschaulichen. Es gibt große und sehr große Wagen, Nutzfahrzeuge und viele andere. Wir sind also nicht alle von Geburt gleich, haben aber alle dieselbe Möglichkeit, unser Gesundheitskapital zu wahren, zu erweitern oder zu vergeuden...

- sein Kapital zu wahren und zu unterhalten bedeutet Schädliches zu vermeiden
- sein Kapital zu erweitern oder zu bereichern setzt eine Lebensweise voraus, die die Gesundheit verbessert
- sein Gesundheitskapital zu vergeuden bedeutet entgegen der Natur zu leben und sich körperlich sowie geistig mit Schadstoffen zu belasten.

Zwei Bemerkungen

A - Gute Erbanlagen erleichtern die Aufgabe, wenn man sie respektiert! Weniger gute Erbanlagen bedeuten nicht unbedingt ein mittelmäßiges Leben, sondern eine größere Sorge, die Grenzen nicht zu überschreiten. Kommen wir auf das Beispiel der Autos zurück...

B - Die Erbanlagen beschränken sich nicht auf die Gene von Mama und Papa, sondern reichen zurück auf... Menschheitsbeginn! Wenn ein Baby das Licht der Welt erblickt, haben seine Zellen bereits eine Vergangenheit, die zwar nicht bis zu den Dinosauriern zurückreicht, aber doch auf einige Jahrtausende zurückblicken kann.

Hieraus erklärt sich die augenscheinliche Unstimmigkeit des ganz jungen Kindes, das an Krebs leidet und sterben wird, bevor es überhaupt leben konnte oder von Diabetesfällen ab der ersten Lebenswoche.

Es handelt sich also nicht um eine Schicksals- oder Gottesstrafe, die die Eltern für irgendwelche Fehler trifft, sondern um die Übertragung von degeneriertem Erbgut, hervorgerufen durch jahrtausendealte Missachtung der Naturgesetze. Natürlich gibt es auch Fehlverhalten, aber eher kollektives Fehlverhalten über die Jahrhunderte hinweg.

Die Menschheit ist eine Kette, deren einzelnen Glieder den Druck der vorausgehenden Glieder aushalten müssen. Was uns erneut in dem Gedanken bestärken sollte, unsere Gesundheit gehöre nicht uns allein, sondern zwingt uns aufgrund der Auswirkungen auf unseren Nachwuchs dazu, uns nicht mit einem egoistischen „ich mach', was ich will" zufriedenzugeben.

So schadet das Rauchen z.B. nicht nur der rauchenden Person, nicht nur dem passiven Mitraucher, der gegen seinen Willen Nikotin inhaliert, sondern auch allen zukünftigen Nachkommen nach dem biblischen Prinzip „die Eltern essen Weintrauben und die Kinder haben Zahnschmerzen". Gut, Sie haben es nicht so mit der Bibel und schauen eher zweifelnd drein...

Wie dem auch sei, möchten wir doch alle, wenn wir ein Kind bekommen, dass es möglichst das hübsche Gesicht von Mama und die athletische Figur von Papa haben wird. Wenn jeder von uns akzeptiert und sich sogar wünscht, dass es ein körperliches ÄUSSERES Erbgut

gibt, erscheint es nur doch logisch, dass ein Kind auch von einem INNEREN körperlichen Erbgut profitiert!
Ob wir nun das Gesichtchen von Claudia Schiffer oder die Visage von Robert De Niro vermachen, ist sicher wichtig, aber noch wichtiger ist, dass wir unserem Nachwuchs einen Organismus in perfektem Zustand hinterlassen, der ihm viel Vergnügen und wenig Schmerzen bereitet.

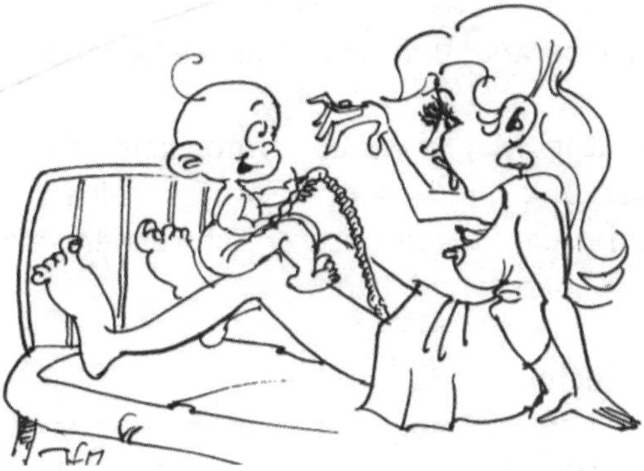

Aus diesem Grund ist es wesentlich, SICH selbst zu respektieren und sich der Aufgabe anzunehmen einen gesunden Geist in einem gesunden Körper zu erreichen. Das ist Nächstenliebe, die Antithese der allgemein geltenden „Mir-doch-egal-Haltung“ im Bereich der Gesundheit! Diese Haltung spiegelt sich leider in der konstanten Zunahme von Krebserkrankungen bei Kleinkindern in Europa wider. Man spricht nicht viel darüber, weil es der Behauptung der Medizin widerspricht, Krebserkrankungen nehmen mit steigendem Durchschnittsalter zu...

Unser wichtigstes Gesundheitselement ist ein positiv denkender, kämpferischer Geist, der dafür sorgt sich selbst in den Griff zu bekommen.

Magnetismus

Das Kapitel über Erbanlagen muss natürlich auch den Erdmagnetismus ansprechen, der laut Wissenschaftler in den letzten Jahren stark nachgelassen hat. Der Erdmagnetismus, der schon bei Beginn seines Zyklus vor 200 000 Jahren recht schwach war, muss noch gegen unsere phänomenale elektromagnetische Umweltbelastung ankämpfen (Hochspannungsstrom, Handys, Fernsehen ... alles, was Elektrizität mit sich gebracht hat).

Der natürliche Erdmagnetismus hat diesen Kampf verloren. Unsere Gesundheit bleibt davon nicht unberührt, da metabolische Abweichungen verstärkt und sämtliche Zellveränderungen gefördert werden.
Nur ein korrekter Magnetismus ermöglicht die gute organische Sauerstoffversorgung und sorgt so für einen leistungsstarken Katabolismus, der die Folgen unserer Schwächen reinigen und so für unseren Organfrieden sorgen kann.

Kann man hier nachhelfen?
Ja, indem man so oft wie möglich barfuß im Gras, im Regen, im Schnee läuft oder sich abduscht... das kostet allein die Mühe es zu tun. Da wir nicht allzu versessen aufs Schwitzen sind, gibt es zum Glück relativ wirkungsvolle Apparate, die die Bedingungen des Erdmagnetismus nachahmen.

Vorteile: Ein kraftvoller Magnetismus sorgt für eine verbesserte Nährstoffaufnahme des Körpers sowie für effizienteren Ionen-austausch. Einen in Symbiose mit der Erde stehenden Organismus mit gesunden Lebensmitteln zu ernähren, ist ein erheblicher Vorteil.

Wir können hier eine weitere Parallele zu unserem geliebten Auto ziehen: Wenn die Batterie leer ist, nützt Ihnen auch ein randvoller Benzintank selbst mit besonders hoher Oktanzahl nichts... da bleiben Ihnen nur Ihre Füße als Fortbewegungsmittel!

Und um unsere Zellen zum Lächeln zu bringen, müsste uns das eigentlich häufiger passieren.

Lebensbaum - Energiekörper

Diese Ausdrücke bezeichnen hauptsächlich unsere Schädelhöhle und unsere Wirbelsäure. Sie schützen gleichzeitig unser Gehirn, das weitaus leistungsfähiger ist als die vom Menschen gebauten Computer, und die Informations- und Energiekreisläufe, die im Rückenmark zusammengefasst sind. Entlang der Wirbelsäule sind noch die Ganglienstränge und zahlreiche Nervenverästelungen zu nennen, die den Lebensbaum vervollständigen. Es erscheint einleuchtend, dass jeder Übertragungsfehler über die Wirbelkanäle eine Störung des jeweiligen Organs nach sich zieht. Im Gegensatz dazu gibt jedes beeinträchtigte Organ veränderte Übertragungssignale und Energieströme ab.
Die chinesische Medizin hat seit langer Zeit gezeigt, dass Muskelspannungen und bestimmte organische Störungen durch Reißen oder Blockaden dieser Energielinien verursacht werden. Die Russen sind nicht nur durch den Untergang des Kommunismus in die Geschichte eingegangen, sondern auch durch die ersten sichtbaren Demonstrationen des Energiekörpers, der unsere körperliche Hülle umgibt: dank der Experimente und Fotos von Kirlian zur farblichen Darstellung unserer Aura. Zur Information: die Energielinien stimmen nicht unbedingt mit den Nervenbahnen überein.

Das zweite wichtige Element für die Gesundheit ist demzufolge eine harmonische Energie- und Informationsverteilung im gesamten Organismus. Diese bei Tieren zu beobachtende, „primitive" Bewegungsharmonie kann heute durch „künstliche" Kompensationstechniken nachvollzogen werden. Wenn das Original auch wirkungsvoller ist, so ermöglichen diese Techniken trotzdem eine Besserung vieler leidender Organismen. Ich denke dabei an Kinesiologie, Osteopathie, Akupunktur, usw. (schließlich gelingt uns das Klettern auf Bäume nicht so gut).

Ernährungsmangel

Sobald wir das Thema Ernährungsmangel anschneiden, betreten wir einen surrealistischen Bereich. Auf der einen Seite gibt es all die

unterernährten und hungernden Menschen in der Dritten Welt und den am wenigsten entwickelten Ländern, die schlichtweg nicht genug Nahrung haben. Auf der anderen Seite haben wir die überernährten Menschen, die aufgrund der dämlichen physischen Denaturierung, die wir der Nahrung antun, an ähnlichen Mängeln leiden.
So ist in den „modernen" geköchelten Gerichten mit raffinierten Zutaten aus unserer Industriekultur der Mangel an Vitaminen, Mineralstoffen und Spurenelementen an sich schon sehr groß und wird zusätzlich durch zahlreiche chemische Zusatzstoffe, die die enzymatischen Vorgänge hemmen, noch verstärkt. Deshalb sollten wir nicht erstaunt sein, wenn die Zahl der sogenannten harmlosen Krankheiten, Gesundheitsstörungen und chronischen Erkrankungen in die Höhe schießt.
Verstopfung ist aufgrund ihrer Chronizität ein gutes Beispiel, die die Gesellschaft zudem viel Geld kostet. Erinnern wir uns an dieser Stelle an eine andere historische Zahl: und zwar musste man die 70-er Jahre abwarten, damit die Medizin Zellulosemangel als eine der Ursachen für Verstopfung „entdeckt"! Bravo.

Das dritte Gesundheitselement lässt sich schnell als unausweichliche Notwendigkeit einer geeigneten Ernährung definieren, die alle lebensnotwendigen Elemente für einen Stoffwechsel in anhaltender Topform liefert.

Intoxikationen

In Intoxikationen finden wir eine der Hauptursachen für das Auftreten und die Entwicklung der Krankheiten unserer modernen Gesellschaft.
Die Intoxikationsmöglichkeiten sind zahlreich und nicht immer vermeidbar. Auch wenn die meisten von uns denken, dass ihre Ernährung gar nicht so schlecht ist...
Man unterscheidet zwischen:

- Verschmutzung von Luft, Wasser und Nahrungsmitteln mit Chemieprodukten, Farbstoffen, Hormonen, Schwermetallen (z.B.: aus Zahnamalgam) ...
- Intoxikation durch einen unausgewogenen Mineralstoff-, Vitamin- und Spurenelemente haushalt

- Intoxikation durch Überernährung oder zu reiche Ernährung (hauptsächlich an Fett und Zucker)
- Intoxikation durch mangelnde körperliche Betätigung, unzureichende Sauerstoffversorgung der Lungen, schlechte Zelloxydation.
- Intoxikation durch schlechte Essgewohnheiten und ungeeignete Kombination der Nahrungsmittel...
- Intoxikation (steigt exponentiell an) durch verbreitete Medikation, von der Wiege bis ins Grab.

Diese Intoxikationen stellen mit Abstand die wichtigsten Ursachen unserer modernen Krankheiten dar. Wäre die Gesellschaft auch nur bereit in diesem Bereich ein wenig Ordnung zu schaffen - ohne gleich auf die konventionelle Ernährung zu verzichten - würden wir weitaus weniger Kranke und weniger Schwerkranke haben.
Das Eliminieren dieser Schadstoffquellen bedeutet natürlich nicht sofort, in perfektem Einklang mit der Natur zu stehen, aber es ist immerhin ein guter Ansatz für eine Rückkehr zu den Ursprüngen bester Gesundheit!

Umweltaggressionen

So wie eigentlich niemand gegen das Gesetz verstoßen sollte, kann auch niemand in unserer aktuellen Industriewelt der Umweltverschmutzung entkommen.

Was die Luft angeht, sind wir ständig Umweltgiften ausgesetzt: beim Atmen, bei Ozonwarnungen im Sommer, sobald es an Wind mangelt, durch Rauchabsonderungen von Fabriken, Abgase, indirekten oder direkten Tabakgenuss, Kohlen-, Asbest- und Zementstaub oder radioaktive Strahlung - danke Tschernobyl, danke allen aktiven Kernkraftzentren, danke an die Waffen mit abgereichertem Uran...

Es muss nicht extra betont werden, dass alle Regierungen - und davon ist jeder Bürger selbstverständlich überzeugt - all diese Technologien perfekt beherrschen.

Im Bereich des Wassers

Unsere Bäche und Flüsse dienen allen Industrien, die ihre Abfälle hineinleiten, als Müllhalden und müssen zusätzlich unsere mit diversen Reinigungsmitteln aus Wäsche, Abwasch und Toilette belasteten Abwasser verkraften...

Unsere Lebensmittel enthalten hohe Konzentrationen an Dünger, Herbiziden, Pestiziden, Konservierungsstoffen, Farbstoffen, Antibiotika, Hormonen, Impfstoffen, Stabilisatoren, Emulgatoren, usw.

Selbstverständlich wachen alle Gesundheitsministerien, alle Präfekturen darüber, dass die anständigen Bürger beruhigt werden, sobald sich Umweltverschmutzungen bemerkbar machen. Sie haben sicher alle bemerkt, dass unsere „Elite" uns ständig zu beruhigen versuchen.

Eine weitere Möglichkeit der Problemminimierung besteht im Heraufsetzen der Normen, sobald die alten zu oft die zugelassenen Höchstwerte überschreiten. So wird es fürs Wasser wie auch für den Cholesterinspiegel gehandhabt!

Letzterer wurde vor über dreißig Jahren zwischen 1,50g und 1,80g für gut befunden. Im Jahr 2000 liegt dieser Wert zwischen 2 und 2,50g...

Unsere Wasserreserven sind aufgrund der intensiven landwirtschaftlichen Nutzung gesundheitsschädigend. Die verwendeten Produkte sind so gefährlich, dass der arme Bauer in seinem geschlossenen Trecker sogar einen Astronautenhelm tragen muss, um sein Leben nicht zu gefährden...

Intoxikationen durch unausgeglichenen Mineralhaushalt

Hierbei handelt es sich um eine grundlegende Frage: ist ein unausgewogener Mineralhaushalt die Ursache aller organischer Störungen? Mein „Beruf" als Iridologe hat mir zu der tiefen Überzeugung verholfen, da ich noch keine Iris gesehen habe, die keine Zeichen von Mineralstoffmangel aufwies.

Viele Störungen werden hauptsächlich von Düngemitteln verursacht, dessen einziges Interesse im Erzielen von Quantität auf Kosten der Qualität liegt: z.B. Phosphate, Nitrate, Kalium, Stickstoff, usw. In der

Natur steht alles im Gleichgewicht, kommt der Mensch hinzu, gerät dieses Gleichgewicht ins Wanken. Der biologische Anbau versucht, hier Abhilfe zu schaffen. Leider sind hierfür die Ackerflächen lange nicht ausreichend, und der Landwirt beherrscht die biologische Wissenschaft noch nicht oder vielmehr nicht mehr, da landwirtschaftliche Betriebe heutzutage wie Industrieunternehmen funktionieren. Quoten und Erträge sind zu den Schlüsselwörtern des Lebens auf dem Bauernhof geworden.

Andererseits gibt es Störungen, die mit dem sogenannten biologischen Gesetz des Minimums zusammenhängen. Nehmen wir das Beispiel der Kalziumfixierung, die von mehreren Faktoren abhängt: Verhältnis Kalzium/Phosphor, Vorhandensein von Vitamin D und Magnesium... Das heißt, dass man Berge von Greyerzer Käse zur Erhöhung der Kalziumzufuhr vertilgen kann, ohne jedoch die Kalziumfixierung zu erhöhen, wenn z.B. nicht gleichzeitig ausreichend Magnesium verfügbar ist. Mineralstoffe, die durch Mangel des einen oder anderen Bestandteils nicht fixiert werden können, werden zu Abfallstoffen, die den Organismus verschlacken.

Weiterhin gibt es Störungen im Mineralhaushalt, die durch permanente Medikation hervorgerufen werden. Hierbei stellt sich das Auge ebenfalls als zuverlässiger Spiegel heraus. Die Iris verfärbt sich zunehmend durch Materien, die nicht ursprünglich sind, sondern ein Anzeichen tiefgreifender Zellverschlackung durch Ablagerungen diverser, organismusfremder Materien, die vom Stoffwechsel nicht ausgeschieden werden können.

Dann gibt es noch elektromagnetische Störungen, die wir unserer „Stromfee“ und all ihren Anwendungen zu verdanken haben. Man kann sich ihr zwar nur schwer entziehen, aber glücklicherweise ihre Wirkung einschränken. Der Fernseher ist das Paradebeispiel des unnützen Haushaltgeräts. Er ist nicht nur ein Störenfried des Familienlebens, sondern verbraucht Magnesium durch neuronale Überlastung und trägt zur zunehmenden Entwicklung von Alzheimer-Erkrankungen und anderen Arten der vorzeitigen Debilität bei.
Falls sich jemand die Frage stellt: Nein, ich habe bei mir keinen Fernseher und habe auch noch nie einen besessen!

Eine der größten und leider weitverbreitetsten Intoxikationsquellen: Impfungen

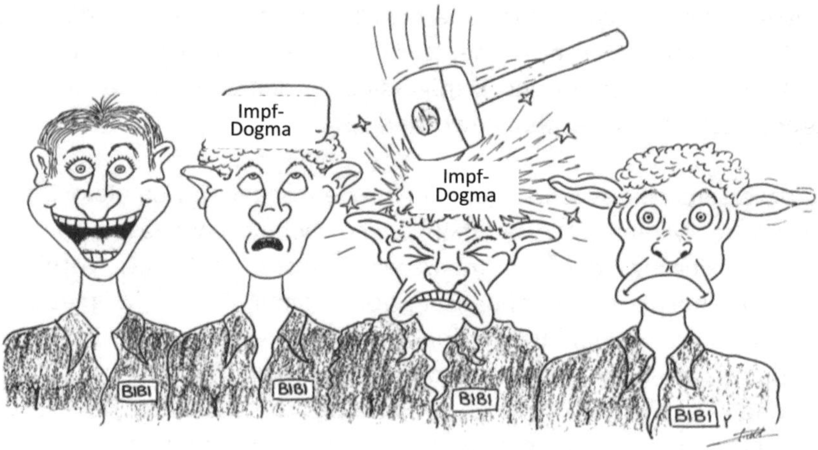

Zum Abschluss dieses kleinen, aber unvollständigen Überblicks über die zahlreichen Intoxikationsmöglichkeiten wäre es ungerecht, die Hauptursache für Intoxikationen in den westlichen Ländern zu vergessen: Impfungen!

Die Art und Weise, das gute Volk von deren Wirkung zu überzeugen, ist nicht besonders elegant, aber ungeheuer wirkungsvoll.
Die Befürworter von Impfungen behaupten, niemand außer Biologen oder Medizinern hätte das Recht, seine Meinung zu diesem Thema zu äußern. Schon gar nicht diejenigen, die sie über sich ergehen lassen!

Abgesehen davon, dass sich die meisten Ärzte sowieso genau wie ihre Patienten diesem Dogma beugen, denn an der Universität wird nicht über Impfungen diskutiert. Man lernt hier übrigens nur sehr wenig über die Geheimmittel der Immunologie. Man akzeptiert dieses Dogma schlicht und einfach unter Androhung des Ausschlusses!

Genau diese Meinung vertritt Herr Dr. Louis Bon de Brouwer in seinem Vorwort zu meinem Buch „Hilfe, ich werde geimpft":

„Das Impfprinzip ist eine wissenschaftliche Absurdität, da ihm bis jetzt keinerlei Wirkung nachgewiesen wurde. Die damalige Ärzteschaft muss völlig unwissend gewesen sein, um solch ein höchst gefährliches Prinzip einzuführen, das den Errungenschaften der modernen Immunologie in keiner Weise entspricht.

Das Impfprinzip stellt den ungeheuerlichsten medizinischen und wissenschaftlichen Fehler des Jahrhunderts dar und lässt die Menschheit vorzeitig aussterben.
Der geimpfte Mensch ist zu einem wahren Virusreservoir geworden. Viren sind in der Lage, sich zu kombinieren und so Hybridviren (z.B. AIDS) hervorzubringen. Die Mehrheit der Ärzte ist gegen dieses Impfprinzip, wagen aber keinen Protest aus Angst, ihre Patienten zu verlieren oder von der Ärztekammer zurechtgewiesen oder gar suspendiert zu werden. In diesem Bereich machen Impfstoff-Hersteller und verirrte Politiker das Gesetz.

Das Impfprinzip ist illegal und verfassungswidrig.

Jegliches Gesetz, das einem Bürger oder dessen Kind eine Impfung mit Substanzen aufzwingt, die er für schädlich hält, ist null und nichtig. Es stellt einen Unterdrückungsakt dar und die Menschen- und Bürgerrechtserklärung erkennt in ihrem Artikel 2 jedem Menschen das Recht zum Widerstand gegen Unterdrückung zu.

Es ist nie eine Epidemie durch Impfungen unter Kontrolle gebracht worden.
Impfungen sind einzig und allein obligatorisch, da sie ihren Fabrikanten und manchen Politikern sehr viel Geld einbringen."

Man kann wohl kaum noch deutlicher sein. Geben Sie Ihre Gutgläubigkeit an der Garderobe ab und informieren Sie sich, zum Beispiel, indem Sie das Buch „Hilfe, ich werde geimpft" lesen!

Überernährung

Das Wort Überernährung ist ein Euphemismus mit zwei unterschiedlichen Aspekten. Einerseits haben wir es tatsächlich mit

quantitativer Überernährung zu tun, andererseits mit dazu proportionaler, qualitativer Unterversorgung.
Hierin liegt das wahre Problem. Unsere Ernährung ist zu kalorienreich, zu fett, zu süß, zu eiweißhaltig... und extrem arm an Mineralstoffen und Spurenelementen aufgrund unser landwirtschaftlichen Praktiken, die von der Behandlung der Rohstoffe mit Chemiestoffen und von Raffinierung geprägt sind. Enzyme und Diastasen werden beim zu heftigen Erhitzen beschädigt, wodurch wir Molekülkadaver aufnehmen, die keine weitere Wirkung für den Stoffwechsel mehr besitzen, als Abfall darzustellen.

Es stimmt, dass der moderne Mensch seine Zeit mit Essen verbringt, was sich durch immer massivere Übergewichtigkeit auszeichnet. Sogar Jugendliche und selbst Kinder zeichnen sich heute nicht mehr durch festes Fleisch aus, sondern durch schlaffe Fettpolster an Doppelkinn und Abdomen, die schlabberig und auf- und niederhüpfend über dem Gürtel herausquellen.

FDH - Friss die Hälfte - wie man in Deutschland sagt.
Mein Herr, Ihre Brioche wird bald nur noch eine schlechte Erinnerung sein und Sie werden erneut ... Ihre Schuhspitzen sehen können. Meine Dame, für Sie ist es bedauerlicherweise ein wenig schwieriger, da Cellulite hartnäckiger ist, aber da Sie ja schließlich viel Wert auf Ihre Linie legen...

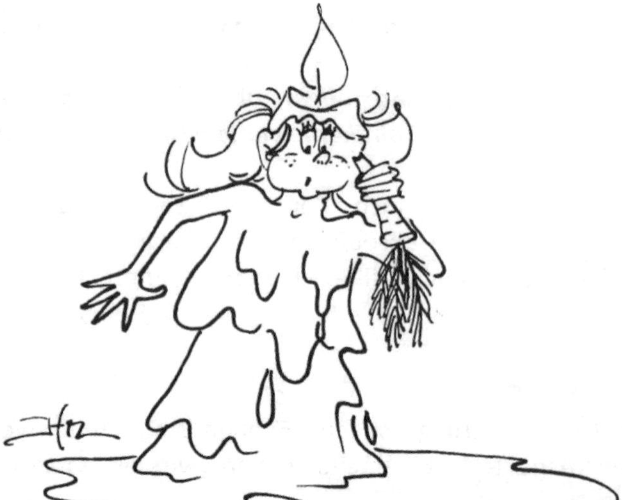

Weniger zu essen ist eine sehr weise Maßnahme, die aber anscheinend in unserer Gesellschaft nur schwer Anwendung findet, da man sich bei jeder Gelegenheit - und auch ohne Gelegenheit - Snacks zwischendurch einverleibt. Ein schlecht mit essentiellen Elementen versorgter Körper hat Hunger, der ergebnislos in augenscheinlich reicher, aber an noblen Elementen armer Nahrung nach einer Lösung sucht. Diese unausgewogene Nahrung kann ihn jedoch nicht zufriedenstellen.

Auf diese Weise gewöhnt sich jeder - unabhängig von seiner jeweiligen Tätigkeit- daran zu allen Tages- oder Nachtzeiten zu essen. Und das ist auch der Grund, warum die Menschen bereits nach drei Stunden ohne Knabbereien stöhnen, sie hätten Hunger.

Dabei ist es mit einem gut ernährten, ausreichend mit Mineralstoffen versorgten Körper möglich, einen leistungskräftigen Tag OHNE Essen zu verbringen.

Erlebnisberichte:
Im Jahr 2001 haben mein Freund Bruno, 49 Jahre alt, und ich uns dazu entschlossen, am Berlin-Marathon teilzunehmen. Sonntag, der 30. September. Abfahrt aus dem Elsass am Freitag zuvor. Strenges Fasten für beide den ganzen Tag über. Am Samstag, Fasten für Bruno, allerdings mit Getränken und Spirulina und für mich zwei Rohkost-Mahlzeiten plus Spirulina, sowie 8 Iridologie-Sitzungen vormittags und eine Konferenz zum Thema Gesundheit nachmittags. Sonntagmorgen 2 km in Höchstgeschwindigkeit und zu Fuß, da wir den Wecker nicht gehört haben! Wir kommen eine Viertelstunde vor Marathonbeginn am Start an. 38000 Personen stehen dicht gedrängt auf der Straße und warten, grandios!
Wir halten beide den Marathon bis zum Ende durch, Bruno läuft 3h15 und ich 3h20. Das sind keine überwältigenden Zeiten, aber wenn man bei einem so großen Lauf hinten losläuft, hat man keine Chance mehr, eine gute Leistung zu vollbringen. Bruno fastet weiter mit Spirulina, für mich gibt es abends einen Salat. Montag fahren wir weiter zum Haus Sanitas nach Österreich. Strenges Fasten den ganzen Tag. Ich leite ein zweitägiges Seminar mit Rohkost-Mahlzeiten und Spirulina mittags

und abends und morgens eine Stunde Jogging. Mittwochabend geht es zurück ins Elsass.
Gut, sagen die Nörgler, das war 2001. Also gehen wir zum Jahr 2005 über. Wie immer zusammen mit Bruno haben wir am 100km-Lauf von Millau im Süden Frankreichs teilgenommen, und diesen Berglauf in 12 Stunden hinter uns gebracht, wobei wir auf dem 300. Platz von 1500 Teilnehmern landeten!
Und wir werden es bestimmt nicht dabei belassen!

Ist diese Art der Demonstration notwendig?
Ich gebe zu, nicht unbedingt. Aber derjenige, der sich dem aussetzt, kann sich selbst beweisen, dass großer Energieverbrauch ohne Riesenmahlzeiten möglich ist. Er kann weiterhin dazu beitragen, der offiziellen Propaganda zu widersprechen, die Kindern unbedingt ein Frühstück aufdrängen will, damit sie vor dem Mittag Energie haben!
Dies ist aus zwei Gründen absoluter Blödsinn:

Erstens,
kann das Frühstück nicht vor seiner Verstoffwechselung als Energieration dienen, d.h. diese Energie wird erst Stunden später verfügbar (es sei denn, man isst nur schnellen Zucker).

Zweitens,
hat ein Organismus, der keine Anzeichen von Hunger hat, keinen Energiebedarf! Der Appetit ist nämlich genau hierfür eingeführt worden, er treibt den Menschen an den Tisch, wenn Energiebedarf vorhanden ist. Ansonsten zieht er ihn davon weg, wenn kein Bedarf vorliegt.

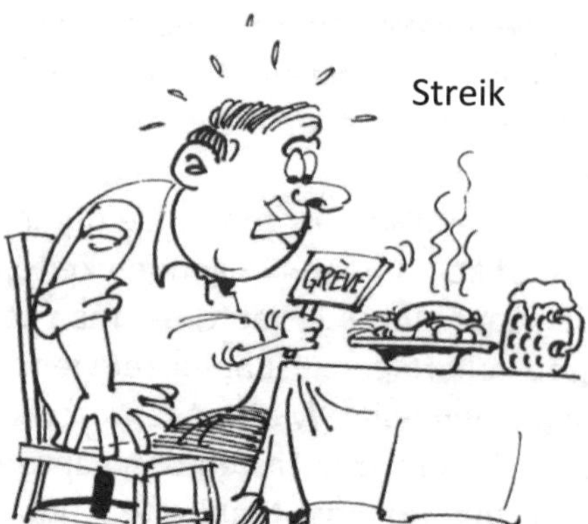

Die Einfachheit dieses Systems muss dem hypertrophen Intellekt der Könige der offiziellen Ernährungskunde wohl entgangen sein.
Was wirklich betrüblich beim Zwang der Kinder zu einem „anständigen Frühstück“ ist, dass man einen Organismus zum Verdauen von Rationen zwingt, ohne dass er das Bedürfnis dazu verspürt. Das hat mehrere negative Auswirkungen:
a - Die Nahrung muss zunächst umgewandelt werden, um vom Mund zum After zu gelangen. Problem: Wie hoch ist der zur Verdauung notwendige, überflüssige Energieverbrauch? Hoch, zu hoch. Er ist proportional zur Üppigkeit und zur Reichhaltigkeit der unverbrauchten Mineralsalze und Spurenelemente in unserem Stuhlgang. Ganz genau, würde man den Stuhl aller Europäer dazu verwenden, die ganze Bevölkerung Afrikas zu ernähren, so würde niemand mehr an Unterernährung sterben.
b - Verspürt der Organismus keinen Hunger, kurbelt er seine Enzymkreisläufe nicht an. Die Verdauung der Nahrung dauert hierdurch länger und Enzyme und Energie werden unter Herstellung zusätzlicher Abfallprodukte unnütz vergeudet.
Davon profitiert allein ... die zukünftige Krankheit!
Das scheint alles so logisch, dass man es zur Bestätigung auch auf andere Bereiche übertragen kann, z.B. auf die Liebe - die männlichen Wesen werden schnell verstehen und, falls notwendig, ihren Frauen erklären...

Dabei kann man allein schon durch das Verringern der verzehrten Nahrungsmengen, ohne auch nur die Zusammenstellung der Mahlzeiten zu ändern oder eine Ernährungsreform vorzunehmen, einen guten Prozentsatz an Gesundheit dazugewinnen. Statistiken zeigen übrigens, dass Hundertjährige oftmals nur wenig essen und dass die Menschen in Kriegszeiten mit wenig Nahrung Stress und Privationen gegenüber oftmals resistenter waren als in normalen Zeiten.

Die Absurditäten der Lebensmittelindustrie

Je besser es uns geht, desto schlechter steht es um uns!
Für einen normal intelligenten Bürger ist es schwierig, sich in die Eierköpfe der Technokraten zu versetzen. Dabei soll man den Hindernislauf nachzuvollziehen, den diese unseren armen

Lebensmitteln und unseren armen Tieren abverlangen um zum verbreiteten schlechten Essen beizutragen. Leider wird gesunde Ernährung durch die Regeln der Marktwirtschaft mit ihrer tragischen und vollkommen verrückten Logik der „Produkterfindungen“ von „Experten der Lebensmittelindustrie" dominiert und gelähmt. Allein von diesem Ausdruck könnte einem schon übel werden.

Bereiten Sie sich auf einen angenehmen Augenblick beim Lesen des Buches von Jean-Pierre Coffe „Verbraucher erwachet!“ vor. Man betritt hier den Bereich der biologischen Demenz. Die von den modernen Landwirten, die Lichtjahre von dem seine Ländereien mit Liebe bestellenden Bauern von damals entfernt sind, entwickelten „Herstellungsverfahren“ sind das Spiegelbild unserer Gesellschaft: In einem Anflug von fehlender Logik, scheinen sie ihr Ziel, uns zu ernähren, völlig verfehlt zu haben. Diese Unsinnigkeiten, die die Qualität zerstören, haben nur einen Sinn: Knete zu machen. Im Gegensatz dazu ist der Biobauer aus dem Rennen und muss ums Überleben kämpfen.

Nehmen wir den Weizen als Beispiel für die industriellen Perversionen, zu deren Opfer er als Mittel zu schnellem Geld wird. Man unterteilt den Weizen in drei Teile: Zellulose, die als Blutreinigungsmittel für den Menschen und als Futter für Schweine gehandelt wird. (Sehen Sie hier bitte keinen Zusammenhang...)
Speisestärke, die zur Herstellung von Weißbrot und Kuchen dient, keinerlei Mineralsalze oder Spurenelemente mehr enthält und... zu Verstopfung führt!
Die Keime werden als Stärkungsmittel in der Apotheke oder in Reformhäusern verkauft. Ist das nicht toll?
Man verkauft einen Bestandteil des Weizens - die Stärke-, die zu Gesundheitsstörungen führt und kann auf diese Weise die beiden anderen Bestandteile auch an den Mann bringen! Wobei man zusätzlich noch Geld verdient, da sie einzeln mehr einbringen als der Korn im Ganzen.

Bewegungsmangel

Mangelnde körperliche Betätigung hat zahlreiche Folgen. Deshalb ist es absolut notwendig, sich zu bewegen. Vor unserem technologieorientierten Zeitalter bewegte sich der Mensch, er tat es sogar fast ausschließlich, da seine Arbeit körperlicher Art war. Es leuchtet ein, dass ihm Sport damals als unnützes Gestikulieren einiger untätiger Aristokraten vorkam. Heute zur Zeit des Fernsehens, der Videospiele, des allgegenwärtigen Computers, des Fahrstuhls und der Rolltreppen, hat sich die Lage grundsätzlich geändert. Sport ist heute nicht mehr der Zeitvertreib der Reichen, sondern eine notwendige Tätigkeit zum Erhalt von Form und Formen.

Sport

Es gibt mindestens 10 gute Gründe, Sport zu treiben

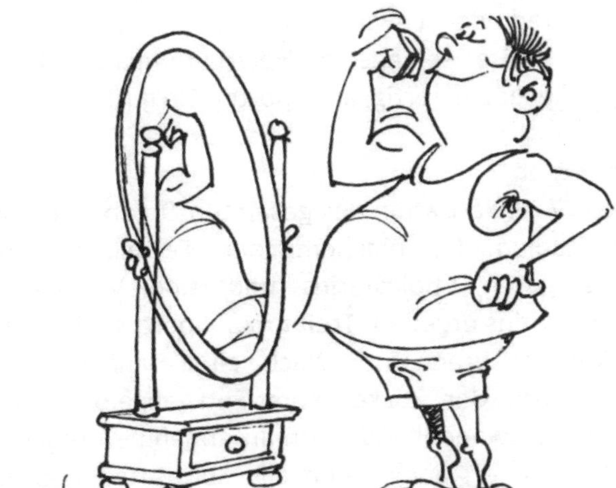

Sport treiben - sich bewegen - ist nicht nur ein Spiel, nicht nur eine Hilfestellung, um seine Tennispartnerin anzubaggern... sondern eine Art „Stock-Option" für die Gesundheit in all ihren Aspekten: Herz, Blutdruck, Knochen, Schlaf, Gewicht...

Geben wir zu, dass wir schon eine Wahnsinnsgesundheit brauchen, wenn wir bei unserem Bewegungsmangel, vor dem Fernseher sitzend, nach Lust und Laune essend und trinkend, überleben wollen!
Leider beweisen Millionen Kranke auf Erden, die sich immer weniger bewegen, genau das Gegenteil!
Wir können natürlich unsere Mitbeteiligung an unseren Gesundheitsstörungen mit einem „das ist genetisch bedingt“ oder „das ist ein Virus“ wegwischen. Diese Hypothese ermöglicht der Medizin, ihre Geschäfte über den Umweg der hochheiligen Forschung am Laufen zu halten. Während der Patient sich in Unwissenheit oder Unaufrichtigkeit flüchtet um, wie er glaubt, weiterhin ohne Anstrengung und maßlos leben zu können. Aber eines Tages wird er für diese schlechte Neigung bezahlen müssen, wenn sich chronische, invalidisierende Krankheiten einstellen!

Um dem zu entgehen, machen Sie sich rechtzeitig aus dem Staub, zu Fuß, mit dem Fahrrad oder schwimmend...
Egal, auf welche Weise, solange Ihr Herzrhythmus nur in die Höhe gejagt wird. Auf die Plätze, fertig, los, Sporten Sie gut!

1 - Sport baut Fett ab

Sport erhöht die Vaskularisation des gesamten Organismus, selbst des Fettgewebes. Studien der biochemischen Fettbilanz haben eine Steigerung des guten Cholesterins und eine Verringerung des schlechten Cholesterins ergeben. Treibt man Sport, so verwendet man zunächst Zucker als Brennstoff. Nach einer langen körperlichen Beanspruchung, wird der Zucker vom Fett abgelöst, das sich in Muskelbrennstoff umwandelt. Wenn man abnehmen möchte, ist ein Ausdauersport ratsamer, auch wenn alle Sportarten den Fettabbau fördern. Eines ist jedenfalls sicher, Bewegung macht IMMER eine schlankere Figur. Das ist schon mal gar nicht schlecht, aber noch besser ist, dass Bewegung auch die Fettdichte reduziert!

2 - Sport senkt den Blutdruck

Erhöhter Blutdruck kann spürbar durch körperliche Betätigung gesenkt werden. Sport wirkt sich auf die Blutfluidität sowie auf die Elastizität der Gefäßwände aus. Der Blutdruck eines Sportlers (im Ruhezustand) mit gesunder Ernährung liegt ungefähr bei 12/7 oder 11/6 (selbstverständlich ohne Medikamente).

3 - Er stärkt das Herz

Das Herz ist ein Muskel. Es arbeitet ständig schnell und stark und bringt es auf die Lappalie von 35 Millionen Herzschlägen pro Jahr!

Man darf den Herzmuskel nicht „verdicken“, wie dies bei jungen Menschen der Fall ist, die man zum Hochleistungssport anhält. Man sollte vielmehr die Herzkavität erweitern, um die Blutverteilungskraft des Organismus bei jeder Herzpulsation zu erhöhen. Der Herzrhythmus sollte unter 60 Schlägen/Minute liegen. Bei einem guten Sportler mit gesunder Ernährung kann er bei 50 und sogar 40 liegen. Herzschwache Personen sollten Sport mit... Ausdauer und allmählicher Steigerung betreiben. Essen Sie mehr Rohkost und bewegen Sie sich mehr, so gewinnt ein schwacher Herzmuskel an Tonizität. Es sind IMMER Möglichkeiten vorhanden, seine organischen Kapazitäten zu verbessern, vor allem, wenn Schwächen vorhanden sind, da die Spannbreite hier höher ist.

Ein kleines Rechenexempel:

Nehmen wir an, dass Ihr Herzrhythmus vor der Ernährungsumstellung 70 Schläge pro Minute beträgt und nach der Umstellung auf 60 Schläge pro Minute zurückgeht, was keine besondere Leistung ist.

Rechnen wir das auf ein Jahr hoch:

Bei 70 Schlägen 70 x 60 Min x 24 Stunden x 365 Tage erhalten wir einen Gesamtwert von 36 792 000 Schlägen pro Jahr.

Bei 60 Schlägen: 60 x 60 x 24 x 365 kommen wir auf einen Gesamtwert von 31 536 000 Schlägen.

Das Ergebnis: eine Verringerung von 5 256 000 Schlägen, was bedeutet, dass jeder Sportler, der nicht nur Beine sondern auch einen Kopf hat, seinem Herzen alle 6 Jahre ein Lebensjahr einspart!

4 - Sport sorgt für leichte Beine

Meine Damen, damit meine ich niemanden persönlich, folgen Sie meinem Blick ... Laufen fördert den Venenrückfluss. Tritt der Fuß auf den Boden auf, wird das Blut mit erhöhter Kraft nach oben gedrückt, dieser Pumpeffekt entsorgt das venöse Blut aus den Alveolen und leitet es zur Leber weiter. Bewegt man sich nicht, schwellen die Beine

an. Wie immer ist auch hier jeder Exzess schädlich: So kann man bei einigen, kilometerabreißenden Sportlern eine Neigung zu Krampfadern beobachten, die durch zu großen mechanischen Druck bei abnehmender Venenelastizität (durch ungeeignete Ernährung) entstehen.
Machen wir uns einfach bewusst, dass das Herz im Normalzustand „nur“ 6 Liter/Minute pumpt, während es bei körperlicher Anstrengung bis zu 30 Liter/Minute schafft! Was für eine wundervolle menschliche Maschine wir doch besitzen!

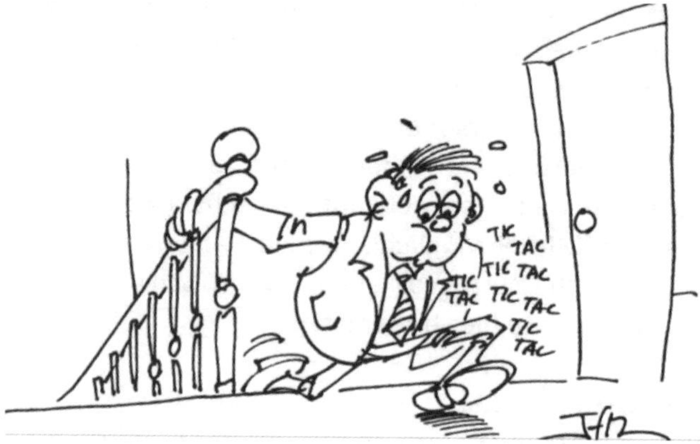

5 - Sport schränkt Hyperglykämie ein
Der Muskel ernährt sich bekannterweise von Zucker, was aber leider häufig falsch interpretiert wird. Man muss sich nur ansehen, was die meisten Trainer ihren Züchtlingen empfehlen: Zucker, Zucker und nochmal Zucker...
Ein sich aktivierender Muskel verbrennt Zucker. So kann man nachvollziehen, dass der Sport über den Pankreas ein fabelhafter Regulator von Glykämie ist. Diabetiker haben deswegen das größte Interesse, zur Kontrolle des Blutzuckerspiegels und zur Senkung des Insulinbedarfs JEDEN TAG Ausdauersport zu betreiben. Diabetes KANN geheilt werden, wenn man noch nicht allzu lange Insulin spritzt.

6 - Sport beugt Osteoporose vor
Knochen sind lebende Materie, die für ihre Solidität Kalzium brauchen. Die Knochenmaschine, die ständig für Knochenaufbau und

Knochenabbau sorgt, muss für eine leistungsfähige Kalzifikation unter Strom stehen. Anhaltende Bettlägerigkeit führt zu Dekalzifikation. Bei Frauen in den Wechseljahren schränkt die sportliche Tätigkeit die Demineralisierung durch die fehlenden Östrogene ein. Mangelnde körperliche Betätigung ist die Hauptursache der meisten Osteoporoseformen. Und dieses Problem werden wir sicher nicht mit den kiloweise - Sie wissen schon von wem - verschriebenen Hormonen lösen.

7 - Sport ist gut für die Moral

Laufen erhöht die Ausschüttung von Endorphinen (eine dem Morphin ähnliche, vom zentralen Nervensystem produzierte Substanz), die man auch „Glückshormone“ nennt. Diese Endorphine verleihen Wohlgefühl, vertreiben Stress und machen aus Problembergen kleine Hügel... Aber, man muss beharrlich sein, da dieses Gefühl sich nicht sofort, sondern erst nach einigen zurückgelegten Kilometern einstellt. Laufen steigert selbstverständlich die Lungenventilation. Es ermöglicht dem Gehirn gleichzeitig, die Neuronen durch die stärker mit Sauerstoff angereicherten roten Blutkörperchen ebenfalls besser mit Sauerstoff zu versorgen und sie damit zu „beruhigen“.

Rezept für den Hausfrieden: Falls Ihr Mann oder Ihre Frau gestresst nach Hause kommt, reichen Sie ihm (oder ihr) die Laufschuhe! Vorher war er schlecht gelaunt und sie zänkisch, hinterher haben Sie eine honigsüße Person vor sich!

8 - Sport fördert die Verdauung

Die Steigerung der allgemeinen Stoffwechseltätigkeit, verbunden mit der Abdominalmassage durch das Laufen wirkt sich positiv auf die Verdauung aus. Ich halte Verstopfung bei einem regelmäßigen Läufer für unwahrscheinlich. Allerdings kann es vor dem Start eines Wettlaufs häufig zu „Laufereien“ kommen! Aber hier, wie vor jeder Prüfung, wirkt sich das Lampenfieber auf die Verdauung aus.

9 - Sport wirkt schlaffördernd

Wer regelmäßig Sport treibt, schläft besser. Er sorgt für positive Müdigkeit, löst Spannungen und kanalisiert Aggressivität. Wettkämpfe hingegen besitzen diese Fähigkeit nicht. Wenn man alles gegeben hat und bis an seine Grenzen geht oder diese sogar überschreitet, ist nervöser Stress garantiert. Der Organismus kann sich nur schwer von dieser Nervenanspannung erholen, die die Ausscheidungskapazitäten für muskuläre Abfallprodukte verringert.

Schlussfolgerung:
1 - Extreme Erschöpfung verbunden mit extremer Zellverschlackung lässt kaum Platz für wohltuende Erholung nach der Anstrengung. 2 - Wettkämpfe sollten in Maßen ausgeführt werden. Sie können einen psychischen Vorteil bringen, der allerdings zu Lasten der organischen Gelassenheit geht. Tägliches Training ist wichtig.

10 - Sport beugt Obesität bei Kindern vor.

- Es ist wirklich traurig, ständig mehr dicke Kinder zu sehen, die sich mit Süßigkeiten und zahlreichen anderen kommerzialisierten Schweinereien vollstopfen und ihre Freizeit vor Videospielen oder vor dem Fernseher verbringen.
- Es ist bedauerlich, immer längere Autoschlangen vor den Schulen zu sehen, die die Kinder zur Schule bringen oder abholen.

Wann haben die Kinder denn noch Gelegenheit zum Laufen?
Das Kind steht auf, setzt sich an den Tisch, isst, setzt sich ins Auto, setzt sich dann viele Stunden auf seinen Platz in der Schule, setzt sich in die Kantine, isst (schlecht) und setzt sich danach wieder ins Auto oder in den Schulbus, nimmt einen kleinen (schlechten) Imbiss und macht dann im Sitzen seine Hausaufgaben oder setzt sich vor den Fernseher, isst danach (schlecht) Abendbrot, spielt noch ein bisschen mit seiner Spielkonsole und geht schließlich ins Bett...
Es lebe die Bewegung, sagt die Gesellschaft. Ein schönes Beispiel!

Der einzige Preis, den wir für Sport zu zahlen haben, ist die Anstrengung, unsere Immobilität zu bekämpfen, ansonsten kostet er uns nichts... und bringt viel ein. Ein gute Figur, Elan und Ausgeglichenheit.
Und bitte sagen Sie mir nicht, Sie haben keine Zeit dafür. Überlegen Sie einmal, wie viele Stunden Sie vor dem Fernseher, im Supermarkt oder beim Essen verbringen?...

„Wer wirklich etwas unternehmen will, findet Mittel und Wege; wer nichts tun will, findet eine Ausrede".

Außerdem wollen wir doch die Medizin nicht enttäuschen, die nach einer Unzahl an -natürlich wissenschaftlichen - Tests herausgefunden hat, dass Bewegung dem Menschen gut tut. Selbst die Medizin bewegt sich vorwärts... und rennt dabei offene Türen ein!
Falls Sie keinen Sport mögen... versuchen Sie es doch einfach mit Ihrem Garten!

Gärtnerei

Dies ist eine Tätigkeit, die einstimmig von allen Lehrlingen in Sachen „Leben auf natürliche Art" angenommen wird.

Es ist vielleicht weniger Fun als die Teilnahme an einem Marathon und man macht sich auch noch die Hände schmutzig, aber es ist trotz allem eine Tätigkeit mit zahlreichen Vorzügen.
Ein Rohköstler sollte sich als oberstes Ziel setzen, Diplomspezialist für Kohl und Kartoffeln zu werden.
Ein Garten und bioklimatische Ernährung helfen dabei, sich von der Sklaverei der Supermärkte mit ihren faden Nahrungsmitteln zu befreien.

Wissenschaftsgläubigkeit

Für den Menschen von heute, der unsagbar stolz auf die Technologien seiner Zivilisation ist, existieren „nicht wissenschaftlich bewiesene" Dinge überhaupt nicht. Ausschließlich diplomierte Wissenschaftler haben das Recht, ihre Meinung zu einem Thema zu äußern...
Diese Denkweise ist die perfekte Voraussetzung um abstrakte und falsche Dogmen wie z.B. die über Impfungen in die Welt zu setzen. Die vollkommene Abwesenheit jeglichen Wettbewerbs zu akzeptieren, kommt der Idee gleich, man müsse Theologe sein, um sein Kind zu taufen, Politikwissenschaftler, um zu wählen oder Ingenieur, um ein Auto fahren zu können...

Allerdings darf man ruhig ein absoluter Trottel sein, um seine Meinung über die Wohltaten der Impfungen verlauten zu lassen, wenn seine Überzeugungen nur in Richtung der allgemein gültigen Interessen gehen. Wenn man sich zu Wort melden möchte, muss man schon Doktor der Naturwissenschaften sein. Die Impfpflicht (in Frankreich) ist das beste Beispiel für diese Ausschweifung. Sie wurde von einer Abgeordnetenversammlung gewählt, deren Mitglieder allesamt weder aus wissenschaftlichen noch medizinischen Milieus stammen!
Dennoch wurde deren „Urteil“ von der medizinischen Sparte ohne den geringsten Zweifel gebilligt, da Impfungen in gewisser Weise die Unterwerfung des Volkes und die Anerkennung der Allmächtigkeit der Medizinwelt ermöglichen.

Werden denn Medikamente, die man aufgrund ihrer iatrogenen Wirkung vom Verkauf zurückzieht, nicht zuvor „wissenschaftlich“" getestet? Der Cromagnon-Mensch hat zum Atmen übrigens nicht darauf gewartet, dass die Luft zuvor von der Wissenschaft analysiert wird!

Ich denke, dass in Sachen Ernährung der gute Wille, die Beobachtung der Tierwelt und die Beachtung der Naturgesetze weitaus bessere Ideen sind als wissenschaftliches Auseinandernehmen oder dogmatische Mythen über Kalorien, bei denen es sich in meinen Augen nur um Perversion handelt: zwar wissenschaftlich bewiesen, aber dennoch verantwortlich für unsere sogenannten Zivilisationskrankheiten. Die 1-Euro-Frage: Gibt es Krankheiten, die nicht mit unserer Lebensweise zusammenhängen?
Fragen wir das wilde Tier, so lautet die Antwort „nein“.

Kapitel 4
Erste Schweißausbrüche bei der Ernährungsumstellung

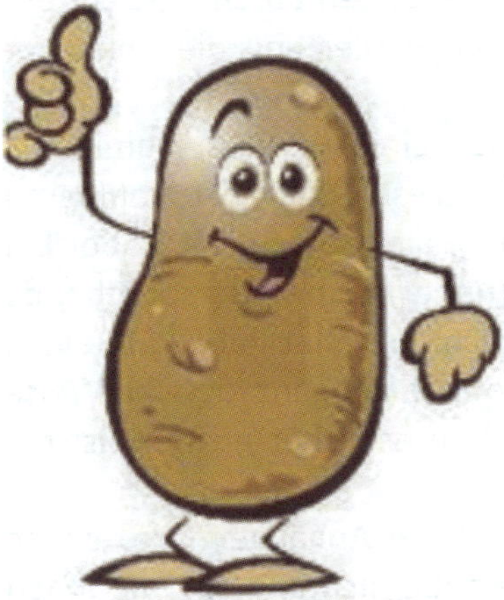

© Comic Brains

Augenzwinkern:
Wenn wir von Ernährungsumstellung sprechen, hören wir häufig die Frage: „aber ist das nicht ein wenig langweilig, immer das Gleiche zu essen?" „Klar, meine Damen, meine Herren, Karotten, Äpfel und Nüsse zu essen, ist weitaus langweiliger als jeden Morgen vor seinem geliebten Kaffee und Butterbrot mit Marmelade in Ekstase zu geraten ... jedes Eichhörnchen wird Ihnen das bestätigen!"

Schlechte Essgewohnheiten und unpassende Verbindungen von Nahrungsmitteln

Oje! da sprechen wir aber ein ärgerliches Thema an.
Es gibt bald mehr diätistische Glaubensgemeinschaften als Sterne am Augusthimmel!

Erste Besonderheit
Es ist nicht verwunderlich, wenn der Neuling, der vor einer von ihm als notwendig empfundenen Ernährungsumstellung steht, völlig hilflos ist.

Stellen Sie sich vor, dass sich zu meiner Rechten die Makrobioten befinden, die sich mit Hilfe von gekochten Zerealien heilen, während zu meiner Linken die Rohköstler stehen, die sich ebenfalls von medizinisch als unheilbar erklärten Krankheiten heilen. Dazwischen gibt es die Vegetarier mit denselben Bestrebungen durch Verzicht auf Fleischprodukte, dann gibt es noch die Vegetalier und die Anhänger der Trennkost und, und, und...
Wie können sich all diese Gruppen nur einig werden, zumindest vorübergehend? Ich muss zugeben, dass diese Fülle an unfehlbaren Methoden mich zu Beginn auch aus dem Takt gebracht hat. Aber bei genauerer Betrachtung gibt es weder Wunder noch Widersprüche, da alle diese Methoden sowie die, die ich nicht erwähnt habe, alle einen gemeinsamen Nenner haben, der das Problem auf ganz logische Weise löst. Dieser gemeinsame Nenner, Sie haben es sicher erraten, ist die Veränderung!
Vor ihrer Ernährungsreform hatten sämtliche Anhänger ihre eigene Lebensweise. Plötzlich schlagen sie eine neue Richtung ein, die ihnen besser dazu geeignet scheint, ihnen mehr Tonus und Vitalität zu verschaffen. Schon hören sie alle auf, das zu essen, was bis dahin ihren Organismus verschlackte und - oh Wunder- in allen Fällen ist eine sofortige Besserung zu beobachten und eine Heilung scheint erneut möglich.

Wir müssen hierbei eingestehen, dass der menschliche Körper, dank seiner Kraft und seiner Intelligenz zur Lebenswahrung, eine ganz Menge an Müll verkraften kann, bevor er Alarm schlägt und seiner Unzufriedenheit durch Auftreten einer Krankheit Ausdruck verleiht.
Die Ernährungsumstellung verringert demnach die durch die alte Ernährungsweise aufgenommenen Toxinmengen. Es kann manchmal Monate und sogar Jahre dauern, bis die Fehler der neuen Ernährung neue Toxine mit sich bringt, die ihrerseits ebenfalls irgendwann den Grenzwert der organischen Reaktivität erreichen. Und dann fängt alles wieder von vorn an?

Sicher nicht auf dieselbe Weise, aber es setzt trotzdem eine permanente Infragestellung der eigenen Person voraus.

Einige dieser Veränderungen lassen uns sogar nur einige Monate Ruhe zwischen dem Verschwinden der durch die abgelegte Ernährung verursachten Störungen und der durch die neue Ernährungsform bedingten Probleme. Und da ich niemanden im Dunkeln lassen möchte, denke ich genauer gesagt an rohe Ernährung mit zu hohem Obstverzehr. Diese Ernährungsweise, basierend auf großen Mengen Obst im Sommer wie im Winter, sorgt dafür, dass ihre Anhänger bald nur noch wie Haut und Knochen aussehen und insgesamt an Vitalität verlieren, um nur die generellen Störungen aufzuzählen.
Wir kommen später noch einmal detaillierter auf Gründe und Ergebnisse dieser unsinnigen Praktik zu sprechen, die nicht nur zahlreiche Nachteile für die betroffenen Personen darstellt (auch wenn jeder frei darüber entscheiden kann), sondern auch innerhalb der Gesellschaft als Negativbeispiel dient. Wie wollen Sie wohl Ihre Nachbarin, Ihre Freundin, Ihre Familie oder Ihren Kanarienvogel von einer Ernährungsumstellung überzeugen, wenn Sie wie ein saurer Hering aussehen, und jeder Windstoß sie umzupusten droht?
Ich übertreibe?
Kaum, denn es gibt Leute, die dieses Extrem erreicht haben. Was halten Sie von einem 1,84m langen Lulatsch, der 51kg wiegt? Oder von einer Frau, die sich bei 1,63m mit 36kg begnügt?
Irren ist menschlich und man kann solche Fälle nur bemitleiden, aber wenn man im Namen irgendeiner Theorie an diesem Weg festhält, muss man sich doch wirklich über deren tiefgreifende, vielleicht sogar unbewusste Motivation wundern.

Zweite Besonderheit
Jede radikale Veränderung der Ernährung kann zunächst zu Anpassungsschwierigkeiten überwiegend im Bereich der Verdauung führen.

Erlebnisbericht:
Eines Tages empfange ich ein Ehepaar in meiner Praxis. Dem Man geht es gut, seine Frau hat seit Monaten tägliche Fieberschübe. Aus der klassischen Medizin hat bis jetzt nichts geholfen. Das Fieber blieb unbeirrbar und war unbeirrbar jeden Abend präsent. Eine geringe Temperaturerhöhung von 38 bis 38,5°. Es geschah an einem Freitag. Das Paar entscheidet sich zu einer Ernährungsumstellung und nimmt

sie gleich ab Samstag in Angriff. Am Montag ruft mich der Mann etwas panisch an: „meine Frau hat am ganzen Körper rote Bläschen, von der Fußsohle bis zum Haaransatz. Was sollen wir tun?“
„Abwarten“, habe ich ihm geantwortet. Der Organismus ihrer Frau eliminiert das Fieber über die Haut. Das hat für sie 8 lange Tage gedauert, bis plötzlich alle Rötungen mitsamt dem Fieber verschwunden waren. Die Reaktionen auf eine Ernährungsumstellung sind zahlreich und individuell verschieden. Man kann nicht im Voraus wissen, an welchem Körperteil sie sich bemerkbar machen. Sie reichen von einer anständigen Diarrhö über Kopfschmerzen und Kälteempfindlichkeit bis hin zu extremer Müdigkeit...
Eigentlich sollten uns diese Reaktionen erfreuen, da unser Organismus seinen Frühjahrsputz macht! Wenn sie auch länger dauern können als die Blütedauer einer Rose, sollten sie jedoch einen Mondwechsel nicht überschreiten.

Dritte Besonderheit
Die Stärke der Reaktion hängt eindeutig mit dem organischen Zustand zum Zeitpunkt der Ernährungsumstellung zusammen.

Je kranker man ist, desto schneller machen sich die Verbesserungen nach Überwinden der Anfangsschwierigkeiten bemerkbar.
Je kräftiger man organisch gesehen ist, desto weniger kann man die Verbesserungsentwicklung verfolgen, da die Reinigungsvorgänge der Zellen auf grobe Weise ohne sichtbare Anzeichen vorgenommen werden. Was ja auch logisch erscheint.
Das ist natürlich kein Grund, bei tiefgreifenden Veränderungen der Ernährung zu bedauern, „zum besseren Überprüfung der Wirkung“ nicht krank zu sein. Es ist klar, dass IN BEIDEN FÄLLEN der organische Ölwechsel, die große Wäsche stattfindet und das Ergebnis, wenn es auch nicht immer gleiche Ausmaße annimmt, so aber stets in Richtung einer Verbesserung geht.

Vierte Besonderheit
Wie kommt es nur zu diesen ganzen widersprüchlichen Theorien, wo das Naturprinzip doch so extrem simpel und dauerhaft - schließlich hält es vom ersten Schöpfungstag an und wurde bisher von niemandem bei einem Verstoß ertappt- und für jedermann sichtbar

ist, dass es eigentlich keine Einwände geben dürfte... Wahrscheinlich ist es zu sichtbar, so dass die Menschheit dafür blind geworden ist. Bis jetzt gibt es meiner Meinung nach niemanden, der eine gare Wurst von einem Baum gepflückt hat, den man „Wurstbaum“ nennen könnte?
Und welchem Bauer ist es schon gelungen, Weizen aus gekochten Körnern sprießen zu lassen?

Rohkost ist für das Leben, was Leben für die Bewegung ist. Das eine kommt ohne das andere nicht aus. Was sagen Sie? Ein Baum lebt, aber bewegt sich nicht? Um Ihnen das Gegenteil zu beweisen, schenke ich Ihnen gerne eine einjährige Pappel, die Sie leicht bei sich pflanzen können, mit der Bitte, sie mir in - sagen wir - 15 Jahren wiederzubringen. Sie müssen zugeben, dass Bewegung in ihren Molekülen ist. Aber kommen wir auf unser Rohheitsprinzip zurück. Es ist nicht nur ein Prinzip, sondern eine Absolutheit, die wir nie hätten aufgeben sollen. Aber dank unserer berühmten Eva können wir leider nur noch in unseren Apfelgriebs beißen, der unseren Untergang bewirkt hat, und uns bemühen, uns der kreativen Rohheit zu Geburt jeglichen Lebens auf Erden weitgehend anzunähern.

„Man kann von niemandem Unmögliches verlangen“ findet hier eine treffende Anwendung.
Denn eine Rückkehr zur totalen Rohkost wie in der Natur (und nicht wie in der Theorie laut Instinkto- oder Urkost-Therapie) ist schlichtweg unmöglich, heute zumindest und morgen wahrscheinlich auch...

Aus mehreren Gründen:
1 - Wir sind degeneriert. Welcher Mensch hat bei seinem Tod noch **alle** Zähne im Mund? Keiner, der im Kontakt mit unserer wundervollen Zivilisation lebt. Wäre ich boshaft, könnte ich die Frage auch anders stellen: Wer hat bei seinem letzten Atemzug noch natürliche Zähne im Mund?
Das Tier hat dieses Pech - noch sämtliche Zähne im Mund zu haben - denn er kann dem Verstorbenen nicht die Zahnprothese herausnehmen, um sie seinem Enkel oder einem bedürftigen Cousin anpassen zu lassen... Doch, doch, so etwas kommt vor.

2 - Unsere Nahrungsmittel sind degeneriert und zwar durch Genmutation. Ein Beispiel: Zuckerüberschuss in allen Früchten durch Überzüchtung. Verantwortlich hierfür ist die bedauerliche Entwicklung des Bauern, der einst seine Ländereien liebte, zum landwirtschaftlichen Großbetrieb, dessen einziges Erfolgskriterium Rentabilität ist. Man könnte natürlich diesen Verlust der Reichhaltigkeit von Kulturpflanzen ein wenig kompensieren, indem man seine Mahlzeiten mit eindeutig gehaltvolleren, wilden Pflanzen anreichert. Das ist sicher eine gute Idee, aber leider nicht durchführbar. Denn die Natur auf dem Lande wird durch intensive Landwirtschaft belastet. Falls Sie in einer Ecke mit intensivem Maisanbau wohnen, bin ich bei der Verwendung von wilden Blumen und Pflanzen aufgrund der verwendeten Chemikalien besonders skeptisch.

Eine kleine beispielhafte Geschichte: Im Frühjahr 2000 schlug ich als Folge des schlimmen Sturms, der einen Großteil der elsässischen Wälder verwüstet hat, im Wald Holz. Dabei habe ich leider meinen Wagen in den Graben neben meiner Parzelle gefahren. Ich hörte in der Nähe einen Trecker, der die benachbarten Felder „behandelte“ und gab dem Fahrer aus der Ferne ein Zeichen, damit er mir mit seinem Trecker aus der Patsche half. Das Fahrzeug hatte getönte Fenster und ich konnte den Fahrer nicht sehen. Er kam näher, hielt an und öffnete die Tür... und ich sah plötzlich einen Kosmonauten aussteigen. Er trug einen Helm, der mindestens 50 cm breit war im INNEREN des geschlossenen Traktors. Man kann sich dementsprechend die Toxizität der benutzten Produkte vorstellen. Hinzukommt, dass sich diese Substanzen extrem schnell verflüchtigen und wochenlang in der Luft hängen bleiben. Wilde Pflanzen ja, aber nur weit von bepflanzten Feldern entfernt.

3 - Andere Arten der Schadstoffbelastung, z.B. Radioaktivität, die vom „genialen“ Menschen erfunden wurde. Auf der Erde kommen Tausende von unerwünschten Molekülen vor.

4 - Vergessen wir nicht Stress und sein Alter Ego, die Angst die uns vom Atmen, Leben, Lachen und Lieben abhält...

Das alles schreibe ich, um Sie zu überzeugen, dass das Streben nach Absolutheit der beste Weg ist, die Richtung der Erneuerung zu verpassen. Das kann aber auch als einfache, gern angewandte Ausrede gelten: „Da ich nicht alles gleichzeitig und nicht alles erfolgreich machen kann, unternehme ich eben gar nichts!“ Wir sollten uns nicht mit diesem Vorwand zufriedengeben, sondern lieber nach einem organisch akzeptablen und psychologisch weniger frustrierenden Kompromiss suchen.

Es ist besser, zu 90% relativ zu leben, als zu 20% im modernen Alltag zu stagnieren.

Erinnern wir uns daran, dass das Beste manchmal der Feind des Guten ist...

Es hindert Sie natürlich nichts daran, sich das Absolute als Horizont zu setzen, wobei der unerreichbare Horizont eine ausgezeichnete Stimulation für jegliche Weiterentwicklung darstellt.
Die konstante Suche nach dem geringsten Übel dient uns als Ausweichspur und zwingt uns zum Fortschritt.

Die Verpflichtung zur Weiterentwicklung wird uns helfen, jung und fit zu bleiben, was sich positiv auf unsere Lebensharmonie auswirkt.
Aus diesem Blickwinkel erscheint uns der Weg plötzlich strahlend hell und das Leben lebenswert. Eine solche Einstellung ermöglicht uns eventuell, mit ein wenig Unterstützung Gottes, aufrecht nach einem ausgefüllten Leben zu sterben.

Ist ein schönes Ende nicht die Mühe eines schönen Lebens wert?

Da ich Sie seit einigen Seiten in Atem halte und ich hoffe, bei Ihnen die unbezähmbare Lust geweckt zu haben, DIE Methode kennenzulernen, die uns zu einem ausgefüllten Leben und einem würdigen Tod verhilft, kommen wir nun zu den banal materiellen Dingen der täglichen Ernährung. Denn genau hier, weit entfernt von esoterischen Höhenflügen, findet die Schlacht um die Rückeroberung unserer Gesundheit statt.

Bilanz

Womit anfangen?
Es gibt zwei Möglichkeiten.

1 - Entweder Sie sind gesund genug, um nicht kranker zu sein als die meisten Menschen, die regelmäßig ihren Arzt aufsuchen, ohne dass es ihren Gesundheitszustand sichtbar verändert. Mit anderen Worten, Sie leiden an keiner chronischen Krankheit. Möge die kleine Minderheit, die niemals einen Arzt aufsucht, mich verstehen und mir vergeben.

2 - Die Krankheit hat Sie eingeholt und Sie haben nur noch eine Gnadenfrist. Krebs, Polyarthritis, Multiple Sklerose, Diabetes und die 10 000 weiteren Gesundheitsbeschwerden, die sich beim Menschen eingenistet haben. Eine kleine Bemerkung: Die Krankheit wird nicht von den großen Exzessen ausgelöst, solange diese Ausnahmen bleiben, sondern von kleinen und ganz kleinen, langfristig und regelmäßig wiederholten Fehlern. Die Rückkehr zur Gesundheit folgt der gleichen Logik: gelegentliche, kurzzeitige „Rückfälle" verurteilen die neue Lebensweise nicht gleich zum Scheitern. Wenn von den 1000 Mahlzeiten pro Jahr 900 korrekt sind, sind Sie auf dem richtigen Weg. Mit dem Rest können Sie Frustrationen bekämpfen. Damit es aber klar ist, die letzte Bemerkung gilt nur für Personen, die nicht schwer krank sind. Wenn man an Krebs erkrankt ist, muss man über diese möglichen Frustrationen einfach hinnehmen.

Fassen wir noch einmal zusammen:
- Sie sind nicht chronisch krank, leiden aber an allen möglichen mehr oder weniger lästigen, mehr oder wenige schmerzhaften Beschwerden.

Vermeidung der wesentlichen Schadstoffe.

Eine kleine Anekdote:
Seit über 30 Jahren rufen mich Leute an, weil sie meinen, ich habe eine Lösung für ihre Gesundheitsbeschwerden und seit über 30 Jahren höre ich immer dieselbe Frage: „Herr Huntziger, welches Medikament soll

ich einnehmen?“ Noch nie, Sie lesen ganz richtig, noch nie hat mich jemand gefragt: „Was soll ich an meiner Ernährung ändern?“!
Denn, wenn unser Organismus Aussetzer hat, dann vor allem, weil er verschlackt ist. Kein Therapeutikum kann auf lange Frist wirksam sein, wenn man nicht zunächst diese Verschlackung bekämpft.

Zucker, Süßigkeiten und alles, was Zucker enthält!

Man eliminiert, so gut es geht, den Zucker und ruft sich dabei - um Schuldgefühle zu unterbinden - in Erinnerung, dass Zucker eine Droge ist, von der wir abhängig sind; vor allem von der Mischung Mehl/Zucker.
Die leckeren Butterbrote mit Marmelade und Honig, Brot und Obst, Kuchen, Schokoriegel und all die anderen Leckereien voller weißem, schwarzem oder mehrfarbigem Zucker. Nehmen Sie es mir nicht übel, wenn ich Ihnen ein Stück Lebensfreude nehme. Allerdings tue ich das ohne Hemmungen, da ich Ihnen durch das Weglassen des Zuckers zu mehr Vitalität verhelfe, die wiederum zu anderen Freuden beiträgt. So werden Sie sich endlich lebendig spüren und werden nicht länger vor sich hin vegetieren oder einfach nur überleben.
Süße Getränke, die, die aus Amerika stammen und leider seit langem die Jugend erobert haben, sowie alle anderen. Süße Getränke zum Essen führen garantiert zu Magenverstimmungen, sprich nicht korrektem Stuhlgang, und vor allem zu Störungen des Stoffwechsels durch das Enstehen lästiger organischer Säuren: Harnsäure, Oxalsäure, Benztraubensäure, usw. - Wir müssen dieser schädigenden Liste noch weißen Reis, Weißbrot und raffiniertes Getreide jeglicher Art hinzufügen.

Vergessen wir auch nicht unser ach so geliebtes Obst.
Der in Gemüse, Kartoffeln und Vollkorn enthaltene Zucker ist vollkommen ausreichend, um uns unsere täglichen Aufgaben und sogar sportliche Extras mit Elan ausführen zu lassen.

Milchprodukte.

Wo zur Hölle soll ich denn nur mein Kalzium herbekommen?
Wo findet der Elefant denn seinen? Obgleich der Elefant eindeutig mehr Knochen hat als wir, hat man, soweit ich weiß, noch keinen Elefanten französischen Roquefortkäse oder Schweizer Emmentaler

verzehren sehen! Und die Kuh, unser ach so sympathischer Wiederkäuer, die tonnenweise Milch in ihrem produktiven Sklaventum herstellt, hat ebenfalls schöne, kräftige Knochen. Dabei trinkt sie weder ihre Milch, noch die Milch irgendeiner anderen Tierart! Wer von uns hat schon jemals einen Elefanten oder eine Kuh mit einer Hüftprothese gesehen?
Wer von uns hat jemals einen Schimpansen eine Giraffe melken sehen, um aus ihrer Milch Joghurt herzustellen?

Die einzige Milch, die der Schlund eines Menschen jemals kennen lernen sollte und die ihm doppelt so viel Glückseligkeit einbringt, ist die Muttermilch. Doppelte Glückseligkeit, da er erstens zum Trinken zärtlich in den Armen seiner Mutter liegt und es zweitens die EINZIGE Milch ist, die seinem Organismus VOLLKOMMEN angepasst ist und ihm ausschließlich liefert, war er benötigt!

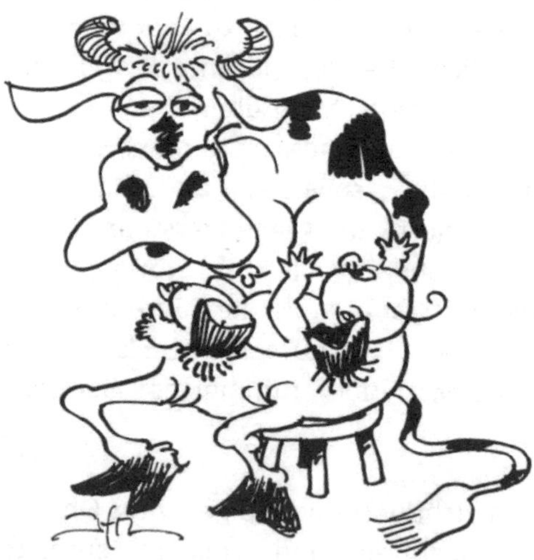

Man sollte diese Logik ruhig noch ein wenig weiterführen. Die Muttermilch, die für das Baby bis zum dritten/vierten Lebensjahr so gut ist, sollte danach ebenfalls zu den Akten gelegt werden; auch wenn wir diesen privilegierten Augenblicken des Zusammenseins während des Stillens noch lange nostalgisch nachtrauern werden.

Warum dieses „Verbot", wo doch die medizinische Welt uns beschwört, Milch zu trinken und Käse zu essen...

Kommen wir zu unserem entzückenden Baby zurück, das gerade sein Bäuerlein gemacht hat. Nur im Magen des Kleinkindes kommt ein Magensaft aus Labferment vor, der zur Milchgerinnung dient und so für die totale Zerlegung in vollkommen assimilierbare Einzelteile sorgt. Diese Teile werden bis zur Leber transportiert, wo sie zu „menschlichen Elementen" wieder zusammengesetzt werden, um so für das harmonische Wachstum des kleinen Engels zu sorgen. Dieses Labferment versiegt im Alter von drei bis vier Jahren. Die Natur gibt also ein unübersehbares Stoppsignal für Milch ab. Leider ignoriert der Mensch dieses Signal und da es keine Muttermilch mehr gibt, geht er zur Milch unserer lieben Wiederkäuer über.

Eine der Hauptursachen für Allergien, späteren Rheumatismus und allgemeine Osteoporose liegt unter anderem hier, in diesem weißen Fluss, der hauptsächlich in Europa fließt.

Es gibt sogar Leute, die glauben, die Kuh wurde nur zu diesem Zweck geschaffen, genauso wie es Menschen gibt, die überzeugt davon sind, dass Hunde festgebunden sein müssen. Diese idiotische Argumentierung stammt leider von uns, denn weder die Chinesen noch die traditionellen Japaner trinken Milch oder leiden ... an Rheumatismus! Allerdings essen sie Hunde!
Wir könnten es hierbei belassen, aber Dickköpfe würden sich erwidern, dies sei nicht wissenschaftlich genug. Wissenschaftlich gesehen ist es ausreichend, ein Molekül der Muttermilch mit einem Kuhmilch-Molekül zu vergleichen. Abgesehen von der Farbe... gibt es wenig Gemeinsamkeiten. Kalzium kommt z.B. verstärkt in Ölpflanzen vor. 125mg pro 100g Milch und 300mg pro 100g Nüsse. Aus diesem Sichtwinkel betrachtet, kann man sich eigentlich nur über fehlende Stoßzähne voller Kalzium ... beim Eichhörnchen wundern!
Allerdings ist es sicher mehr als unelegant für die Damen, deren Milch mit Kuhmilch zu vergleichen, da ihre Silhouetten doch nun wirklich nichts gemein haben!

So ist es ebenfalls für das Kind abwertend, wenn wir davon ausgehen, dass die Milch der Schwester des Rindes für seine Intelligenz ausreicht, die doch alle Eltern begeistert bei ihrem Sprössling bescheinigen.

Und dabei reden wir hier nur von dem Molekül der Rohmilch. Das ist alles noch schlimmer, wenn man von pasteurisierter oder der berühmten ultra-hoch-erhitzten Milch spricht.

Seien wir nicht gehässig, schließlich gibt es da doch ein kleines Problem: die kurze Stillzeit der modernen Frau von heute.
Schon nach wenigen Wochen möchte sie an ihren Arbeitsplatz zurückkehren. Schließlich wird ihr von der Gesellschaft eingebläut, dass dies der einzige Platz sei, an dem sie Anerkennung finde, der einzige Platz, der ihr Harmonie sichere. Und die Herren der Schöpfung sind darüber nur froh, denn zu zweit rollt der Rubel leichter. Was kann man also tun, wenn die weibliche Milchstraße vorzeitig versiegt?
Ein Kind vegetarisch großzuziehen, sprich ohne Milchprodukte, scheint mir nicht angebracht, da Kinder bis zum dritten/vierten Lebensjahr tierische Milchproteine benötigen. Kuh-, Ziegen- oder Stutenmilch?
Keine dieser Möglichkeiten kann die Muttermilch ersetzen, aber es ist immer noch besser, als Ihrem Kind gar keine Milchproteine zu geben.
Man kann in der Praxis eventuelle Nachteile auf ein Mindestmaß reduzieren:
- indem man Rohmilch gibt!
Natürlich darf sie nicht lange in der Wärme stehen, da sonst die Bakterien in der Milch am Tageslicht schnell proliferieren. Deshalb hat die Natur dafür gesorgt, dass Kinder Lippen haben, die sich besonders gut an Mamas „Nuckelflasche“ anpassen.
- Babys Po dient uns hier als Radar. Zeigt sich ein Erythem, verringert man die Dosis, vergrößert die Abstände oder gibt alternativ reichhaltigere Kuhmilch, magere Ziegenmilch oder Stutenmilch, die angeblich der Muttermilch am ähnlichsten sein soll.
- Man kann auch Quark aus Rohmilch oder Joghurt ausprobieren.
Man reduziert schrittweise die Menge, so dass zum Ende des fünften Lebensjahres nur noch ausnahmsweise Milchprodukte konsumiert werden. Ab dem 5. Lebensjahr ist man ein Mann und nuckelt nicht mehr an der Milchflasche. Mögen die Schlechtdenkenden das nicht für eine Aufforderung halten, Wodka in die Nuckelflasche zu füllen!

Diese Vorgehensweise erspart eine zu große Zufuhr an toxischen Molekülen und bereitet das Kind vorsichtig auf eine gesunde Ernährung als Erwachsener vor, ohne es dabei zu frustrieren.

Erhitztes Fett

In diesem Bereich muss ich keine langen Reden mehr halten, da auf diesem Punkt selbst die offizielle Ernährungswissenschaft ständig herumreitet. Ich möchte nur hervorheben, dass erhitztes Fett nicht nur bestens Krebszellen ernährt, sondern auch zur Schwächung der organischen Widerstandskraft beiträgt, indem es mehr oder weniger schnell Venen und/oder Arterien verstopft.

Deshalb sollten wir Fette nicht erhitzen, schon gar nicht bei hohen Temperaturen, und von Fritten - egal ob belgische oder französische - endgültig Abschied nehmen.

Ich möchte allerdings auf zwei Punkte zurückkommen: erstens, die absolute Notwendigkeit, Öle aus erster Kaltpressung zu verwenden und zweitens, Ihnen die Illusion nehmen, dass biologisches Öl nach dem Erhitzen weiterhin biologisch bleibt...

4 - Kochen im Allgemeinen

- Roh oder gekocht, welch' eine merkwürdige Frage ... da doch die Schöpfung das Rohe als Basis jeglichen Lebens gewählt hat. Allerdings stellt ausschließliche Rohkost ihren Anhängern erhebliche Probleme. Wir kommen noch darauf zurück.

Betrachten wir zunächst die Probleme von Gekochtem. Das wird uns davon überzeugen, dass der einzige Weg zu Gesundheit und Harmonie unangefochten der des natürlichen Essens ist und zwar 100%ig natürlich.

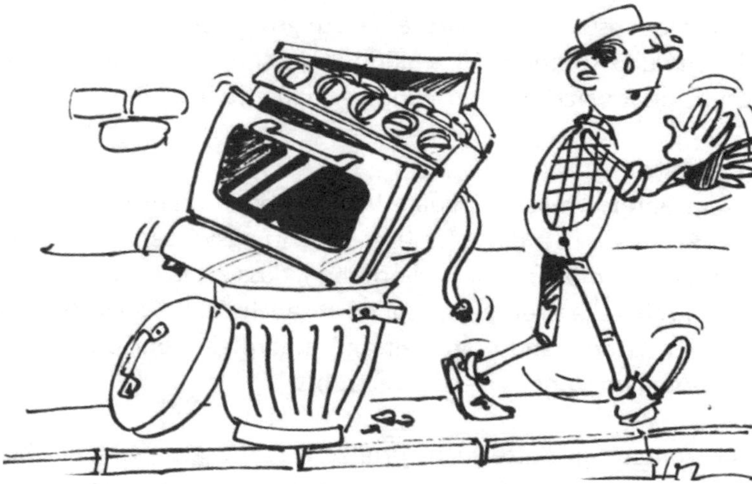

Es ist über das Kochen sowieso schon alles und nichts gesagt worden:
- Gekochtes sei bekömmlicher. Finden Sie, dass gekochter Kohl bekömmlich ist?
- Der Energieverbrauch sei bei der Verdauung von Gekochtem geringer. Haben wir nicht alle schon nach einer „anständigen" gekochten Mahlzeit ein Nickerchen gemacht?
- Feuer sei ein Element der spirituellen Erhabenheit, weshalb die Hunnen, die rohes Fleisch aßen, als Wilde verschrien waren. Welche Armee hat jemals seine Krieger vor einer Schlacht mit roher Nahrung versorgt, um sie aggressiver zu machen?
- Eine Mahlzeit sei geselliger, wenn sie gekocht ist. Geben wir zu, dass das Essen vielleicht, hauptsächlich dank des Alkohols, lustiger ist, aber ziemlich schnell wird es ausarten. Manch ein Gast kann seinen Kopf nicht mehr über dem Teller halten und schielt verschämt zur Couch hin, während sich die anderen bei belanglosen Diskussionen über Vogelnamen oder anderen Wortgefechten erhitzen.

Dabei sind die Kopfschmerzen oder anderen Beschwerden nicht zu vergessen, die ein Großteil der Bevölkerung gleichmütig einen Großteil des Jahres über sich ergehen lassen. Kopfschmerzen sind zu 99% die logische Folge von Magenverstimmungen. Eine Magenverstimmung muss nicht unbedingt im Bauchbereich schmerzen, sondern ist immer am Zustand des Stuhls zu erkennen.

Ach, der Kot...

Man interessiert sich nicht besonders dafür, das ist sicher! (höchstens, wenn er wirklich feststeckt oder man nicht mehr von der Toilette herunterkommt!) Wir haben da aber Unrecht, da er sehr aufschlussreich ist und allen, die ihre gute Gesundheit aufrechterhalten möchten, als Ratgeber dienen kann. Die Geheimdienste der anderen Länder haben das bestens erkannt. Sie versuchen nämlich an den Kot der anderen Staatsoberhäupter heranzukommen, um zu sehen, woran diese leiden (oder nicht), um so eventuelle Schwachpunkte aufzudecken. Ein kranker Mensch, der von seinem schlechten Gesundheitszustand weiß, reagiert anders als dieselbe Person im Vollbesitz ihrer Kräfte.

Sehen wir einmal von diesem königlichen Kot ab und wenden uns wieder niedrigeren Dingen zu, d.h. unserem normalerweise allmorgendlichen Stuhlgang. Woraus besteht er?
Er besteht aus von unserer tollen Verdauungsmaschine umgewandelten Nahrungsmitteln, verschiedenen organischen Säften, darin eingebetteten Abfallprodukten der Zellen, aber u.a. auch aus nützlichen Elementen wie Mineralsalzen, Spurenelementen, Proteinen, usw.
Die Überfüllung der in allen vier Ecken Europas herumspazierenden, triumphierenden Wampen würde ausreichen, das hungernde Afrika zu ernähren!

Was wir also herunterschlucken, gelangt in den Darmtrakt. Hier wird es dank der zahlreichen Enzyme, die vom Speichel und aus den Säften aus Magen, Pankreas und Darm hergestellt werden, zersetzt - nicht zerstört.

Erste wichtige Beobachtung ...
Diese Umwandlung betrifft nicht nur die zum guten organischen Funktionieren notwendigen Nahrungsmengen, sondern ALLES, was wir essen!

und erster Rückschluss.

Das heißt, nicht ALLES, was wir umwandeln, wird von den Darmzotten, diesen saugenden Fingern, die Mineralsalze, Spurenelemente,

Vitamine und Kohlenhydrate aufnehmen, absorbiert, um es durch die Darmbarriere schließlich ins Körperinnere zu leiten.

Es wird also niemandem entgehen, dass hierbei die für die Umwandlung der überflüssigen Nahrung notwendige Energie sinnlos verschwendet und der Darmtrakt nutzlos erschöpft wird.
Der Arzt, Herr Dr. Howell, ist in seinem Buch „Die Diätetik der Enzyme“ noch kategorischer. Er geht davon aus, dass jeder Mensch stirbt, sobald er seinen Enzymvorrat, der ihm von Geburt an mitgegeben ist, aufgebraucht hat...

Problem:

Um wie viele wertvolle Enzyme wird unser Vorrat bei einem voluminösen Stuhlgang pro Tag reduziert? Wie viel Energie kostet es, eine unnütze Aufgabe auszuführen?

Lösung:

Wir sollten die Arbeit unserer Unterkiefer so weit wie möglich reduzieren und nur essen, wenn wir wirklich hungrig sind und das Essen beenden, BEVOR wir unseren Gürtel öffnen müssen oder von einer unbändigen Müdigkeit gepackt werden.

Beweis:

Je weniger umfangreich unser Stuhl, desto idealer unsere Verbrennung.

Zweite Beobachtung:

Bei guter Verdauung und einem richtig funktionierendem Organismus stimmt die Anzahl der täglichen Mahlzeiten mit der Anzahl der täglichen Aufenthalte auf der Toilette genau überein!
Drei Mahlzeiten sollten drei Stuhlgänge verursachen: So sollte das Leben eines Darms aussehen, der Selbstrespekt hat!

Um diesen Optimalzustand zu erreichen, geben Sie sich bei Ihrem Toilettenaufenthalt nicht mit Stoßgebeten zufrieden, sondern erfüllen Sie die notwendigen Bedingungen:

- Eine Dosis vollwertiger Nahrungsmittel

- Vermeiden Sie unglückliche Zusammensetzungen wie Brot und Konfitüre, Datteln und Nüsse, Brot und Käse...
- Rohkost als Vorspeise zu JEDER Mahlzeit (Warnung für Kolitiker: eine Kolitis wird nicht durch Gemüse sondern durch ZUCKER ausgelöst!)
- Bewegung, Bewegung und noch mehr Bewegung...

Kommen wir zu den bekanntesten Verdauungsstörungen:

Diarrhö; zusätzlich zu den eben genannten Punkten, verwenden Sie ruhig Unmengen an Tonerde: sie stoppt die stürmischen Überschreitungen und stellt das beste „Medikament" für eine gestörte Intestinalflora dar.

Verstopfung: sie kann zwei Ursachen haben:

- die am einfachsten zu behebende Verstopfung wird durch fehlende Ballaststoffe verursacht.
- **Heilmittel;** man isst viel Vollkorn (Getreide, Nüsse, Rohkost, usw.) und alles reguliert sich von selbst.
- schwieriger zu beheben: Verstopfung durch mangelnde oder fehlende organische Energie. Der Peristaltik, eine wellenförmige, rhythmische Bewegung des Darms zur Fortbewegung der Nahrung, fehlt es mehr oder weniger an Intensität. Das zu heilen verlangt mehr Geduld, da die vitalen Kräfte wieder hergestellt werden müssen.
- Ich weise daraufhin, dass Nervosität und Unruhe ein Zeichen für fehlende vitale Energien sind.

Für die Energie, versuchen Sie es mit Spirulina und Chlorella. Zur Beruhigung des Nervensystems hilft Baldrian...

Weiter zu erwähnen wäre der Stuhlgang bei Dystonikern.
Es handelt sich dabei um zunächst von der Struktur her korrekten Stuhlgängen, die nach und nach weniger oder gar nicht mehr geformt sind. Die Ursachen hierfür sind nervöse und kreislaufbedingte

Störungen. In diesen Fällen können Spurenelemente wie Mangan/Cobalt zusätzlich zu einer Ernährungsumstellung helfen.

Dritte Beobachtung

Der Stuhl selbst. Normaler Stuhlgang, der vor allem seinen Produktionsvorgang respektiert, sollte vier Charakteristika aufweisen:

1. Er sollte nur schwach riechen, weit entfernt von dem entsetzlichen Gestank, der bei Fußballspielen auf öffentlichen Toiletten herrscht.
2. Er sollte dunkelbraun sein. Hellerer Kot ist ein Zeichen von Überlastung der Leberkapazitäten.
3. Er ist gut und von vorn bis hinten gleich geformt.
4. Er sollte seinen „Absender" nicht beschmutzen!

Denn richtig produzierter Kot ist von einem Mukusfilm ummantelt, der Schmutz verhindert (wir müssen also einen neuen Verwendungszweck für unser Toilettenpapier finden...)

Vierte Beobachtung

Wie meine Schwiegermutter sagt, „sollte man lieber in Gesellschaft blähen, als allein Bauchschmerzen haben". Allerdings helfen uns Blähungen dabei, eine kleine kostenfreie Eigendiagnostik des Funktionszustands unseres Darms zu machen. Schlecht riechende Blähungen, die unseren Nachbarn dazu zwingen, die verpestete Zone mit angehaltenem Atem schleunigst zu verlassen, weisen auf eine Störung im Bereich des absteigenden Grimmdarms hin, wo die Zersetzungsflora arbeitet. Blähungen, die nur die Elastizität unseres Hosenbodens austesten, stammen vom aufsteigenden Grimmdarm. Das ist ganz legitim und soll nur signalisieren, dass alles in Ordnung ist.

Zum Abschluss möchte ich diesem pittoresken Bild noch hinzufügen, dass es Toiletten gibt, die ohne Wasser und geruchsfrei funktionieren und aus unserem wertvollen Stuhl Komposterde machen! (Doch, doch, das gibt es wirklich).

Fassen wir noch einmal zusammen:
Klebriger, übel riechender, formloser Stuhl ist ein Zeichen schlechter Ernährung. Wer isst demnach schon richtig, denken Sie sicher. Stimmt, kaum jemand, wenn man sich die Berge von Toilettenpapier ansieht, die der moderne Mensch verbraucht...

Da wir alle Autofans sind, nehmen wir das Beispiel einer Produktionskette unseres Lieblingsspielzeugs, um den Weg der Nahrung darzustellen: von Produktionsbeginn bis hin zum Schrottplatz, der bei unpassender Ernährung vorprogrammiert ist.

Nehmen wir den Fall der Produktionskette eines Peugeot 206. Man beginnt mit einer banalen Blechkarosserie, die nur entfernt an das tolle Auto erinnert, das am Ende des Produktionsvorgangs zum Vorschein kommt. Dieser Kasten bewegt sich langsam auf dem Fließband vorwärts, während die Roboter ihre jeweilige Arbeit verrichten. Einer bohrt ein Loch, der nächste befestigt dort eine Schraube, ein anderer fügt die Mutter hinzu, während sein Nachfolger alles festschraubt und so weiter bis zum Fließbandende. Jeder Roboter ist genau dafür programmiert, einzig und allein seine Aufgabe auszuführen.

Nehmen wir also an, dass sie anstelle der Karosserie für den 206 die Karosserie eines Mercedes auf das Fließband legen... Sie sehen schon, was passieren wird. Am Ende wird dabei ein großer Blechhaufen herauskommen, der die gesamte Produktion zum Stillstand bringt!
Das nennt man die Produktion von Maillard-Molekülen, nach dem Namen ihres Entdeckers, einem Schweizer Professoren. Er warnt uns davor, dass beim Kochen simpler Kartoffeln mehr als 400 für den Stoffwechsel unbekannte Moleküle entstehen!

Der Produktionsvorgang für Autos läuft in sehr ähnlicher Form im menschlichen Organismus ab, allerdings viel subtiler und komplizierter. Es handelt sich um enzymatische Ketten, die nach demselben Prinzip funktionieren. Ist es auch relativ einfach, einen Fehler bei der Produktionskette einer Autofabrik zu identifizieren und zu beheben, ist eine solche Operation beim Organismus nur unter

größten Schwierigkeiten durchführbar. Es gibt hierfür mehrere Gründe.
- Der menschliche Körper ist weitaus unempfindlicher und versucht, trotz der Ausschweifungen in Sachen Ernährung so lange wie möglich durchzuhalten, ohne das gesamte System stillzulegen. Kurzfristig gesehen erscheint das richtig, da es keine unverzügliche Auswirkung auf das Leben hat; langfristig aber senken die so erzeugten Toxinansammlungen unsere Immunkraft und bilden die Grundlage für alle chronischen Krankheiten. Vor der restlosen Erschöpfung der metabolischen Kräfte kommen zuerst die Abwehrreaktionen in Form von Entzündungskrankheiten ins Spiel, z.B: Rhinopharingitis oder Grippe und Angina.
- Der menschliche Körper verfügt über eine erschöpfliche Enzymreserve. Beim Verzehr von Gekochtem verbraucht man davon mehr als beim Rohkostverzehr.
Beispiel: Herr Howell behauptet, dass beim Kauen roher Karotten Vorverdauungsenzyme freigesetzt werden, die in diesem Gemüse VORHANDEN sind, wodurch der Bedarf an vom Pankreas entwickelten Verdauungsenzymen entsprechend verringert wird. Die freigesetzte Energie kann so nützlicher für die Herstellung metabolischer Enzyme zur organischen Reinigung eingesetzt werden, ohne dabei die extrem wertvollen Diastasen zu verbrauchen. Ich sehe schon so manchen von Ihnen die Stirn runzeln, da Sie erraten haben, dass dieses kleine Kapitel über die Rohkost mein eigentliches Ziel nur einleitet bzw. es sich dahinter verbirgt: d.h. verständlich zu machen, dass Leben roh bedeutet und das vollkommene Gesundheit nur aus diesem Blickwinkel zu betrachten ist.

Aber seien meine Leser unbesorgt, ich halte für Sie später noch ein paar Extras bereit, denn ich weiß auch aus eigener menschlicher Schwäche, dass man die Ziele nicht zu hoch stecken darf, wenn man den Gesundheitslehrling nicht vom Weg zum Wohlbefinden abbringen will. Bevor die Larve zum Schmetterling wird, muss sie ihren Larvenzustand akzeptieren und sich den Fortschritt erkämpfen. Dabei sind die Risiken des Sturzes für den Menschen ebenso groß, wie die Gefahr für die Larve von einem Vogel gefressen zu werden!
Der einzige Weg ist, vorwärts zu kommen und sich weiterzuentwickeln. Man muss nicht aufs Paradies verzichten, nur weil es

unerreichbar ist. Und es ist wirklich bedauernswert, dass unser Hintern sich nicht in Fußhöhe befindet, damit wir ihn ab und zu mit einem kräftigen Tritt zum Vorwärtskommen bringen. Ohne uns existenzielle Frage zu stellen, die uns bei unserem nicht realisierbaren Wunsch nach Absolutem zum Stolpern bringen.

Coolheit und Kompromissbereitschaft bringen uns weiter als Fanatismus und Unnachgiebigkeit.

Texterklärung ...

Man sollte in dem Wort Kompromissbereitschaft keinen negativen Unterton hören. Ein Kompromiss ist die intelligente Antwort auf eine Unmöglichkeit. Kompromiss heißt nicht unbedingt Zugeständnis.
Ein Kompromiss wird angesichts des Unausweichlichen gefunden, während ein Zugeständnis eine einfache Abkürzung ist, um Bemühungen zu vermeiden. Wenn wir schon bei Texterklärungen sind, möchte ich ein Wort hinzufügen und es auf meine Weise definieren, das als Antithese für Liebe gilt: Fanatismus. Ein Fanatiker ist eine Person, die aus mangelnder totaler Überzeugung **für ihren Seelenfrieden** um sich herum nichts anderes duldet, als gleichdenkende Menschen, wodurch sie jede Differenz von sich weist. Ein Rohkost-Fanatiker versteht nicht, dass man bei Tisch etwas anderes als Rohkost essen kann. Vielleicht, weil ihm bei dem Sauerkraut mit Eisbein seines Tischnachbarn das Wasser im Munde zusammenläuft?
Dies ist übrigens ein Test, den ich Ihnen nur empfehlen kann. Wenn Sie der Teller Ihres Tischnachbarn, was auch immer darauf sein mag, vollkommen kalt lässt, haben Sie das Tor zum Paradies einen Spalt breit geöffnet. Ihr Geist steht mit Ihrem Magen in völligem Einklang, und Ihr Weg ist von ... dornlosen Rosen bestreut!

Demgegenüber muss der Fanatiker um sich herum einen Schutzwall aus Gleichgesinnten errichten, um sich in einem Rahmen entwickeln zu können, der ihm schmerzhafte Frustrationen erspart. Fanatismus ist alles andere als eine tiefe, selbstsichere und vertrauensvolle Überzeugung. Er hilft dem Menschen nicht dabei, sich selbst zu übertreffen und im Einklang mit sich selbst zu leben, sondern entmenschlicht ihn, hindert ihn daran das Leben als Geschenk zu betrachten und es als solches mit innerem Wohlgefühl, Freude, Humor und Fröhlichkeit zu ehren. Der Fanatiker amüsiert sich nicht gern und ist auf diejenigen neidisch, die dazu in der Lage sind.

Selbstverständlich setzt sich nicht nur der Fanatiker Frustrationen aus. Auch der Normalsterbliche, Lehrling in Sachen Leben und Reformator seiner Ernährung, empfindet plötzliche Nostalgie und wird mit einem Schlag endgültig wach, wenn er morgens vor der Bäckerei den Geruch von frisch gebackenem Brot wahrnimmt. Wem in solchem Moment noch nie das Wasser im Mund zusammen gelaufen ist, der werfe das erste Brötchen!

Lust auf das verspüren, was wir „vor" unserer Ernährungskehrtwendung aßen, ist eine ganz normale Reaktion, die nicht im Geringsten etwas mit psychologischer Schwäche oder mangelnder Überzeugung, usw. zu tun hat. Kaum einer von uns hat das Glück, in unserem modernen Leben in einem Milieu aufzuwachsen, wo gesunde Ernährung heilig ist. Mit all ihrer Liebe hat unsere Mama uns an Völlereien grenzende Ernährungsmodelle eingebläut, die sie für richtig hielt. Wir sollten sie deshalb nicht weniger lieben, denn es ist ihr sicher niemals in den Sinn gekommen, dass das, was sie ihrem lieben Kleinen zu essen gab, unangepasst und später sogar einmal schädlich für seine Gesundheit sein könnte.

Sie hat ganz einfach nur ihr kulturell erworbenes Wissen weitergegeben. Allerdings hat sie auf diese Weise (wie auch bei Impfungen) unauslöschliche Spuren in unseren Gehirnzellen und unserem Unterbewusstsein hinterlassen, die uns bis zu unserem letzten Atemzug unablässig begleiten werden. Der Glaube, man könne diese mütterlichen Daten von seiner persönlichen Festplatte löschen, ist illusorisch und führt dazu, sich ohne jegliche Hoffnung auf Änderung an seinen Frustrationen zu stören. Zur Mäßigung des Schuldgefühls aller Mütter, die dieses Buch lesen, möchte ich unterstreichen, dass unsere Gehirnzellen alle Irrtümer seit Menschheitsbeginn aufgezeichnet haben...

Du kannst zumindest teilweise beruhigt sein, Mama.

Was soll man also tun? Sich mit Jammerei zufriedengeben? Sicher nicht! Wenn wir auch nicht bewusst gegen unser Unterbewusstsein arbeiten können, können wir jedoch unser Bewusstsein dazu bringen, das in das besagte Unterbewusstsein gravierte, kulturell erworbene Wissen wirkungsvoll zu bekämpfen. Während der Fanatiker seinen Willen unbedingt durchsetzen muss, um auf dem „rechten" Weg, der direkt zur Frustration führt, zu bleiben, setzt der überzeugte Mensch seinen Weg mit natürlicher Motivation fort.
Die Willenskraft des Fanatikers versucht versessen, sein Unterbewusstsein zu unterdrücken. Demgegenüber hat der Überzeugte sein Bewusstsein so gestärkt, dass sein Unterbewusstsein nicht mehr zu Wort kommt. Und solange das durch Lektüre, Austausch mit anderen, durch Anwendung und Erfahrung geprägte Bewusstsein dem Unterbewusstsein relativ einfach Stirn bieten kann, sind wir vor einer Rückentwicklung geschützt.

Genau diesen Kampf mit seinen unausweichlichen Rückfällen müssen wir alle austragen, obgleich der Mensch eher zu einer kurzen, heftigen Anstrengung bereit ist, als zu langfristiger Beharrlichkeit. Wir vergessen hierbei oft zu schnell, dass die kleinen und großen Wehwehchen sich dank unserer Ernährungsumstellung verflüchtigt haben.

Frustrationen gibt es selbstverständlich. Was kann man also tun, wenn sie uns inmitten eines Familienessens oder einer Kneipentour mit Freunden übermannen? Wenn ich meine Augen schließe und sich meine Frau dabei in eine leckere Wurst verwandelt, die mir die Arme ausstreckt, dann widerstehe ich einmal, vielleicht auch zweimal um das Entzugsgefühl zu verstärken und dann ... kaufe ich mir eine Wurst, die ich mit Vergnügen und ohne sinkendes Selbstwertgefühl oder Gewissensbisse verzehre!

Das wir uns aber richtig verstehen: Es geht nicht darum, alle zehn Minuten unter irgendeinem Vorwand frustriert zu sein. Man muss diesen Zustand einfach akzeptieren und sollte sich nicht damit krank

machen; da das wiederum für unsere arme Gesundheit von Nachteil wäre.
Jeder Mann wird zumindest nach einer gewissen Zeit einsehen, dass sexuelle Fantasien bei jedem Rock, der an unserem Auge vorbeizieht, zu Frustrationen, deren aktive Abhilfe jedoch zum Herzinfarkt führen kann! Sehen Sie, meine Damen, wie weit Sie es mit uns haben kommen lassen...
Der menschliche Körper ist einfach zu gut organisiert, um bei der geringsten Eskapade das Zeitliche zu segnen.
Er ist SOLIDE, aber trotz allem nicht unverwüstlich. Das bedeutet, gelegentlich eine „entfrustete“ Frustration ist akzeptabel, bei dreien muss man sich vor den Schäden allerdings bereits in Acht nehmen!

Spaß beiseite!
In fast allen Fällen ist sicher, dass Frustrationen einen Mangel oder psychologische „Verunreinigung“ widerspiegeln. Das weiß und akzeptiert jeder. Demzufolge müssen wir zugeben, dass die besagte Frustration nichts mit irgendeinem organischen Bedürfnis zu tun hat.

Echter organischer, tiefsitzender Zellhunger ist der einzige instinktive Leitfaden, den wir besitzen, bzw. besaßen ... denn ein wahres Hungergefühl kennt heutzutage kaum noch jemand...
Schauen wir uns einmal um. Man isst im Auto, im Kino, vor dem Fernseher, auf dem Bürgersteig, beim Marathonlauf... ich habe mich übrigens immer gefragt, wie man gleichzeitig laufen und essen kann, ohne sich dabei zu übergeben!

Ist der - echte oder falsche - Hunger gestillt, müssen wir nur noch verdauen.

Die Verdauung

Wir haben keine Ahnung davon, was sich bei uns eine Etage weiter unten, unter dem Tisch so alles abspielt, während wir gemütlich beim Essen sitzend über die angebliche Überlegenheit des Menschen über die Tiere diskutieren.

Bevor wir anschauen, was unter dem Tisch passiert, interessieren wir uns zunächst dafür, was auf dem Tisch vor sich geht.

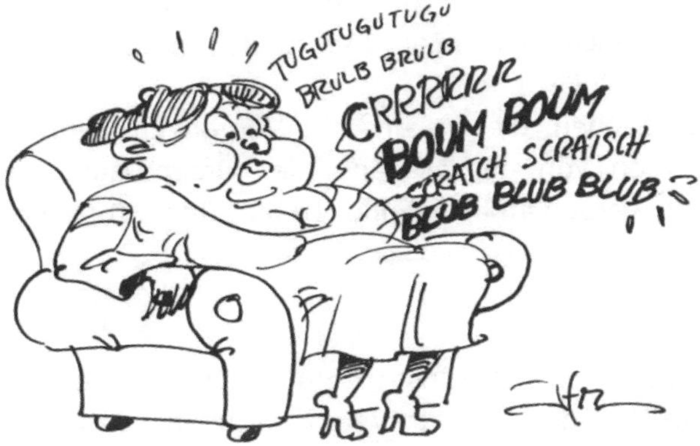

a - Im Kopf.

Sich komfortabel und ohne Stress an einen reich gedeckten Tisch zu setzen, stellt eine erste Bedingung für gute Verdauung dar. Man kann je nach Belieben ein wenig klassische oder esoterische Musik hinzufügen sowie eine Prise Ruhe.

b- Im Mund

Ich habe Zähne, also kaue ich. Das ist schnell gesagt, wird aber leider viel zu wenig befolgt. Man schlingt das Essen zu häufig einfach hinunter. Wenn die Nahrung richtig gekaut wird, wird sie mit Speichel, sowie mit Ptyalin, einem spezifischen Enzym zur Stärkespaltung, durchtränkt. Jeder weiß, dass vor allem stärkehaltige Nahrung sorgfältig gekaut werden muss; was wiederum nicht heißen soll, dass man den Rest unzerkaut verschlingen kann.

Der Weise sagt: „Solides trinken, Flüssigkeit essen“.

Beim langsamen Kauen lassen wir bestimmten Hormonrezeptoren, die sich auf dem Weg der Nahrung befinden, die Zeit, das Gehirn mitsamt seinen Kontrollzentren zur Sättigung VOR einer gastrischen Überladung zu warnen.

Richtiges Kauen erinnert an Osteopathie, da es ein kostenloses Training für die Gelenke des Schädels darstellt (und davon gibt es mehr, als man denkt!).
Beim richtigen Kauen wird ½ Liter Speichel innerhalb von 24 Stunden produziert. Das reicht aus, um am Tagesende Lama zu spielen...
Und schon geht's los!
Alle leckeren Sachen, die wir uns mit Vergnügen „hinter die Binde kippen", werden von der Magenhöhle aufgenommen. Hinter die besagte Binde werden im Laufe eines Lebens über 50 Tonnen Nahrung „gekippt"!

Spot an!
Was jetzt folgt, ist eine Abkürzung. Ein Abkürzung, die ausreicht, um die Komplexität der in drei/vier Stunden verrichteten Verdauungstätigkeit deutlich zu machen. Im Vergleich zu dem, was sich tatsächlich im Darm abspielt, wirkt das natürlich sehr rudimentär!

Sobald die Nahrung im Magen eintrifft, sollte sie bereits mehr oder weniger flüssig sein. Sie wird hier erneut „durchgeknetet" und mit unterschiedlichen Verdauungssäften versetzt. Zunächst mit Pepsin, dem ersten Werkzeug zur Eiweißspaltung, dann mit dem Labferment (bei Kleinkindern bringt es die Milch der lieben Mutter zur Gerinnung) und der Chlorhydridsäure zur Beseitigung von Mikroben, Bakterien sowie allem, was die gute organische Funktionalität stören könnte. Im Magen herrscht ein saures Milieu vor, da er nur bei Säure richtig verdauen kann. Aus diesem Grund ist z.B. der Verzehr eines „leckeren" Sandwiches unbekömmlich. Brot benötigt für seine Verdauung Alkalin und Fleisch Säure. Das bereitet der Verdauung einiges Kopfzerbrechen und führt zu gesteigerter Toxinproduktion. Die Innentemperatur nimmt um das eine oder andere Zehntelgrad zu und der Puls steigt je nach Ausmaß der Mahlzeit ein wenig, stark oder zu stark an.

Wenn der Magen die Materie nicht mehr länger umrühren mag, sinkt die Temperatur etwas ab und der Pylorus, ein die Magentasche schließender Ringmuskel, öffnet sich, um den Inhalt in den Zwölffingerdarm zu entlassen. Die Galle setzt in diesem Bereich des Dünndarms Gallensäfte frei, der Pankreas Pankreassäfte und die Schleimhäute sondern Verdauungssäfte ab. Zu diesem Zeitpunkt

arbeiten die Verdauungsenzyme auf Hochtouren, um die Nahrung aufzuspalten:
Proteine in Aminosäuren, Lipide in Fettsäuren, und Kohlenhydrate in Glukose (d.h. dass Glukose das Endprodukt ALLER Kohlenhydrate ist).
Die Nahrung wird durch die Darmperistaltik mehr oder weniger schnell in Richtung des Jejunums gedrückt, wo Nährstoffe, Vitamine, Mineralien, Spurenelemente und Aminosäuren absorbiert werden. Bei Letzteren handelt es sich um Einzelteile der von uns aufgenommenen Proteine. Fettsäuren sind das Spaltungsendprodukt der in Form von Nüssen, tierischem Fett aus Fleisch, Avocados, etc. aufgenommenen Fette. Glukose entsteht aus allem, was Zucker enthält: Schokolade, Früchte, aber auch Kartoffeln, Zerealien, usw.
Problem: Leider werden hier auch verschiedene Giftstoffe absorbiert, die auf unserem Teller schwimmen oder die das Ergebnis der täglichen und meist konstanten Indigestionen der meisten Menschen sind.

Zur Erinnerung:
Eine Indigestion bedeutet nicht unbedingt Bauchschmerzen oder Übelkeit, sondern ist vor allem am Stuhl zu erkennen, der das Spiegelbild von guter oder schlechter Verdauung ist.

Der Darm, das Trojanische Pferde der Krankheit!

Der Rest der Nahrung wird danach weiter durch die Darmperistaltik bis zum Ileum transportiert, wo Wasser reabsorbiert wird.
Das Ileum ist der hinterste Teil des Dünndarms. Die Nahrungsreste gelangen durch die Ileozäkal-Klappe in den Dickdarm. Der Appendix liegt noch ein wenig tiefer im Zäkum. Diese Bauchgegend kennen Kinder meist gut, denn wenn Zucker in ihrem Alltag eine zu große Rolle spielt, zeigt ihnen eine Appendizitis seine genaue Lage!
Nun gehen die Nahrungsreste in den aufsteigenden Grimmdarm über, der normalerweise eine Gärungsflora produziert. Die Aufgabe dieser Gärungsflora besteht darin, Zellulose z.B. aus Gemüse in assimilierbaren Zucker umzuwandeln. Diese sehr spezifische Flora spielt eine bedeutende Rolle für die gesunde Verdauung. Sobald die verbleibende solide Materie diese Etappe überschritten hat, stellt sie nur noch einen minimalen Anteil dar. Sie wird in Richtung des querverlaufenden sowie

des absteigenden Grimmdarms transportiert, wo eine Fäulnisflora den Zersetzungsvorgang der Nahrung beendet. Das Überbleibsel unserer gastronomischen Mahlzeiten wird mit einem dünnen Mukusfilm ummantelt, der dazu dient, unsere Unterhosen vor jeglichen Bremsspuren zu bewahren, wenn wir vom „Thron" heruntersteigen. Es versteht sich von selbst, dass unsere ernährungsbezogene Inkonsequenz durch die schlechte „Verpackung" bei der Ausscheidung des Stuhls sofort im gleißenden Licht entlarvt wird.

All diese Vorgänge wirken so, in wenigen Linien zusammengefasst, relativ belanglos und nicht „wissenschaftlich" genug, um die unglaubliche Komplexität dieser Abläufe zur Umwandlung von körperfremder Materie zu typisch menschlichen Molekülen zu erklären.
Dabei ist es ein Glück für uns, dass sich diese Vorgänge so abspielen, selbst wenn uns das nicht richtig bewusst ist.
Stellen Sie sich einmal vor, was für ein Gesicht Salami-Fans ziehen würden, wenn die Moleküle der Salami ihren Körper durch die Darmzotten in ihrem ursprünglichen Zustand durchlaufen würden oder eine Person, die regelmäßig saure Gurken isst... Die Menschheit würde täglich Karneval feiern, ohne sich dafür verkleiden zu müssen!

Da der Körper meistenteils anstandslos funktioniert, haben wir nur eine sehr relative Idee von seiner Komplexität. Wären wir uns dessen bewusst, würden wir unserem Körper zweifelsohne auf unserer Suche nach Gesundheit die Führung überlassen und unsere Theorien der Praxis anpassen (und nicht umgekehrt).

Um die Natur zu beherrschen, muss man ihr gehorchen.

Zum Schluss, möchte ich Ihnen einige Zahlen zur Information geben, z.B. die zur Verdauung benötigte, tägliche Menge organischer Flüssigkeiten: ein halber Liter Speichel, zwei Liter Magensäfte, 1,2 Liter Pankreassäfte, 0,6 Liter Gallensaft (ob man will oder nicht), 3 Liter Sekretionen des Dünndarms. Diese Flüssigkeiten kommen selbstverständlich zu denen, die wir mit der Nahrung aufnehmen, noch hinzu.

So werden ca. acht Liter Flüssigkeit von den Darmzotten des Dünndarms absorbiert. Nur ein verbleibender halber Liter gelangt in den Dickdarm, wo der Hauptteil reabsorbiert wird, während der Rest dem Stuhl seine Konsistenz verleiht....
Hier noch ein paar Zahlen, um unsere sagenhafte organische Kraft zu veranschaulichen: Die Nieren filtern täglich 180 Liter Blut, von denen 179 reabsorbiert werden. Das Herz pumpt im Ruhezustand über 5 Liter pro Minute, was schon recht beeindruckend ist. Wenn aber ein schöner Busen oder ein knackiger Apollo-Hintern für Herzklopfen sorgen, wir Sport oder andere körperliche Arbeit betreiben, kann das Herz eine Kapazität von 20 bis 30 Litern in nur einer Minute erreichen. Sagenhaft, oder?
5 Liter pro Minute, d.h. 7200 Liter pro Tag! 7,2 Tonnen, die unser wertvolles Zentralorgan täglich am Hals hat, damit wir weiterhin die Wunder der Natur bewundern können. Ist es da nicht ein wenig traurig und respektlos, diesen phänomenalen Organismus, den wir zur Geburt geschenkt bekommen, einfach zu vernachlässigen?

Kapitel 5

Das Schicksal unseres Darms ist abzusehen

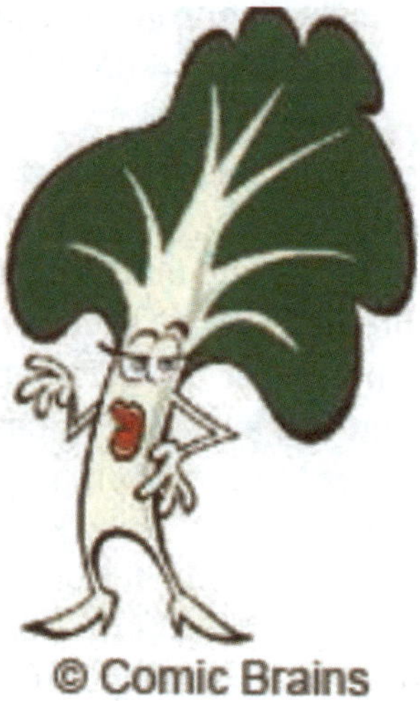

Die bioklimatische Ernährung

Hier scheinen ein paar Erklärungen notwendig, damit ich nicht als Schein-Rohköstler durchgehe!
Die Grundprinzipien einer bioklimatischen Ernährungsweise, die die menschlichen Schwächen in Sachen Gaumenfreuden berücksichtigt:
Ich habe diese Prinzipien bewusst so festgelegt, damit sie MÖGLICHST VIELEN Personen erlauben, auf dem Weg der Ernährungsreform ausreichende Fortschritte zu unternehmen und schnell von signifikanten Gesundheitsverbesserungen profitieren zu können. Die Harten der Härtesten werden beim Lesen dieser eher sanften Prinzipien und vor deren „Abweichungen" sicher eine herablassende Grimasse schneiden. Sie können aber beruhigt sein, da wir später auf diese Prinzipien der bioklimatischen Ernährung in Verbindung mit dem Ernährungsinstinkt eingehen, der uns der natürlichen Ernährung noch näher bringt.
Leider liegt Letztere nicht mehr in Reichweite des zivilisierten Mundes und es reicht bedauerlicherweise nicht aus, sich mit exotischen Früchten vollzustopfen und zu behaupten, „Natur" zu essen.

Wir sind dafür nämlich nicht mehr primitiv genug, und ein Umschulungspraktikum in einem Gorillastamm wäre notwendig, um sich das A und O der instinktiven Ernährung wieder anzueignen. Das soll uns aber in unserem Reformelan nicht bremsen!
„Es ist nicht notwendig zu hoffen, um etwas zu unternehmen und erfolgreich zu sein, um durchzuhalten“, sagt das Sprichwort. Diese Form der Ernährung sollte unser Leitfaden, unser Modell sein, dem wir bescheiden zu folgen versuchen, indem wir von vornherein unsere Fehlbarkeit akzeptieren. Zweifellos würde uns eine schwere Krankheit dazu motivieren, weniger ... fehlbar zu sein.

Wenn man auch humaner isst (wie auch der Cromagnon-Mensch oder die Menschenaffen), gilt aber trotzdem immer dieselbe Bedingung: Man muss Hunger verspüren, bevor man sich zu Tisch begibt.

A - Grundprinzipien der „humanisierten" bioklimatischen Ernährung

Richtiger Hunger.

Richtiger Hunger hat nichts, aber auch überhaupt nichts mit all diesen Symptomen, diesem Unwohlsein zu tun, das wir zu den unterschiedlichsten Tageszeiten verspüren.
Eine große Premiere für die Menschen. Wahrer Hunger ist leicht von „falschem“ Hunger zu unterscheiden!
Denn richtiger Hunger führt zu einem Euphoriegefühl, das sich einfach durch die Symbiose des Menschen mit der Natur erklären lässt.
Falscher Hunger ist allen zivilisierten, d.h. aufgedunsenen Menschen bekannt. Man kennt ihn und hofiert ihn, da er als Vorwand gilt, um bei jeder Tages- und Nachtzeit essen zu können. Das meinen wir, wenn wir sagen: „Mir knurrt der Magen.“

Was genau bedeutet Magenknurren?

Hierbei handelt es sich um nichts anderes, als eine Phase der Toxinausscheidung und den damit einhergehenden Unannehmlichkeiten. Man hat wackelige Knie, fühlt sich schwach, fröstelnd, verspürt Kopfschmerzen, der Magen grummelt, manchmal kommt es zu kalten Schweißausbrüchen an Stirn und Händen und zu einer schwachen Unterzuckerung...

Meine lieben Mitmenschen, verfallen Sie doch nur einmal zurück in Ihre Kindheit und stellen Sie sich vor, Sie verwandeln sich in einen majestätischen Löwen, in einen Savannenkönig. Wer wird schon glauben, dass der Hunger die oben genannten Auswirkungen auf dieses Tier hat? Stellen wir uns den Löwen mit knurrendem Magen, wackligen Beinen und entsetzlichen Kopfschmerzen vor.

Der Löwe hat zwei Möglichkeiten aus diesem Engpass herauszukommen:

- Er kann das erste Zebra, das vorbeikommt, höflich darum bitten, sich ohne Anstalten fressen zu lassen...
- Er kann im Kühlschrank nachsehen, ob irgendetwas ihm wieder auf die Beine helfen kann.

Was den Menschen angeht, wählt dieser ohne zu zögern die zweite Lösung oder den Griff zum Schokoriegel, falls kein Kühlschrank in Reichweite ist. Leider...
Denn zu essen, ohne richtigen Hunger zu verspüren, bedeutet sich noch ein wenig mehr mit Schadstoffen zu belasten. Oder glauben Sie, dass unser Verdauungsapparat ohne Hunger auf Hochtouren läuft oder die Enzymfabrik den Turbo einschaltet, um notwendige Substanzen zur leistungsfähigen Verdauung und Verstoffwechselung unserer Mahlzeiten zu produzieren?

Kann man das so sagen? Ja, das kann man...
Ein Organismus, dessen Zellen gut genährt sind, kann OHNE JEGLICHEN Energieverlust einen Tag - und manchmal länger - ohne Nahrung auskommen.
Dafür sind keinerlei Untersuchungen erforderlich. Die vitale Energie des Körpers ist vollkommen ausreichend, man muss einfach nur die Handbremse lösen, die die permanenten und erheblichen Fehler in Sachen Ernährung darstellen. Wenn man uns also ständig mit diesem Satz den letzten Nerv raubt „ein anständiges Frühstück ist notwendig,

jede Mahlzeit sollte die verschiedenen Bestandteile, sprich Proteine, Kohlenhydrate, Fette enthalten, man braucht X Kalorien, sonst...“, dann kann man nur bedauern, nicht der oben genannte Esel zu sein.

Nun wissen Sie bereits, was falscher Hunger ist. Jetzt müssen Sie nur noch den richtigen Hunger kennenlernen.

In der Mitte unseres Gesichts befindet sich die Nase. Sie existiert nicht nur, damit man unsere Spitzentaschentücher bewundern kann oder um die Börsenaktien durch Wegwerftaschentücher in die Höhe zu treiben, sondern um zu „schnuppern“! Die Nase ist mit Millionen von Geruchszellen ausgekleidet, die sich wie eine sich zur Sonne hin öffnende Sonnenblume bei zunehmendem Zellhunger mobilisieren.

Ein Fuchs kann im Winter bereits nur wenige „Hühnermoleküle“ auf mehrere Kilometer Entfernung riechen.
Einverstanden, wir sind keine Füchse, aber die biologischen Gesetze unserer Spezies gehen in dieselbe Richtung.
Je größer der Hunger, desto länger die Nase!

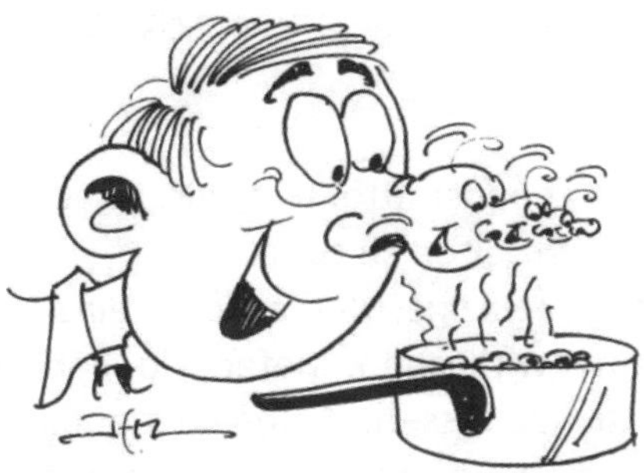

Das heißt, desto größer sein Geruchsvermögen.
Wenn ein Geruch auf die besagten Zellen trifft, vermehrt sich der Speichel, der sich zunehmend mit Ptyalin anreichert. Der Pankreas schärft in der Zwischenzeit seine Messer, bereitet seine Enzymsauce vor, was vom Dünndarm nachgeahmt wird. Was die Leber angeht, füllt sie schon einmal für alle Fälle ihre Tasche mit Gallensäften...
Schon ist der Organismus bereit, leistungsstark zu funktionieren, um unsere Nahrung für seinen eigenen Unterhalt bei minimaler

Abfallproduktion in Nährstoffe umzuwandeln (s. Kapitel über den Stuhlgang).

Hunger zu haben, ist von höchster Wichtigkeit.
Hunger sorgt für Tischvergnügen mit simplen, dem Leben angepassten Dingen. Wenn der Hunger gestillt ist, vernehmen wir den Unterschied zwischen dem Zeitpunkt, wo wir wirklich richtig Hunger hatten und dem Moment, an dem diesem Heißhunger Abhilfe geschafft wird.

Unter diesen Voraussetzungen können wir uns einfacher vom Tisch erheben. Wir kommen später beim instinktiven Aspekt der Ernährung noch einmal auf dieses Thema zurück.

Erlauben Sie mir noch eine kleine Bemerkung: bei der systematischen Knabberei des modernen Menschen handelt es sich auch um einen Hungerreflex, allerdings um ein qualitatives Hungergefühl. Der Selbsterhaltungsinstinkt passt auf und treibt selbst eine bereits übergewichtige Person zur Nahrungsaufnahme, um den erheblichen qualitativen Mangel zu kompensieren. Das verdanken wir den Raffinerien und der chemischen Umweltbelastung, die die Enzymkaskaden desaktiviert, sowie der Mikrowelle, dem Schnellkochtopf usw.

In dieser Welt der Lebensmittel-Misswirtschaft bekommen wir richtigen Hunger nur noch selten zu spüren!
Dennoch ist Hunger der einzige, der absolut einzige Wegweiser für unseren Instinkt. Ohne wirklichen, tiefen Hunger der Zellen ist es UNMÖGLICH, instinktiv zu essen. Selbstverständlich haben wir es versucht. Natürlich haben wir einen Pseudoansatz der instinktiven Ernährung praktiziert. Dies alles ist jedoch so weit von dem Vorgehen des wilden Tieres entfernt, dass es uns dazu zwingt, uns von Intelligenz, Überlegung, Erfahrung und ... eben auch von Fehlern leiten zu lassen.

B - Quantitative Überladung.

Wenn wir nur unserem Hunger entsprechend essen würden, gäbe es keine quantitative Überladung. Aber eine Mahlzeit hat schließlich noch

einen anderen Zweck: Sie dient dazu den Stress des beginnenden oder endenden Tages zu verarbeiten, den Zeitpunkt hinauszuzögern, an dem man zur Arbeit gehen muss oder einfach nur um die Langeweile des Fernsehprogramms zu vertreiben. Wer knabbert schließlich nicht ab und zu vor dem Fernseher?
Nur derjenige, der keinen hat und das ist wohl auch der Einzige.

Quantitative Überladung ist einfach zu erkennen
a - In der Intimität der Toilette, wenn die expulsierte Masse das Toilettenbecken ausfüllt.
b - Wenn Fettpolster, Dreifachkinn, vorstehende Gesäßmuskeln, eine gut ausgepolsterte Bauchdecke uns dazu zwingen, Kleidergröße 48 zu kaufen, obgleich unsere Körperstatur eher Größe 40 entspricht.

Sie können davon überzeugt sein, dass die Gabel die tödlichste Waffe ist, die der Mensch je hergestellt hat. Die Tonnen Nährstoffe, die in den europäischen Klärgruben landen, könnten Afrika von seiner endemischen Unterernährung befreien. In manchen Schweinezuchten - sehen Sie hier bitte keinen Zusammenhang - fängt man deren Exkremente auf, analysiert sie, fügt ihnen bei Mängeln das Notwendige hinzu und setzt es den Schweinen als Pastete wieder vor....
Man könnte sich beim Menschen dieselbe Nahrungskette vorstellen...
Nichts wird produziert, nichts geht verloren, alles wird umgewandelt...

Kann man Hunger erzeugen?
Das Gesetz des Astrilds

„Ein Drittel von dem, was wir essen, erhält uns am Leben", sagte Doktor Lindhar gern und fügte hinzu: „von den übrigen zwei Dritteln leben meine Kollegen."

Der Überdruck des menschlichen Motors zermürbt das „Metall" unserer Organe bis zum Bersten.

Der Astrild, ein kleiner graziöser Vogel aus Indochina, kann in Gefangenschaft normalerweise vier bis maximal fünf Jahre alt werden. Wird diesem kleinen Gast zweimal pro Woche zehn Stunden lang (das

Höchstmaß für diese Vögel, die langes Fasten nicht verkraften, sich nach 24 Stunden zusammenrollen und kurz darauf sterben) die Nahrung vorenthalten, VERDOPPELT sich ihre Lebenserwartung praktisch.

Diese Art von Experimenten ist nicht nur an diesen Vögeln durchgeführt worden, sondern auch an verschiedenen anderen Tierarten, immer mit demselben Ergebnis eines **eindeutigen Anstiegs der Langlebigkeit und der Vitalität!**

Werden diese Daten auf den Menschen übertragen, kommt man auf ein Alter von 140 Jahren. Das würde eine soziale Katastrophe nach sich ziehen, da die Belastung dieser zahlreichen alten und bedürftigen Menschen für die übrige Bevölkerung schwer zu tragen wäre.

Bevor man die Lebensdauer der Menschen verlängert, muss man sicherstellen, dass sie auch über die Mittel verfügen, bis zum Ende ihre organischen und mentalen Kapazitäten zu bewahren.
Das Problem der Ernährung wird meistens von einem qualitativen (bio oder nicht) oder theoretischen Standpunkt aus betrachtet: vegetarische, rohe, makrobiotische oder herkömmliche Ernährung...
Viel zu selten werden Erklärungen zum Thema Quantität gegeben. Klar sagt jeder, man muss weniger essen, aber da hört der Rat auch meistens schon auf. Bei der ANGEWANDTEN bioklimatischen Ernährung regeln sich diese Dinge von selbst, da die Grundregel, die wesentliche Bedingung darin besteht, nur bei ECHTEM Hunger zu essen. Das ist natürlich für jeden von uns, egal welcher Ernährungs-Philosophie wir angehören, nur ein frommer Wunsch. Wir essen alle zu viel, und ich halte jeden, der das Gegenteil behauptet, für einen Lügner.
Schauen wir uns doch nur unseren eigenen Teller an.

All unsere Feste enden mit dem Festakt des großen Fressens und selbst diejenigen, die absolut überzeugt davon sind, auf dem richtigen Weg zu sein, gönnen sich ab und zu Exzesse. Allerdings sind es nicht diese eher gelegentlichen Exzesse, die uns den Stoffwechsel kaputtmachen und zu Krebserkrankungen führen. Schließlich finden Weihnachten und Ostern nur einmal im Jahr statt...

Vielmehr sind die kleinen täglichen Exzesse schuldig: Weil wir ohne Hunger essen, nur weil es Mittagszeit ist, weil wir aus Langeweile essen oder um uns eine kleine Pause zu gönnen oder einfach nur, um uns für den stressigen Tagesablauf zu motivieren ... Es fehlt nie an Gründen, um unsere Kaumuskeln arbeiten zu lassen. Genau diese Ausschweifungen schwächen uns und machen vorzeitig aus uns eine Mahlzeit für Regenwürmer. Um den Zustand des kränkelnden Zweibeiners zu verbessern müssen wir genau das Gegenteil von dem tun, was vorausgehend dargestellt wurde:

Wir müssen vor allem weniger essen!

Aber leider ist nicht unser Gehirn ausschlaggebend, sondern unsere fleischliche Schwäche. Weniger zu essen ist sicherlich ein erster Schritt in die richtige Richtung, aber nur ein erster Schritt und weitere sollten folgen... Und an dieser Stelle fällt uns wieder die Lektion unseres Astrilds ein, d.h. das regelmäßige, tägliche Fasten.

Das Ziel des Fastens ist unserem Verdauungsapparat mehrere Stunden TÄGLICH eine Ruhepause zu gönnen.

Versuchen Sie doch einfach, täglich einen Marathon zu laufen und Sie werden sehen, was Ihr Muskelapparat davon hält...

Versuchen Sie pausenlos zu lesen und Sie werden sehen, welche Wirkung das auf ihre Gehirnzellen hat. Versuchen Sie, auf Schlaf zu verzichten und ununterbrochen wach zu bleiben...

Es muss uns einfach bewusst werden, dass wir physiologische Grenzen haben, die wir nicht schadlos überschreiten können.

Um falsche Argumente zu vermeiden, muss ich natürlich unterstreichen, dass das Herz 24 Stunden täglich arbeitet. Aber schließlich können wir unserem Herzen schlecht eine Ruhephase gönnen. Da die Natur es nun einmal so bestimmt hat, scheint das Herz keinen großen Schaden daran zu nehmen ununterbrochen zur Sicherung unserer Gesundheit wie ein Kranker zu schlagen!

Der Verdauungstrakt unterliegt nicht demselben Zwang und er kann eine Ruhepause machen, ohne dass es eine Gefahr für unser Lebenspotenzial darstellt, ganz im Gegenteil. Schließlich wird bei der Verdauung ein Höchstmaß an Energie für die Molekülspaltung verbraucht.
Befindet man sich nicht in einer Verdauungsphase, kann die dafür notwendige Energie freigesetzt und auf die tägliche Lebensenergie übertragen werden. Wir alle möchten weniger arbeiten, warum verlangen wir also von unserem Magen und seinen Kollegen lebenslängliche Zwangsarbeit? Und dann sind wir auch noch überrascht, wenn die Maschine streikt.

Aus diesen Gründen empfehlen wir für Erwachsene nur zwei Mahlzeiten pro Tag. Es besteht die Möglichkeit, das Frühstück ausfallen zu lassen. Das lässt sicher die Ärzteschaft grün anlaufen, da sie doch immer predigt, das Frühstück sollte reichhaltig usw. sein...
Sie kennen den Rest. Ihr Verdauungstrakt hätte so von der abendlichen Verdauung bis zum nächsten Mittag eine Arbeitspause von fast zwölf Stunden, damit sich unser gebeutelter Darm erholen kann!
So werden Grundsteine für Gesundheit und sicher auch, wie beim Astrild, für Langlebigkeit gelegt. Die morgendliche Mahlzeit ausfallen zu lassen, ist besonders für Personen mit Neigung zu Allergien oder Arthritis empfehlenswert.
Wie weiß man, dass man eine solche Veranlagung hat?
Man kommt morgens sowohl körperlich als intellektuell schlecht in Schwung, ist mürrisch. Im Laufe des Tages wird man langsam wach und abends kommt man schlecht ins Bett und kann nicht einschlafen. Das sind nur die hauptsächlichen Anzeichen, es gibt aber noch andere.
Das Weglassen des Abendessens ist eher für Personen mit hyposthenischer Veranlagung (hyposthenisch bedeutet Kraftmangel) geeignet. Ihr Lebenskreislauf verläuft dem obigen entgegengesetzt. Sie wachen problemlos auf, sind sofort hellwach und der Organismus ist gleich bereit zum körperlichen Einsatz. Demgegenüber sind sie abends müde und gehen früh zu Bett, da sie viel Schlaf benötigen. Reizt man sie nach 20 Uhr, werden sie leicht vor Müdigkeit aggressiv. Diese Personen sollten morgens und mittags essen und so ihrem Organismus abends eine Ruhepause lassen, von ca. 18 Uhr bis zum nächsten

Morgen.

Diese Vorgehensweise, bei der wir unserem Verdauungstrakt eine zehnstündige Ruhepause einräumen, ist eine wahre Operation ohne Skalpell, ein Pfand für gute Gesundheit. Diese Methode stellt uns zusätzliche Energien für unsere Aktivitäten zur Verfügung, die nichts mit Essen zu tun haben.

Ich bin davon überzeugt, dass diese Methode uns allen, EGAL WELCHE ERNÄHRUNGSFORM WIR AUCH PRAKTIZIEREN Unannehmlichkeiten ersparen, eine Menge kann.

Damit will ich nicht sagen, es sei egal, was man isst, solange man in Maßen konsumiert, ohne dass sich das negativ auf unseren Organismus auswirkt. Vielmehr verringert WENIGES Essen auf spektakuläre Weise die immunitären Reaktionen auf unsere ernährungsbedingten Ausschreitungen. Diese immunitären Reaktionen lösen nämlich die berühmten Ausscheidungskrisen aus, u.a. Rhynopharingitis, Mittelohrentzündung, Fieber, Kolitis, usw.
Indem wir also weniger essen und unserem Verdauungsapparat regelmäßig eine Ruhepause einräumen, tun wir mehr für unsere Gesundheit, als bei der Suche nach dem A und O irgendeiner Ernährungsmethode ohne quantitative Einschränkungen...

Ich betone erneut, dass ein Minimum von 75% roher Nahrung die zweite unumgängliche Bedingung für eine hochwertige Gesundheit darstellt.

Selbstverständlich kann man sich damit zufriedengeben, nur eine der beiden Bedingungen zu erfüllen. Das ist immerhin ein guter Anfang. Man kann aber mit ein wenig Anstrengung beide zu einem harmonischen Ganzen kombinieren, das uns zu pulsierender Energie verhilft und uns das in unserer modernen Gesellschaft gern gebrauchte Wort Müdigkeit endgültig vergessen lässt. Wer wäre schließlich nicht müde bei dem Gedanken, dass ein Mann um die vierzig, der seit seinem 20. Lebensjahr täglich 2 kg Nahrung aufnimmt, eine Gesamtmenge von ... 24 Autos zu je einer Tonne verschluckt hat!

Wüsste die Menschheit, welch kleine Menge Nahrung tatsächlich ausreicht, um den Körper auf bestem vitalen Empfang zu halten, wäre sie entsetzt über die unglaubliche Masse an Nahrungsmitteln, die sie täg-
lich verbraucht.

Das Fasten

Man kann nicht vernünftig über wenig Nahrung reden, ohne dabei auf mehr oder wenige lange Fastenzeiten einzugehen. Fasten bedeutet zunächst einmal sich mit Luft und Wasser zu begnügen und zwar ausschließlich mit Luft und Wasser. Jeder kann es versuchen, allerdings mit einigen Nuancen. Wenn man bis zu den Ohren in schlechtem Essen steckt und plötzlich fasten will, muss man sich auf mehr oder weniger heftige Ausscheidungskrisen gefasst machen!
Wenn man aber bereits seit einiger Zeit eine Ernährungsreform eingeführt hat, ist das zu regulierende organische Chaos nicht mehr ganz so groß und die zu erwartenden Ausscheidungskrisen sind weniger zahlreich. Das Fasten kann eine vorbeugende oder heilende Funktion haben:
Vorbeugend, wenn man es drei oder vier Tage z.B. bei einem jahreszeitlichen Wechsel durchführt. Bis zu einer Woche treten bei Personen, die ihre Ernährung zuvor umgestellt haben, keine großen Probleme auf. Die anderen sollten lieber erst mit einer besagten Reform anfangen.
Wird eine Woche des Fastens überschritten, betreten wir den Bereich des therapeutischen Fastens, für das man einige Kenntnisse benötigt. Schließlich fasten wir nicht, damit es uns hinterher schlechter geht als vorher.

Nach zwei Wochen Fasten werden eine Klinik und Therapeuten notwendig. Das therapeutische Fasten kann bis zu zwei Monaten dauern z.B. bei Krebserkrankungen oder anderen organischen Schandtaten, die man nicht wieder loswird. Es versteht sich von selbst, dass wir hier eine andere Welt betreten, in der man nicht nur zur Entschlackung fastet, sondern zur Rettung seines Lebens!

Fasten in der Anwendung.

Auch wenn dies in Deutschland gang und gäbe ist, so erscheint mir das Fasten, das sich auf das Wandern in den Bergen beschränkt, nicht die beste Methode zu sein. Allerdings können gleichzeitiges Fasten und Wandern uns deutlich machen, dass wir nicht gleich sterben, wenn die nächste Mahlzeit nicht schon fertig auf dem Tisch steht!

Will man das Fasten aber wirklich als „Waffe" zur organischen Entschlackung einsetzen, muss man sich unbedingt ... Ruhe gönnen!

Je länger man fastet, umso wichtiger ist das. Man kann spazieren gehen, die Vögel singen hören, müßig gehen, damit man alle organischen Kräfte auf die Reinigung der Zellen, Nieren, Leber und des Darms konzentriert...

Mit einem Wort, die Muskeln werden an die Leine gelegt und auf körperliche und intellektuelle Arbeit wird verzichtet.

Man muss sich aufs Fasten vorbereiten, indem man sich einen Anfangstermin setzt, aber kein Ende vorgibt!

Man kann vor Fastenbeginn ein bis zwei Tage nur Gemüsesäfte zu sich nehmen. Im Allgemeinen kann man mehrere organische Schwankungen beobachten. Hierbei eliminieren die Zellen die Toxine, die während der Auscheidungskrisen in erhöhter Anzahl im Blut und den Lymphen vorkommen. Das ist meistens am zweiten, dritten und am zehnten Fastentag der Fall. Danach werden die Krisen seltener und das Fasten ist leichter zu verdauen. Nun muss man nur noch das Fortschreiten des Reinigungsvorgangs überwachen und kontrollieren. Erstens durch den Atem. Solange der Atem nicht frisch ist, fasten wir weiter. Zweitens durch den Belag der Zunge. Solange dieser nicht zartrosa wie bei einem Baby ist, fasten wir ebenfalls weiter.

Auf diese Weise legt der Organismus SELBST das Ende des Reinigungsprozesses fest. Sobald Atem und Zunge in Topform sind, kann man das Fasten beenden, da vorerst keine Toxine mehr vorhanden sind.

Das kann dreißig, vierzig Tage oder auch länger dauern...

Es ist klar, dass die fastende Person sich nicht so weit allein vorwagen kann, denn wenn die Zeichen des Fastenendes nicht richtig interpretiert werden (und man weiter fastet), kann es durch den Druck

zu einer Umkehrosmose im Bereich des Glomerulus der Niere kommen und so das Blut „vergiften“.
Hier ist es wichtig, zur Kontrolle des Vorgangs bioelektronische Analysen durchzuführen. Ich betone erneut, dass man diese Art des Fastens nicht allein bei sich zu Hause praktizieren kann.
Das Fastenende ist ebenfalls wichtig. Häufig fühlen sich die Personen, die über drei Wochen gefastet haben, so gut, dass sie gar nicht wieder essen möchten. Man fängt langsam mit einem Gemüsesaft wieder an, gefolgt von Gemüse in kleinen Mengen. Es bedarf einer Woche, bevor man wieder zu einem normalen Essensrhythmus zurückfindet. Es wäre gut, von der Gelegenheit zu profitieren und generell weniger zu essen.
Diese Ratschläge können nur eine Heranführung ans Fasten darstellen. Im Allgemeinen verdient diese Therapeutik Beachtung bei chronischen Krankheiten und natürlich in kurzen Anwendungszeiträumen als Präventivmaßnahme.

C - Schlichtheit

Je weniger man Nahrungsmittel mischt, umso weniger Energie wird bei deren Verdauung verbraucht. Es kann nicht oft genug wiederholt werden, dass die Verdauung der größte Energieverbraucher überhaupt ist. Jawohl, man verbraucht mehr Energie bei der Verdauung als beim Jogging, zum Lösen von Geometrieaufgaben oder bei leidenschaftlichen Liebesspielen!

Die Verdauung, die anfangs dazu bestimmt war, Nahrung in Energie umzuwandeln, verbraucht heute mehr Energie für die Umwandlung der Nahrung, als diese selber enthält!

Der moderne Mensch verträgt nur schlecht die Regelmäßigkeit und er braucht Abwechslung und Vielfalt. Solange die Lebensmittel roh sind, man guten Appetit hat und die Mengen gering ausfallen, hat das Kombinieren von Nahrungsmitteln kaum Konsequenzen.
Werden sie aber gekocht, wird die Lage erheblich erschwert, und man sollte sich lieber an die auf diesen Seiten vorgeschlagenen „Menüregeln“ halten.

D - Die wirklich notwendigen Veränderungen
Vor allem Vollwertkost.

„Wenn man ausschließlich roh isst, isst man zwangsweise Vollwertkost", würde der Besserwisser sagen.
Aber leider ist die Erde von Unwissenden bevölkert, die ihre Schwierigkeit mit absoluter Rohkost haben ... und „wer nie gesündigt hat, der werfe den ersten Stein!"
Ich würde sogar akzeptieren, dass mir derjenige einen Stein zuwirft, der zumindest ein Dreivierteljahrhundert nicht ohne eingestandene Schwächen, sondern ohne bewusste Schwächen hinter sich hat (das betrifft auch diejenigen, die dicke Bücher voller Weisheiten schreiben).
Man kann anderen relativ leicht weismachen, dass unsere Blase in Wirklichkeit eine Laterne ist ... aber uns selbst vor einem Spiegel von Angesicht zu Angesicht zu belügen, ist da schon schwieriger!

Also essen wir vollwertig und vollwertig heißt bio, sonst nimmt man noch mehr Chemieprodukte auf. In Frankreich sind zum Beispiel 107 Chemieprodukte für die Herstellung von Brot zugelassen, darunter ein „Trockenstoff", der das Brot schön schnell austrocknet. Das betrifft leider auch eine Vielzahl an Brotsorten, die nach sogenannter „ländlicher Art" hergestellt werden - Getreide:
gekeimt sind sie toll, gekocht sorgen sie für Wärme, sind jedoch schleimtreibend
- Öl: da gibt es keinen Zweifel: man MUSS Öle aus erster Kaltpressung mit einem Säuregehalt von unter 0,3% verwenden.
Um sich davon zu überzeugen, braucht man sich nur den Herstellungsprozess davon durchzulesen, was uns noch als Tischöl verkauft wird! Folgen wir dem Wegweiser und springen wir in die Melasse.

Eines der Herstellungsverfahren für Öl:
Man beginnt mit der Kaltpressung, wobei eine bedeutende Menge an Lipiden im Zellulosegewebe gefangen bleibt. Um den Rest zu extrahieren, benutzt man chemische Lö-sungsmittel vom Typ Trichlorethylen, Cyclonexan oder Ethylalkohol...

Um die kolloidalen Substanzen (schwebende Teilchen) zu eliminieren, wird Schwefelsäure verwendet. Danach wird das Öl bei 100°C gewaschen und zentrifugiert. Es wird mit absorbierender Erde aufgeschlagen und fil-triert. Danach müssen die unerwünschten Fettsäuren entfernt werden, was man Neutralisierung nennt. Hierzu wird das Produkt mit Ätznatron versetzt. Nun wird das „Öl" mittels Cerdioxid oder Kalium-Biochromat entfärbt...
Danach wird es im Vakuum und unter Dampf bei 200°C mit einem Zink-Chlorid-Katalysator desodoriert. Zum Abschluss wird eine hübsche Gold-Färbung durch Zugabe von Curcumin (E100) oder Lactoflavin
erhalten (E101)...

Bei Margarine ist das noch schlimmer, da die Hydrierung der Öle (zur Härtung) bei sehr hohen Temperaturen stattfindet.

Die einzige empfehlenswerte Verwendung für diese gepanschten Öle ist zum Fetten der Fahrradkette!

b - Verzicht auf Milchprodukte

Wir kommen noch einmal darauf zurück, aber interessante Dinge sind die eine oder andere Wiederholung eben wert.
Auf Milch zu verzichten, ist nicht zu schwierig, da Milch ja bekanntlich keine drogenähnliche Wirkung hat. Wenn man es erst einmal geschafft hat ... verliert das Kuheuter jeglichen Reiz!
Osteoporose, Rheuma, Herz-Kreislauf-Erkrankungen, Allergien und zahlreiche andere Beschwerden hängen eng mit Milchprodukten zusammen. Haben Sie jemals einen Elefanten an Coxarthrose leiden sehen?
Man stelle sich nur einmal eine Giraffe mit einem Bandscheibenvorfall vor. Ein Krankengymnast würde einen ganzen Tag benötigen, um die Wirbelsäule der langen Dame zu überprüfen!
Und die heilige, wiederkäuende Kuh trinkt auch nicht ihre eigene Milch für gute Knochen, die mein Hund übrigens besonders hart findet. Pech für die 300 verschiedenen französischen Käsesorten!

Der absolute Horror: die Mischung aus Mehl und Zucker

Vollkornbrot und von Vegetariern hausgemachte Biokonfitüre. Da soll man sich nicht länger über die Tristheit und den Energiemangel wundern, die bei den meisten Vegetariern vorherrschen.
Fleisch bringt den Organismus weniger um als diese Mischung, die sicher lecker ist, aber hauptsächlich die Produktion von Harn- und Oxalsäure fördert. Eine kleine praktische Pose:
Gehen Sie zu Ihrem Spiegel und stellen Sie sich so dicht wie möglich davor, um Ihr Auge anzuschauen...
Wenn Sie um Ihre Pupille herum einen orange- bis braunfarbenen, mehr oder weniger großen Kreis bemerken, wissen Sie, dass Oxalsäure bei Ihrer Verdauung hergestellt wird und sich in Ihrem Gewebe ablagert. Das ist die geöffnete Eingangstür für jegliche Formen von Rheumatismus. Wenn dieser Kreis schön dick ist, bedarf es mehrerer Reinkarnationen, um diesen Eindringling wieder zu verjagen. Aber keine Angst, es gibt etwas Besseres.

Erhitztes Fett
Ich komme nur kurz auf dieses Thema zurück. Selbst die offizielle Ernährungswissenschaft warnt davor, das soll schon etwas heißen. Wir sollten wissen, dass es sich nicht nur um Fett oder Öl handelt, das wir unserem Gericht vor dem Garen hinzugefügt haben, sondern auch um natürliche, z.B. im Fleisch enthaltene Fette.

Wenn wir diese drei Parameter in den Griff bekommen, d.h. Bevorzugung von Vollwertkost, Verzicht auf Milchprodukte, Vermeidung des Verzehrs erhitzter Fette, dann haben wir unsere Ernährungsreform schon SEHR gut eingeleitet. Ich wage fast zu sagen, dass wir bereits den wichtigsten Teil des Wesentlichen erreicht haben. Ich gestatte Ihnen aber nicht, in der Hoffnung auf ewiges Leben an dieser Stelle aufzuhören!

E - Eine jahreszeitlich angepasste Ernährung

Falls wir über ein wenig Logik verfügen, sollte uns das eigentlich ganz logisch erscheinen!

Der Mensch ist unter dem Vorwand irgendwelcher Ursprungstheorien dazu bereit, alles zu schlucken, selbst das dümmste Zeug!

Der Mensch stamme demnach aus den Tropen und sei genetisch auf Früchte eingestellt.

Einverstanden, aber ... müsste dieses Argument dann nicht auch für den Bären gelten?
Ist der Gedanke absurd, dass am Anfang des Lebens auch alle Bären in den Tropen lebten und braunes Fell hatten?
Kann man nicht ebenso glauben, dass die Wanderungen des Teddys ihn in kältere Gefilde geführt haben, sich sein Fell nach und nach aufgehellt und er seine Nahrung dem nordischen Klima angepasst hat?
Jeder wird verstehen, dass der heutige Eisbär, der von seinem genetischen Ursprung her ein schlichter Braunbär ist, im Eis der Pole nicht lange überleben könnte, würde er Seelöwen und schön fette Fische gegen zuckersüße Mangos eintauschen. Der Mensch hat auch seine Farbe verändert und ist weiß, rot oder gelb geworden, wo zu Beginn nur Schwarzhäutige überleben konnten...

Wer kann - ohne dabei zu frösteln- behaupten, die Ananas sei ein passendes Nahrungsmittel für den europäischen Winter?

A - Wie soll man sich im Winter ernähren

- ZUNÄCHST UND VOR ALLEM

ist der Obstkonsum so weit wie möglich einzustellen. Keine einzige Frucht reift im Winter auf dieser Seite des Mittelmeers.
Es stehen Ihnen einige - wenige - Abweichungen von dieser Regel zu (siehe Kapitel zum Thema Frustrationen).

- Man verringert den Verzehr von wasserhaltigem Gemüse:

z.B. Tomaten und Gurken, da ihr Wassergehalt zu hoch ist.

Wasser ist nicht nur Kühlflüssigkeit für unser Auto sondern im Winter selbst für unseren Körper. Im Sommer bringt Wasser uns zum Schwitzen, wodurch der Körper seine Temperatur reguliert und so nicht überhitzt. Im Winter muss man Wasser loswerden und das tut der Körper auch! Mit den ersten Temperatureinbrüchen müssen wir zunächst häufiger, später seltener urinieren. Selbstverständlich enthält die so ausgeschiedene Flüssigkeit Toxine, aber auch Kalorien.
Je mehr man uriniert, desto mehr Kalorien werden ausgeschieden, die der Körper eigentlich zum Aufrechterhalten der Körpertemperatur vorgesehen hatte.
Deshalb trinken wir im Winter weniger, ganz einfach weil wir weniger Durst haben und weniger Feuchtigkeit in Form von Schweiß evaporieren, und wir verzichten auf wasserhaltiges Gemüse.

- Kein Vitamin C-Doping:

schließlich verfügt der Mensch über Biorhythmen!
Wir kennen sie alle. Dabei sind wir weder Bären noch Winterschlaf haltende Murmeltiere, sondern Zweibeiner, die im Winter im Erwarten des Frühlings mehr oder weniger vor sich hin vegetieren. Es leuchtet auch ohne höhere Ausbildung jedem ein, dass wir im Sommer in besserer Form und fitter sind, wir weniger schlafen und mehr Lebensfreude haben. Wir folgen hier unseren Biorhythmen, bei denen es sich um Energieschwankungen von unterschiedlicher Frequenz handelt. Zusätzlich gibt es tägliche Biorhythmen. Wir wissen, dass der Mensch Schwächehöhepunkte für ein bestimmtes Organ zu einer bestimmten Uhrzeit hat. Der 28-Tage-Zyklus der Frau ist allen gut bekannt...
Aber wir interessieren uns hier vor allem für den jahreszeitlichen Biorhythmus. Man liest überall, dass man Frisches essen muss. Das ist im Sommer auch sicher richtig, findet im Winter jedoch keine Anwendung. Denn im Winter vibriert unser Organismus nur schwach. Essen wir sehr viel Frisches mit hoher Schwingung, können wir mit unserer Nahrung nicht in Resonanz treten. Davon stirbt natürlich niemand gleich. Trotzdem sollte uns dieses Detail davon überzeugen, dass perfekte Gesundheit VOLLKOMMEN von der Beachtung der Naturgesetze abhängt, wovon wir uns leider zunehmend entfernen. Ich komme nochmal auf das berühmte Vitamin C zurück, das uns von den Herstellern so sehr ans Herz gelegt wird. Im Winter Vitamin C

einzunehmen, hat denselben Effekt wie ein Hinterntritt bei einem Esel, der sich nicht vorwärts bewegen will! Mit der einzigen Wirkung, nein nicht für den Esel, für uns - dass man sich bei Ende der Einnahme oder zu Frühjahrsbeginn noch erschöpfter als vorher fühlt. Deshalb verzichten wir im Winter auf Vitamin C und geben uns mit etwas welkem Gemüse zufrieden. Eine weiche Karotte, eine bereits keimende Kartoffel oder ein blasser Porree sollten unsere Begleiter in der kalten Jahreszeit sein.

- Ölfrüchte

Ölfrüchte gibt es in großer Vielfalt.
Zunächst die, die wir alle kennen: Walnüsse, Haselnüsse, Mandeln und dann die, die wir bei einer Ernährungsumstellung entdecken: Pekan, Macadamia, Paranüsse, rohe Erdnüsse, usw.
All diese Nussarten sind hoch fetthaltig und versorgen uns im Winter mit den notwendigen Kalorien für eine angenehme Körperwärme.
Diese Wärme ist für eine gute Stoffwechselfunktion von größter Bedeutung. Versuchen Sie nur, geistig anspruchsvolle Arbeit zu leisten oder zum Stopfen von Strümpfen Garn in die Nadel einzufädeln, wenn Sie vor Kälte bibbern. Sie werden sehen, dass es unmöglich ist und wir uns vorher erst aufwärmen müssen. Ich treib's noch einmal auf die Spitze, indem ich wiederhole, dass man lieber bei gekochter Nahrung schwitzen als bei Rohkost frieren sollte. Ein frierender Körper im Winter ist verhängnisvoll und kann nur durch die „Wohltaten“ unserer Technologie bekämpft werden. Kein einziges wildes Tier kann sich diesen Luxus gönnen. „Aber es isst doch auch roh“, werden Sie erwidern. Selbstverständlich, aber es ist lange nicht so degeneriert wie wir und es frisst AUSSCHLIESSLICH das, was die Natur ihm bietet und zwar DORT, WO ES LEBT. Es gibt nun einmal keine exotischen Früchte aus Tansania oder chilenische Rosinen, wenn es schneit.

Deshalb sorgen Ölfrüchte für Wärme.
Falls sie Ihnen als „Kohle“ für Ihren inneren Ofen ausreichen, belassen Sie es dabei und bleiben bei Rohkost. Allerdings enthalten Ölfrüchte wie alle Körner ein Anti-Enzym, dass sie vom Keimen abhält, solange die Natur noch nicht bereit dazu ist. Dieses Anti-Enzym muss neutralisiert werden: entweder durch die Verdauungssäfte, wodurch Energie verloren geht oder durch einfaches Anfeuchten der Ölfrüchte,

das den Fermentationsvorgang auslöst. Für Getreidekörner und Hülsenfrüchte ist das ganz einfach, man muss sie einfach 24 Stunden in Wasser einweichen. Bei Nüssen ist es ein wenig komplizierter und sie müssen länger einweichen. Aber es ist nicht sehr schlimm, trockene Nüsse zu essen und bleibt es bei diesem einzigen Vergehen, überschreiten wir ohne Schwierigkeiten den 110. Geburtstag! Allerdings sollte man vermeiden, die Nüsse zu vermischen. Entweder man isst nur Haselnüsse oder nur Pekannüsse ... Und wenn man einen Tag, eine Woche oder einen Monat lang Lust hat, nur Haselnüsse zu essen, dann folgt man einfach seinem Instinkt und isst nur das! Natürlich mit Rohkost. Unsere zweite Tochter hat uns mit vier Jahren diesen Streich gespielt (einen von vielen) und ein Jahr lang nur Paranüsse gegessen!

Diejenigen, die Paranüsse kennen, wissen welche Tortur das für die Eltern darstellt, da Paranüsse besonders schwer zu „knacken" sind. Da wir kein Gespür für Mäßigung haben, überschreiten wir häufig die organische Toleranzschwelle für Nüsse. Dafür gibt es eindeutige Anzeichen, da unser Stuhlgang eine sehr helle Farbe annimmt, die von der Überlastung der Leberkapazitäten, von Verschlackung und der Nicht-Ausscheidung des Stercobilins zeugt, einem Stoff, dass für die Dunkelbraunfärbung unseres Stuhls zuständig ist. Wenden wir uns vom Endpunkt der Nahrungsstrecke ab und kehren wir zum Anfangspunkt zurück, um uns weiter um die berühmten Zerealien zu kümmern, die bei den einen verschrien sind und von den anderen geliebt werden. Zunächst sollt man Zerealien verwenden, die am wenigsten schleimen, d.h. Reis, Quinoa, Buchweizen, Hirse und Amarant. Reis ist nur schwer roh zu verzehren oder zum Keimen zu bringen. Deshalb gönnen wir ihn uns NUR, wenn wir wirklich keine andere Möglichkeit zur Wärmeproduktion haben. Buchweizen braucht man nur einen halben Tag in lauwarmes Wasser einzulegen, um ihn genießen zu können.

Hirse und Quinoa keimen auch nicht besonders gut. Aber schließlich gibt es ja noch Dinkel, Hafer, die berühmten Flocken unserer Kindheit, Gerste, usw. All diese Körnerarten weicht man in Wasser ein, bis sie zu keimen beginnen und dann können sie verzehrt werden. Warum? Weil die Keime nicht sprießen sollen, da sie die Stärke des Kerns aufnehmen und sie in Mineralsalze, Spurenelemente und Vitamine umwandeln, was natürlich sehr wertvolle Elemente sind, jedoch keine Kalorien spenden. Deshalb muss man sie nur sehr wenig keimen lassen, damit die Stärke ... Stärke bleibt, um Kalorien zu liefern. Im Sommer gilt selbstverständlich das Gegenteil: man lässt sie ruhig keimen und isst die knackigen Keimlinge voller energiereicher Elemente.

Tierische Proteine.

Schon wieder ein Thema, bei dem sich die Geister scheiden ... Nimmt man tierisches Eiweiß zu sich, wird man als Attila oder blutrünstiger Schlächter verschrien, isst man sie nicht, gilt man als neurotische Ziege oder dickhäutiger Wiederkäuer!

Ein Vorteil hat das jedoch: die Diskussionen sind lebhaft, auch wenn jeder meistens auf seiner Meinung beharrt und die der anderen kaum anhört. Eine eingestandene Sünde ist schon halb vergeben ... ich gebe also zu, dass ich diese Art der Intoleranz ebenfalls an meinen Anfängen ausgeübt habe. Ich glaube sogar, dass das eine notwendige Phase unserer Ernährungsumstellung ausmacht. Denn man braucht zu Beginn eine starke Überzeugung, wenn diese auch manchmal ein wenig unrealistisch ausfällt. Denn wenn man nicht motiviert ist, ist man insgeheim vielleicht noch nicht wirklich von seiner Meinung überzeugt.

Unser Unterbewusstsein, das von Mamas Erziehung geprägt ist, steht im Widerspruch zu unserem Bewusstsein, bei dem es sich um das von uns angeeignete Wissen handelt. Von diesem „Kampf" hängen unsere Anpassungsfähigkeit und unsere Überzeugung ab. Ist das Unterbewusstsein stärker, fällt man in die Vergangenheit zurück. Gewinnt das Bewusstsein die Oberhand, können wir leicht dem Weg unserer neuen Überzeugung folgen.

Sorgen wir doch einfach für ein wenig Wirbel.

Ist Vegetarismus eine Ernährungsform und wenn ja, für wen?

Fahren wir mit der Elimination dessen fort, was eigentlich einleuchtend erscheinen sollte. Löwe, Tiger, Bussard und Fuchs wären nicht sehr erfreut, wenn der liebe Gott ihnen plötzlich Knochenmark oder Schenkel ihrer pflanzenfressenden Beute versagen würde. Auf

dem Meeresgrund spielt sich dieselbe Szene ab, denn Haifisch oder Muräne sind ebenfalls keine Pflanzenfans.
Bis hierhin kann sich der überzeugte Vegetarier noch nicht angegriffen fühlen (obwohl ich so manchen kenne, der sogar seinem Hund nur noch Karotten und Radis gibt). Zwar hat Médor seine Meinung nicht preisgegeben, aber er wedelt immer noch zufrieden mit dem Schwanz!
Spinnen wir diesen Gedankengang jedoch weiter und sprechen das Reich der Pflanzenfresser an, wird diese Aufgabe zu einem Drahtseilakt, bei dem stets die Leidenschaft ins Spiel kommt und man auf Taube Ohren stößt..., vor allem, wenn man vom menschlichen Vegetarismus spricht.
Die Anhänger des Vegetarismus hegen ihn, wie ihren Augapfel und sind felsenfest davon überzeugt, dass es sich hier um den normalen, natürlichen und instinktiven Weg des Menschen handelt.

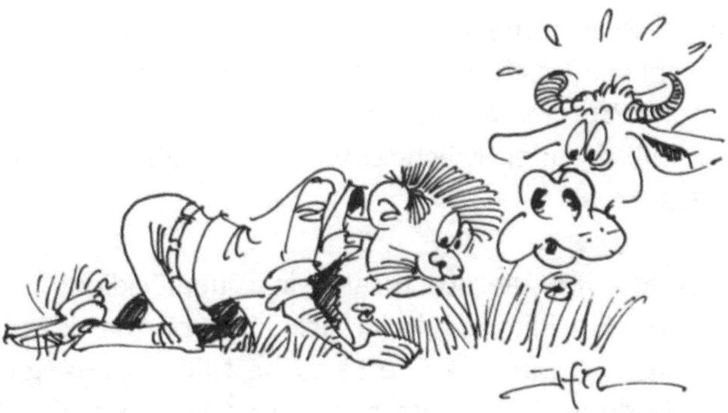

Ich weiß das umso besser, weil ich auch einmal zu ihnen gehörte!
Ja, ich war über zehn Jahre Totalvegetarier. Meine ältesten Töchter sind von Geburt an Vegetarier, die drei jüngeren sind es weniger...

Aber da ja nur die Dummen ihre Meinung nicht ändern, habe ich versucht, mich weiterzuentwickeln und die Subjektivität, auf der eine Theorie oder Überzeugung basiert, beiseite zu legen.

Ein Gläubiger lebt seinen Glauben ohne Erklärungen zu benötigen und ohne sich manchmal um richtiges Verstehen zu bemühen.

Man sollte dennoch versuchen, über diese an sich respektable Einstellung hinauszusehen, um sich auch an der Tierwelt zu orientieren und zu sehen, wie hier dieses Problem bewältigt wird.

Was hält das Baby davon?

Beginnen wir mit dem Menschenkind.

Die Physiologie lehrt uns, dass das Baby (wie jeder weiß) mit einem Magen zur Welt kommt, der ein Labferment zur Verdauung der Milch ausscheidet, die unser Sprössling hingebungsvoll saugt. Was weniger bekannt ist, da die triumphierende „Bulldozer-Medizin“ dies verächtlich verschleiert, ist die Tatsache, dass die Natur diese Art der Ernährung für Kleinkinder bis zum 2./3. Lebensjahr vorgesehen hat!´Denn das von der Magenschleimhaut produzierte Labferment versiegt erst in diesem Alter.

Die Natur hat also ursprünglich folgendes vorgesehen:

1. menschliche Milch für das Kind bis zum 2./3. Lebensjahr
2. tierische Proteine durch die Muttermilch!
3. keine Milch oder Milchderivate nach Überschreitung dieser Altersgrenze.

Erste Schlussfolgerung, die durch zahlreiche unglückliche Erfahrungen unterstützt wird: Ein Säugling kann sich nicht normal körperlich und geistig entwickeln, wenn es keine tierische Milch als Säugling erhält! Im Klartext bedeutet das, dass weder Weizenmilch (habe ich ausprobiert), Mandelmilch (habe ich ausprobiert) noch Sojamilch (habe ich ausprobiert) eine geeignete Lösung für das Baby sind, Mamas hübschen Busen zu ersetzen.

Natürlich wird das Kind davon nicht sterben, denn unser Organismus ist eine wunderbare Maschine, die selbst unter schlechten Bedingungen das Beste gibt. Es gibt schließlich auch ältere Menschen, „die an der Flasche nuckeln“, seitdem sie die Milch hinter sich gelassen haben, und die trotzdem noch am Leben sind.

Ist das aber ein Grund dafür, entgegen der Natur zu handeln und das enorme Lebenspotenzial schon von Beginn an zu schwächen?

Kommen wir also zur Tierwelt und stellen uns eine Frage, die auf den ersten Blick albern erscheint: Gibt es Vegetarismus bei den Tieren?
„Selbstverständlich“ ist die überzeugte Antwort. Die Kuh, die ich beim Schreiben von meinem Fenster aus betrachte, das Zebra in der afrikanischen Savanne, das Wildschwein, Feind der Maisfelder, das sich mit Nostalgie an die Eicheln der Eichenwälder erinnert ... Sie täuschen sich alle, wenn sie das glauben, denn die Kuh frisst beim Grasen über 100g Proteine pro Tag, genau wie das Zebra. Was das Wildschwein betrifft, leckt es sich den Rüssel, wenn es Regenwürmer entdeckt. Es ist sogar so schlecht erzogen, dass es ganze Rasenflächen auf der Suche nach Würmern umpflügt. Hier gibt es also keinen absoluten Vegetarismus!
Selbst der Panda frisst beim Kauen von Bambus Insekten und Raupen mit... wenn er nicht gerade schläft.

Sie haben recht, das entspricht natürlich noch lange keinem Steak oder Entrecote, aber im Darmtrakt wird das alles (Regenwürmer, Insekten oder Schinken) in Aminosäuren umgewandelt, auf denen kein Etikett die Herkunft nachweist!
Um die Verwirrung der fast religiös überzeugten Vegetarier, die das lesen, nicht auszunutzen, gestehe ich ihnen zu, dass es den absoluten Carnivorismus ebenso wenig gibt!
Sowohl Bussard, als auch Löwe und Fuchs beginnen ihr Festmahl nach Erlegung der Beute immer an derselben Stelle: den Eingeweiden. Ihr Instinkt befiehlt ihnen hier nach verdauten Pflanzen zu suchen, um Mineralsalze und Spurenelemente zu finden.

Also steht es unentschieden!
Das Leben ist ein Ganzes, eine Einheit, die sich über unsere Theorie nur lustig macht.

Allerdings erscheint es mir eindeutig, dass der Mensch nicht dazu geschaffen ist, nur Kühe zu essen, und wir uns ein Beispiel an Gorillas und Schimpansen nehmen sollten, die ihre Gastronomie mit Insekten und Vogeljungen vervollständigen...
Genauso eindeutig erscheint mir, dass der enorme Konsum der westlichen Länder ein Riesenfehler ist, der eine erhebliche Beeinträchtigung unseres Immunsystems darstellt. Wie viel Fleisch soll

man also essen? Sehr wenig, ich denke, dass ein- bis zweimal pro Monat reichlich genug sind. Das hängt natürlich davon ab, in welchem Alter man die Ernährungsreform durchführt. In ganz jungen Jahren, stellt ein Minimum an Fleisch kein Problem dar. Im Alter muss man ein wenig vorsichtiger sein, da der Organismus im Laufe der Jahre zum Selbstschutz einen Stoffwechsel-Nebenkreislauf entwickelt hat, der, egal was passiert, für ein gewisses Gleichgewicht sorgt. Wenn ein „Alter" plötzlich völlig auf Fleisch verzichtet, kann er seinen Organismus dadurch in Assimilations- und Funktionsschwierigkeiten bringen.

Greifen wir den Vegetarismus-Faden wieder auf. Vegetarisch bedeutet ohne tierische Produkte zu leben, ok. Aber reicht die Tatsache aus, keine „Kadaver" mehr zu essen, um uns in Einklang mit den Naturgesetzen zu bringen?

Ausschweifungen des Vegetarismus

Ausschweifungen kommen im Vegetarismus zahlreich und häufig vor und sind zumeist schädlicher für den Organismus als der Verzehr von Fleisch oder Fisch.

A - Zerealienmissbrauch.

Morgens Brot oder Müsli, mittags Pilpil und abends Nudeln zu essen, führt zwangsweise zu Verschlackung, Arthrose und Rheumatismus.
Vor allem, wenn das morgendliche Vollkornbrot mit guter hausgemachter Konfitüre und Biobutter bestrichen ist!

B - Käsemissbrauch

Der Mensch lebt ständig in der Angst, ihm könnte es an etwas fehlen. Wenn er aufhört, Fleisch zu essen, meint er, er müsse es durch etwas anderes ersetzen. Hierbei handelt es sich oftmals um Milchprodukte, die bei starkem Verzehr schnell zu Allergien, Asthma und Herz-Kreislauf-Erkrankungen führen können.

Beide, Zerealien- und Käsemissbrauch, treten häufig gemeinsam auf und führen zu dem, was ich bei einem europäischen Vegetarismus-Kongress in Strasburg beobachten konnte: d.h. zu grauen, gebeugten Individuen (natürlich nicht bei allen!).

C - Frustrationen

Das Vegetarier-Dasein ist nicht immer einfach, denn in unserem Unterbewusstsein schlummert das Schwein, das gern „alles fressen würde“, allerdings durch das Bewusstsein des Menschen zum Schweigen gebracht wird. Das ist eine Konfrontation mit unserem Ich, deren Ausgang nicht immer im Voraus entschieden ist. Der Seelenfrieden des Vegetariers lässt sich an seinem Verhalten angesichts eines Fleischfressers erkennen. Dulden Sie an Ihrem Tisch solche „Bösewichte?

Wenn ja, haben Sie den Vegetarismus perfekt verinnerlicht. Wenn nicht und falls Ihnen beim Duft oder Anblick von Fleisch das Wasser im Munde zusammenläuft oder Sie dem „Fleischfresser“ gegenüber aggressiv werden, lassen Sie Ihrer Intelligenz freien Lauf und bestellen Sie sich ein Steak-Tartar* gegen Frustrationen!

Wir suchen nicht nur danach, gut zu essen, sondern in Harmonie mit uns selbst und mit all denen zu leben, die „noch nicht verstanden haben“. (erinnern wir uns stets daran, dass wir vor nicht gar zu langer Zeit auch noch zu ihnen gehörten).

Als ich vom Vegetarismus zur Rohkost übergegangen bin, organisierte ich mit meinem Freund Guy-Claude Burger Workshops. Wie groß war mein Erstaunen, als fast die ganze Gruppe Vegetarier, die ich „ausgebildet“ hatte, das angebotene Fleisch „probieren“ wollte. Der Weg der Weisheit ist mühsam, bleiben wir mit unserem Wissen, unserer Macht und vor allem ... unserem Willen bescheiden!

D - Energiemangel.

Das ist für alle von Interesse, die ihre Ernährung umgestellt haben.

In keinem Fall darf ein Ernährungswechsel der Beginn für Energieverlust sein, in welchem Bereich auch immer.

Wir sollten in allen Fällen, egal ob Vegetarier, Rohköstler, usw.... fitter nach der Ernährungsumstellung sein als vorher. Und ich finde es ausgesprochen bedauerlich, dass manche Personen katastrophale Gesundheitsphasen durchlaufen, nur weil man die befolgte Theorie sowie deren Anwendung nicht in Frage gestellt hat.

Zum Beispiel steht in keinem Buch über Vegetarismus geschrieben, dass man dreimal täglich Getreide essen muss. Diese Art der Anwendung führt unausweichlich zu ständigem Schnupfen und Schleimhautentzündungen.

Jetzt bleibt noch die philosophische Diskussion.
Natürlich hat man mir das Abschlachten von Tieren vorgeworfen, sogar beim Essen eines Frühstückeis (das den Keim eines Kükens enthält). Dies zeugt für mich jedoch von Unüberlegtheit, und ich habe diese Person gefragt, wie viele Insekten (das sind schließlich auch Lebewesen) auf ihrer Windschutzscheibe verenden oder wie viele Ameisen, Schnecken oder andere Lebewesen wir beim Gehen unter unseren Schuhen töten. Oder wie viele Spermatozoiden auf dem Altar unserer Liebe geopfert werden ... Spaß beiseite!
Ich respektiere selbstverständlich jede Person, die kein Fleisch isst, aber sie soll bitte nicht versuchen, mir ein schlechtes Gewissen einzureden. Wir sind schließlich alle keine Götter und zudem haben Letztere das Leben so vielseitig geschaffen, dass sie eigentlich ein wenig Verschwendung mit eingeplant haben müssten.

Dennoch stoßen alle Arten der Massenhaltung von Tieren, der Vivisektion oder ähnliche Qualen, denen der Mensch das arme Tier aussetzt, auf meine totale Abneigung und Verurteilung.

TOLSTOI sagte: „Solange es Schlachthöfe gibt, wird es auch Schlachtfelder geben."

Darf ich Ihnen etwas gestehen?
Meine Hühner und Gänse sterben vor Altersschwäche! Allerdings wüsste ich wahrscheinlich, was ich bei einer drohenden Hungersnot zu tun hätte.

Das heißt, ich bin absolut für die Idee, Tiere in Frieden zu lassen. Ohne tierische Proteine zu leben, hat keine enorme Auswirkung auf unseren Metabolismus. Gleichzeitig sollte uns der Respekt vor den großen Warmblütlern nicht davon abhalten, Insekten oder andere Larven zu konsumieren. Man braucht nur schön reife Kirschen zu essen, um eine anständige Portion erstklassiger Proteine aufzunehmen! Dies ist vielleicht sogar die Lösung, damit Vegetarier und „Tierquäler“ endlich die Friedenspfeife miteinander rauchen. Dazu müsste der Vegetarier akzeptieren, dass tierische Proteine ein Plus für den menschlichen Organismus darstellen, während sein Gegner seine Schlachtkultur gegen andere tierische Proteine eintauscht, die ihn nicht vor einen Gewissenskonflikt stellen.

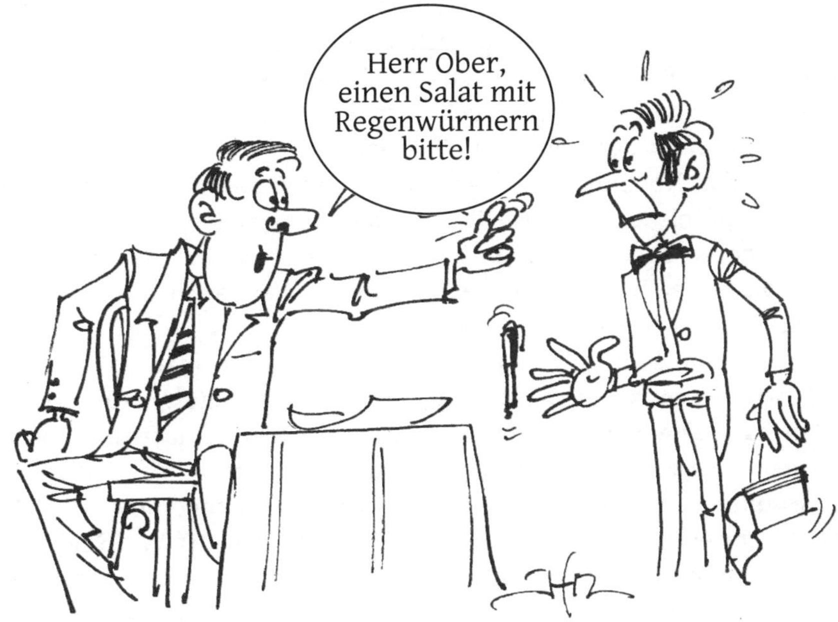

Der böse Fleischfresser

Diese Diskussion interessiert diejenigen sicher nur wenig, die sich noch keine Fragen zum Thema Vegetarismus gestellt haben. Mögen sich die übrigen, die einen anderen Weg eingeschlagen haben, für den Frieden aller Denkweise daran erinnern, dass auch sie zuvor nicht verstanden haben...

„Der Meister erscheint erst, wenn der Schüler bereit ist."

Also, Fleisch oder Fisch verzehren: ok, aber wie?

Genau an diesem Punkt scheiden sich an der rohen Ernährung die Geister.

Wenn wir wirklich richtig hungern müssten, würde sich diese Frage gar nicht stellen und man könnte auf diese ganzen sprachlichen Irrwege verzichten. Ich möchte nur betonen, dass marinierte Sardinen selbst einen Feinschmecker sättigen können. Aber wir sind nun einmal gesättigte Zivilisierte... Deshalb kaufen wir lieber getrocknetes Fleisch. Da gibt es Speck, der selbst geräuchert noch gesunder ist als gekochtes Fleisch. Dann gibt es getrocknetes Fleisch wie z.B Lachsschinken, Bacon, Pancetta. Man kann auch noch weitergehen und Fleisch selbst trocknen. Dafür benötigt man einen kühlen, gut durchlüfteten Raum, das ist das Nonplusultra. Man hängt abwechselnd Fisch oder Bio-Fleisch auf, nicht beides gleichzeitig, damit das eine nicht den Geruch des anderen annimmt. Ich bestehe auf dem biologischen Fleisch, da dies die Voraussetzung für gelungenes Trockenfleisch ist. Industriefleisch enthält zu viel Wasser, um richtig zu trocknen.
Verfügt man über keinen passenden Raum, kann man es auch im Kühlschrank versuchen: einen für Fisch, einen anderen für Fleisch. Man legt keine anderen Produkte, vor allem kein Gemüse dazu, da es zu viel Flüssigkeit absondert. Das Fleisch muss nicht in dünne Scheiben geschnitten werden. Der Fisch sollte allerdings ausgenommen und die Gräte entfernt werden, MAN WÄSCHT IHN NICHT MIT WASSER. Man wischt ihn nur mit Haushaltspapier ab. Nach der ersten Woche beginnt das zu trocknende Stück zu nässen und zu kleben. Nicht wegwerfen, sondern abwarten. Nach ca. drei Wochen beginnt die Endphase des Trocknens. Das Fleisch entwickelt eine dunkelfarbene Schicht, der Fisch sondert Fischöl ab, ein wertvoller Lieferant für Omega 3! Nach diesen Wochen wird der Geruch stärker und kitzelt angenehm in der Nase. Eine leckere Rohkost-Platte als Vorspeise, dekoriert mit wilden Kräutern, angemacht mit gutem Öl; dem Ganzen wird durch eine in kleine Stücke zerteilte Avocado Cremigkeit verliehen, wobei der Geschmack zusätzlich mit Zwiebeln, Knoblauch oder Ruccola hervorgehoben werden kann ... einige Scheiben des Trockenfleischs oder die marinierten Sardinen ... und schon haben Sie eine organisch naturgetreue Mahlzeit, die geschmacklich alle Frustrationen vertreiben kann.

Bevor ich Sie Ihrem Fleisch überlasse, erlaube ich mir noch eine Bemerkung in Richtung der abgemagerten, an Vitalität mangelnden Vegetarier und Vegetalier: Wir haben im Zusammenhang mit körperlicher Harmonie bereits über die desaströsen Folgen von zu viel Obst gesprochen. Ich möchte hier mangelnde tierische Proteine hinzufügen, die dieselben Folgen haben können: muskelarme Männer ohne Power, knochige, kantige Frauen. Dies ist sicher nicht das gewünschte Bild, dass diejenigen von sich geben möchten, die meinen, sich auf dem Wege der ernährungsmäßigen Wahrheit zu befinden.

Eier.

Da wir in meiner Familie große Eieresser sind, kann ich ihnen gegenüber nur positiv eingestellt sein. Es versteht sich von selbst, dass wir nur korrekte Eier von eigenen Hühnern verzehren.

Man sollte sie im Bestfall roh essen, sie wie die Affen oder Hunde schlürfen. Mein vorheriger Hund, ein gutmütiger Appenzeller Sennenhund, mochte so gern Eier, dass er die Nester des Hühnerstalls leerte. Was mich nicht so sehr störte, da es die des benachbarten Bauern waren... Dabei interessierte es meinen Wauwau nicht, sich seine Beute zu reißen: Er leerte nur die Nester, ohne jemals ein einziges Huhn anzufallen!
Der liebe Nachbar bereitete dem Omelett jedoch ein Ende, in dem er die Eingangstür zu seinen brütenden Damen verkleinerte.

Aber Sie haben vielleicht nicht dieselben Bräuche wie mein Hund und rohes Eiweiß bereitet Ihnen ein Problem. Dann essen Sie eben nur das Eigelb. Wenn Sie Eier kochen, lassen Sie auf jeden Fall stets das Eigelb flüssig. Sie können das Ganze natürlich auch in einer Tasse aufschlagen und so verzehren. Der einzige Nachteil beim Vermischen, den wir später noch genauer betrachten werden, ist, dass der Instinkt Sie leider nicht immer rechtzeitig vor einer Überladung warnen kann. Lassen wir jedoch Kälber, Kühe und Küken hinter uns und stürzen uns in die Abgründe des Winters, um uns daran zu erinnern, dass es erstens im Winter kalt ist und zweitens unser gut genährter Organismus der Kälte standhalten sollte. Stellen Sie sich einen Eskimo auf seiner Eisscholle vor...

Zum Glück leben wir in gemäßigteren Breiten, aber auch unsere Winter setzen unsere Organismen einer strengen Prüfung aus und - egal, wenn ich mich wiederhole - im Winter sollte einem bis in die Fußspitzen warm sein.

Ohne gute organische Wärme kann man nichts Anständiges zustande bringen. Versuchen Sie einmal eine Apfelsine zu schälen, wenn Sie eisige Finger haben ... Organische Wärme ist für alle Tätigkeiten des Alltags, sei es zum Lieben, Arbeiten, Tanzen oder Laufen, absolut notwendig. Sie können es frierend tun, aber im warmen Zustand gelingt alles besser!

Man kann sich ebenso vorstellen, dass unser Metabolismus Wärme und Kalorien für seinen Zellaustausch und die Umwandlungsvorgänge benötigt. Schließlich ist Erdöl bei zu geringerer Temperatur auch nicht entflammbar.

Deshalb benötigen wir Wärme.
Wie kann man es schaffen, dass einem im Winter warm oder zumindest nicht kalt ist? Totaler Verzicht auf Früchte, d.h. je niedriger die Temperaturen, umso radikaler der Verzicht;
möglichst viel Bewegung, vor allem an frischer Luft, kann auch helfen;
nach Gerichten suchen, die zusätzliche Wärme spenden;
über in Wasser eingeweichte Zerealien haben wir bereits gesprochen;
Fleisch oder noch besser Tierfett (getrocknet);
Nüsse: Paranüsse, Pekan, Macadamia, Mandeln, Haselnüs-se, usw.;
Gekochte Zerealien: Der Gipfel des Unglücks aller Rohköstler. Gekochte Zerealien sorgen am besten für organische Wärme. Vielleicht, weil die Stärkemoleküle durch das Kochen besser aufgespalten werden, als es unserem degenerierten Stoffwechsel mit rohen Zerealien gelingt. Auf jeden Fall scheint, nach zahlreichen Erfahrungen in unserem „Gesundheitszentrum“ zu urteilen, der Weltmeister in Sachen Herstellung von organischer Wärme für den fröstelnden Rohköstler im Winter ge-kochtes Getreide zu sein. Vermeiden Sie wasserhaltiges Gemüse: Tomaten, Gurken, usw. Ob uns das nun gefällt oder nicht: an dieser Tatsache ist nichts zu ändern!

Ich bin sogar davon überzeugt, dass gekochte Zerealien und eine anständige Körpertemperatur WENIGER die Zellen verschlacken, als der Verzehr von rohem Obst bei laufender Nase und einer Kleidungsschicht von drei Pullovern gleichzeitig, um auch nur ein Mindestmaß an Wohlgefühl zu erzielen.

„Man kann ruhig alles ausprobieren, sollte aber nur das Gute beibehalten", steht geschrieben. Wenn Ihnen ständig kalt ist, machen Sie einfach den Versuch. Wenn Ihnen jedoch die Schweißtropfen über die Stirn laufen, während an Ihrem Hausdach Eiszapfen hängen, dann vergessen Sie einfach, was Sie vorher gelesen haben. Ausnahmen bestätigen natürlich immer die Regel und wenn Sie sich dazu zählen können, dann danken Sie Ihrer guten Fee.

Gekeimte Körner

Damit uns gekeimte Körner bei Bedarf Wärme spenden, muss die im Korn enthaltene Stärke ... Stärke bleiben. Die Verwendung dieser Stärke lässt unser inneres Heizungssystem funktionieren.

Allgemeine Regel: im Winter sollte man die Körner nicht mehrere Tage keimen lassen, da der Keim die Stärke beim Wachsen in Vitamine, Spurenelemente und andere Mineralien umwandelt, die zwar notwendig für unseren Körper sind, aber leider nicht viel Wärme spenden.
Schlussfolgerung: im Winter werden Zerealien nur eingeweicht, so dass man sich beim Essen nicht die Zähne ausbeißt. Versuchen Sie es mit Dinkel, indem Sie ihn eine Nacht einweichen.
Gemahlene Zerealien, die nach dem Mahlen angefeuchtet verzehrt werden, erscheinen mir ungeeignet und nur schlecht assimilierbar. Jeder sollte seine eigenen Erfahrungen machen, wobei das Hauptziel, Wärme zu verspüren, nicht aus den Augen gelassen werden darf.
Zerealien sind sehr einfach zu keimen. Man bedeckt sie in einem Gefäß mit Wasser, lässt sie 24 Stunden einweichen, spült sie zweimal täglich ab, so dass sie nur leicht feucht sind und vergisst dabei nicht, dass sie im Sommer aufgrund der Umwandlung von Stärke (die im Winter für Wärme sorgt) in Mineralsalze (die im Sommer Energie spenden) länger keimen dürfen als im Winter.

B - Essen bei Hitze

Ich merke schon, dass meine Literatur im Sommer weniger auf Protest stoßen wird ... Es liegt auf der Hand, dass die Probleme grundverschieden sind und die Rohköstlerei im Sommer leicht fällt oder zumindest weniger Infragestellungen des Tellerinhaltes nach sich zieht.

Rohes Obst und Gemüse

sollten die Grundlage unserer Ernährung ausmachen. Ich sollte allerdings lieber sagen, **Gemüse** und Obst.

Wenn Sie im Sommer nicht an Entzündungen oder Erkältungen (das wäre der Gipfel) leiden möchten, **essen Sie gewichtsmäßig mehr Gemüse als Obst**. Nur bei großer, sehr großer Hitze sollten die Früchte den ersten Platz in unserem Ernährungssortiment einnehmen.

Obst „zwingt" den Pankreas durch die Zuckerzufuhr dazu, mehr Insulin abzusondern wodurch die organische Thermogenese, d.h. die Produktion kalorischer Wärmeenergie, sinkt. Das war die erwartete Wirkung. Man sorgt im Inneren für adäquate Frische, um die äußere Hitze besser zu ertragen. In diesem Bereich sind die Früchte am leistungsfähigsten. Um aber trotzdem genügend Mineralien, Spurenelemente, usw. zu sich zu nehmen, vernachlässigen Sie das Gemüse nicht. Sie sind von sehr GROSSER WICHTIGKEIT für unseren Organismus.

Denken Sie einfach daran, dass der Mensch sich seit Urzeiten mit wilden Pflanzen, den Vorfahren unserer Gemüsesorten, heilt und nur äußerst selten irgendwelche Früchte dafür verwendet hat.

Lassen wir uns aber die Freude nicht trüben. Wenn wir uns auch im Winter beherrschen müssen, so können wir uns im Sommer ganz den Früchten hingeben. Eine kleine Randbemerkung: exotische Früchte sollten bei uns zum Reifezeitpunkt der hiesigen Kirschen, Pflaumen und Birnen gegessen werden, d.h. von ca. Mitte Mai bis November. Außerhalb dieser Periode stellen diese Früchte keinen Teil der natürlichen Ernährung unserer Breitengrade mehr dar.

Ich betone um nicht Auslöser für eventuelle Selbstmordversuche von Rohkost-Früchtlern zu sein, dass diese Regel im Alltag befolgt werden sollte, wenn auch Ausnahmen noch niemanden getötet haben, vor allem, wenn sie der Bekämpfung von Frustrationen dienen.

Zerealien und Körner

Noch ein Streitthema...
Alle Körner, die uns die Natur liefert, enthalten die wichtigsten nutritiven Elemente für die menschliche Zelle. Einige naturbezogene Meinungsgruppen, darunter auch die Rohköstler, behaupten, der Mensch sei kein Körnerfresser, da er im Gegensatz zu den Vögeln keinen Kropf besitzt. Diese Theorie kann, wie viele andere Theorien auch, der genauen Analyse nicht standhalten (wir wissen alle, dass der Löwe Pflanzen frisst, auch wenn er Fleischfresser ist...)
Die Natur ist trotz ihrer Komplexität sehr viel weiser als manch intellektuelles Hirngespinst.

Warum stehen also Körner auf dem natürlichen Diätplan des Menschen?
Da wir bereits aus Erfahrung wissen, dass eine ausschließlich aus Obst und Gemüse bestehende „Diät" langfristig ungenügend ist und zu Vitaminmangel, vor allem der B-Gruppe führen kann, deren Hauptquelle sich in Körnern und der Schale von Zerealien befindet. Außerdem ist das Vitamin B eines der Hauptbestandteile unseres Nervensystems und ein wirkungsvolles Mittel gegen Stress.

Vögel sind nicht die einzigen Tiere, die Körner fressen. Pflanzenfresser und Nagetiere lieben sie ebenfalls. Ich kann das bestätigen, da sich bei meinen Hühnern oft Mäuse zum Fressen einstellen, sobald ich ihnen Gerstenkörner gebe. Als einzigen Lohn hinterlassen sie mir ihren Mäusekot, der mir gut geformt erscheint, ähnlich wie bei Feldmäusen!
Der Kropf ist für Vögel notwendig, da sie weder Zähne noch ein Speichelsystem besitzen! Wie sagt man im Französischen so schön: „Wenn Huhner Zähne hätten?"
Schließen wir mit der Mundverdauung des Menschen, diesem Früchtefresser, ab. Sie dient nicht nur dem Zerkleinern von Körnern und Wurzeln dank der mühlenähnlichen Backenzähne, sondern auch zur Umwandlung von Stärke und anderen stärkehaltigen Nahrungsmitteln mit Hilfe eines Speichelenzyms, dem Ptyalin.

Ein Problem, das viele gern in ihren Ernährungsreferaten vergessen: Man muss den Degenerationsgrad des Menschen nach 5000 Jahren fehlerhafter Ernährung berücksichtigen. Denn sie haben dazu geführt, dass wir Körner nicht roh essen können, ohne sie zuvor zu keimen oder, welch Horrorvorstellung, zu kochen, um Dextrin zu erzeugen und ihre Assimilierbarkeit zu erhöhen. Zusätzlich hat das Gebiss des Menschen bedeutend an Kaukraft verloren und teilweise auch den einen oder anderen Zahn. Es ist uns deshalb heutzutage unmöglich, Zerealien ausreichend zu zerkleinern, um sie mit Speichel und Enzymen zu durchsetzen. Durch diese Unfähigkeit sind sie für uns im rohen Zustand unverträglich und nicht assimilierbar.

Versuchen Sie lieber Sesam- oder Leinsamkörner. Alle Körner, die nicht von den Zähnen zermahlen werden, sind intakt im Stuhl wieder zu finden! Man könnte sie natürlich auch mahlen, aber selbst in dieser Form bleiben sie schwer verdaulich.

Die beste Form Körner und Zerealien zu genießen ist, wie bereits gesagt, gekeimt. In der warmen Jahreszeit kann sich der Keim ruhig über mehrere Tage entwickeln. Je grüner die Keime sind, desto besser ist es für die Gesundheit!
Gekeimte Körner stellen eine unerschöpfliche Vorratskammer an wichtigen Elementen, wie Mineralien, Spurenelementen, Vitaminen usw. dar. Sie kommen bereits zahlreich in der subcorticalen Schicht der getrockneten Körner vor, werden aber durch den Dynamisierungseffekt des Keimens vermehrt. Sobald der Keim sich dank der Feuchtigkeit entwickelt, vervielfacht sich die Stärke in den oben genannten Elementen. Seit mehreren Tagen keimende Körner sind deshalb ein bedeutender Lieferant an Stoffen, die für das harmonische Funktionieren unseres Stoffwechsels notwendig sind. Lassen Sie sich das nicht entgehen! Streuen Sie sie einfach über Ihren Salatteller!
Für Frauen in den Wechseljahren oder mit Zyklusstörungen ist der regelmäßige Verzehr junger Sojasprossen empfehlenswert. So ersetzen Sie auf natürliche Weise die Hormone, die Ihr Arzt Ihnen unbedingt verschreiben möchte.

Schon in der Antike nahmen die Völker Getreide in verschiedenen Formen zu sich: das Brot der Essenier, die Nahrung der Hunzas im Nepal und der Völker des Schwarzen Meeres ... und all diese Völker waren für ihre Robustheit bekannt. Es sieht fast so aus, als hätten sie diese Robustheit verloren, als sie die Körner Aufgaben und sich einer eher fleischorientierten Nahrung zuwandten.
Man sieht, was heute daraus geworden ist...

Gestatten wir uns einen kleinen philosophischen Umweg.
Die Schöpfungsgeschichte lehrt uns: „Und Gott sprach: "Sehet da, ich habe euch gegeben alle Pflanzen, die Samen bringen, auf der ganzen Erde, und alle Bäume mit Früchten, die Samen bringen, zu eurer Speise."

Die Schöpfungsgeschichte unterscheidet sogar zwischen „Pflanzen, die Samen bringen" und Pflanzen, die als Tierfutter dienen. Ein Mensch, der samenbringende Pflanzen isst, kann also nicht mit einem pflanzenfressenden Tier verglichen werden! Es kann halt nicht jeder ein Ochse sein...

Bei Nichtachtung der göttlichen Gebote, so steht es geschrieben, muss der Mensch sich mit den Wiesenpflanzen ernähren. Hierunter muss man sich Gras, Wurzeln, Gemüse, usw. vorstellen, die gleichzeitig Nahrung und Medizin in einem sind. Die Richtigkeit hiervon wird heutzutage durch eine Tendenz bestätigt, die bei unseren zunehmenden Krankheiten eindeutig zu den natürlichen Ursprüngen zurückkehrt.

Gemüse ist unsere Rettung und unser Joker für organische Entschlackung. Wer meint es aufgrund jahrelanger Praktik nicht mehr nötig zu haben, möge ein Foto von seiner Iris machen und entdecken, dass es noch mindestens zwei bis drei Jahrhunderte bedarf, um der Iris ihre ursprüngliche Klarheit zurück zu verleihen.

Wir können nicht über Getreide sprechen, ohne die am meisten konsumierte Getreideart zu nennen, d.h. den Weizen oder auch Dinkel, der Vorfahr des Weizens.

Alle lebenswichtigen Elemente des Weizenkorns (Mineralstoffe, Spurenelemente, Vitamine, Enzyme, usw.) sind im Weißbrot praktisch nicht mehr vorhanden. Dies erscheint offensichtlich, wird aber von der modernen Gesellschaft nicht verstanden.

Getreide deckt ca. 80% der Zufuhr lebenswichtiger Elemente ab. Ich möchte an dieser Stelle Wegener zitieren, der in seinem 1939 veröffentlichten Buch „Die Internationale Entwicklung im Brotverzehr" die Vorzüge des Vollkornbrots gegenüber Weißbrot folgendermaßen zusammenfasste:
„Die Albumine des Vollkornbrots haben einen sehr viel höheren biologischen Wert als Weiß- oder Mischbrot. Sowohl die Albumine des Keims selbst als auch der Keimhülle sind perfekt vom menschlichen Organismus assimilierbar. Vollkornbrot ist eine der wichtigsten Vitamin B-Quellen überhaupt. Ihr täglicher Mindestbedarf wird durch 250g Vollkornbrot gedeckt. Vollkornbrot stimuliert die Darmperistaltik dank seines hohen Cellulosegehalts. Es beugt Karies vor und bekämpft sie,
vor allem bei jungen Menschen."

Ich erlaube mir umgehend, Vollkorn-Fans eine kalte Dusche zu erteilen. Die Mischung von Brot und Zucker ist stark toxinfördernd, d.h. Brot und Konfitüre, Brot und Schokolade, Brot und Obst, Brot und Honig, usw. zusammen entwickeln Schadstoffe, auch wenn alles garantiert vollwertig und biologisch ist!
Kuchen sind davon selbstverständlich auch betroffen. Man wird aber sicher nicht gleich sterben, wenn man sich ausnahmsweise ein kleines Vergnügen mit einem Stück Kuchen oder einer Eischneespeise bereitet ... aber nur ausnahmsweise!
Eine zweite kalte Dusche, damit wir bei Vernunft bleiben. Auch wenn Zerealien viele wichtige Stoffe enthalten, sollte man nicht zu viel davon essen. Maximal EINMAL täglich Getreide ist ausreichend, wenn wir Verschlackung verhindern wollen, die zur Abwehrreaktion führt, z.B. Entzündungen im Bereich von Hals, Nase, Ohren, Bronchien, usw.

Folgende Argumentation ist unter KEINEN UMSTÄNDEN zulässig: „Da ein Getreidekorn gut für meine Gesundheit ist, sind tausend Körner tausendmal besser!" Dies ist eine komplett falsche Schlussfolgerung.

Je weniger man isst, selbst bei gesunder Nahrung, desto mehr tut man für seine Gesundheit.

Kommen wir noch kurz auf die rohen, gemahlenen und angefeuchteten Zerealien zurück. Ich kann mir nicht vorstellen, dass sie besonders verdaulich sind, da man sie in dieser Form nur gering einspeichelt. Allerdings muss ich zugeben, dass ich nur wenig Erfahrung mit dieser Zubereitung von Zerealien habe. Ich glaube nicht daran, was nicht heißen muss, dass diese Art des Verzehrs falsch sei.

Ein kleiner Hinweis: Die im Handel gekauften Flocken sind bereits gekocht! Wie dem auch sei, egal ob roh, gekocht, gemahlen oder als Flocken: man kann deren Verdauung vereinfachen, indem man vorher ausreichend rohes Gemüse isst!

Zurück zum Brot und zur Brotherstellung.

Auf Brot zu verzichten, ist oftmals die schwerste Hürde für den Rohköstler-Lehrling, die häufig zu Frustrationen führt.
Frustrationen tragen aber leider, wie jeder sicher aus eigener Erfahrung weiß, nicht zu Gesundheit und Harmonie bei. Wählen wir also das geringere Übel: seine Psyche mit dem Verzehr eines belegten Brotes zufriedenzustellen, erscheint mir weniger schädlich, als mit wässrigem Mund an einer Bäckerei vorbeizugehen.
Die Brotherstellung mit Verwendung von natürlicher Hefe ist allerdings Voraussetzung. Backpulver lässt den Brotteig gehen, indem aus Speisestärke Kohlendioxid hergestellt wird. Es wandelt weder das Gluten, den unverdaulichen stickstoffhaltigen Teil des Weizens (hierin liegt wahrscheinlich die Ursache für die Unverträglichkeit), noch die Phytansäure um, die zur Dekalzifizierung der Knochen beiträgt.
Demzufolge erscheint mit Backpulver hergestelltes Vollkornbrot kaum gesundheitsfördernder zu sein als Weißbrot. Die Brotbereitung mit natürlicher Hefe hat eine ähnliche Wirkung auf die Stärke wie Backpulver, aber das Gluten wird durch die Hefe vorverdaut, wodurch wertvolle Aminosäuren und komplexe Produkte mit hohem biologischen Wert entstehen. Die Phytansäure wird durch die Phytase, einem Ferment, neutralisiert. Phosphor kann durch diesen Vorgang hervorragend fixiert werden. Um zu überprüfen, ob sie nicht vielleicht

ein Baguette-Bulimiker sind, betrachten Sie einfach Ihren Stuhl. Wenn dieser seine Form verliert, liegt das am kreativen Exzess von Schleim- und Klebstoffen...

Ölfrüchte

Ölfrüchte sind sehr fetthaltig und kalorienreich, es versteht sich also von selbst, dass man sie im Sommer nicht zu jeder Mahlzeit verzehren sollte. Allerdings können sie angesichts der ausgedehnten Mägen von uns übersättigten Europäern dazu beitragen, die Magentasche zu verkleinern und bei gleichzeitiger Befriedigung der Psyche für ein richtiges Sättigungsgefühl zu sorgen. Dazu braucht man nicht unbedingt nach Exotik zu suchen, denn Walnüsse, Haselnüsse und Mandeln liefern ebenfalls ausreichend Fettsäuren. Pekan-, Para-, Macadamia-, Erdnüsse und rohe Nüsse sind aber auch nicht zu verachten.

Tierische Proteine.

Ich will keine weitere Abhandlung zu diesem Thema halten, sondern Sie nur beruhigen, dass man weder im Sommer noch im Winter viel davon essen muss. Proteine dienen in jeder Jahreszeit vor allem dazu, Gewebe zu reparieren. Sie gar nicht aufzunehmen kann jedoch zu Mangelerscheinungen führen. Aus diesem Grunde wiederhole ich, dass Vegetarismus nicht von Mutter Natur eingeführt wurde.
Man kann ohne sie leben, wie der Alkoholiker mit seinem Wein lebt, aber man lebt, trotz der äußeren Anzeichen, organisch weniger gut.

Getränke

Über Flüssigkeiten ist auch schon so ziemlich alles gesagt worden. Die Medizin empfiehlt uns, viel zu trinken, selbst ohne Durst. Heißt das, dass die Natur aus Dummheit vergessen hat, die entsprechenden Mechanismen zur Wahrung des richtigen Wasserniveaus in unseren Zellen einzuplanen?

Das Wesentliche bei dieser Sache ist... ausreichend zu urinieren! 1 bis 1 ½ Liter Urin von strohgelber Farbe täglich. Wasser ist eigentlich nur ein Transportmittel, eine Art Leermolekül, das vom Stoffwechsel mit organischen Abfallstoffen beladen wird, die vom Blut zum Filtern bis in die Nieren transportiert werden. Deshalb macht es für die organische Reinigung keinen Unterschied, ob man zwei oder vier Liter Wasser trinkt. Die globale, tägliche Menge wird einzig und allein von der Zellaktivität bestimmt. Die eingeflößte Flüssigkeit besitzt keine spezifische Funktion. Man könnte fast sagen, sie sei neutral ... es sei denn, es handelt sich um Champagner! In diesem Fall hätte sie eine sehr spezifische Wirkung, aber darauf kommen wir später zurück.

Eine kleine sportliche Wiederholung.

Schwitzt man, so ist es notwendig, den Wasserverlust zu kompensieren, da der geringste Wasserverlust im Körper schon zu einem Leistungsabfall führt. Dieses ist der einzige Zeitpunkt, an dem ich wirklich empfehle, auch ohne Durst zu trinken. Dabei möchte ich betonen, dass sportliche Wettkämpfe nicht unbedingt das Beste sind, was der Mensch zur Erhaltung der Gesundheit erfunden hat.

Kapitel 6
Kopfüber hinein!

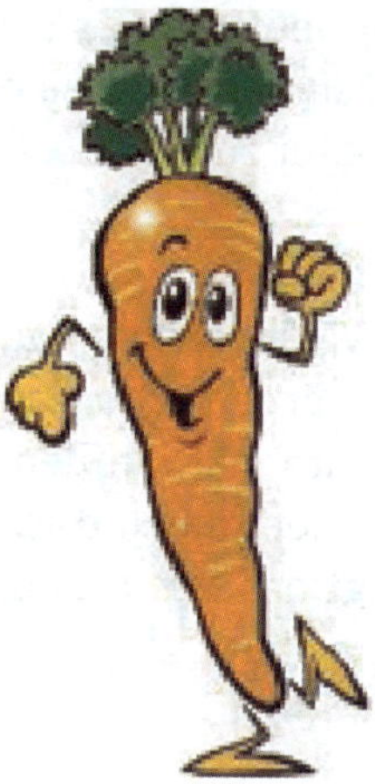

© Comic Brains

Kurzzusammenfassung der Grundprinzipien der bioklimatischen Ernährung

Grundprinzipien

1 - Hunger haben!
Je stärker unser Hunger ist, desto konzentrierter die Enzyme und einfacher die Verdauung ... und desto geringer die Schadstoffproduktion.

2 - Keine quantitative Überladung.
Man isst seinem Hungergefühl entsprechend und nicht um Stress zu evakuieren und den Arbeitsbeginn hinauszuzögern oder die Belanglosigkeit des Fernsehprogramms zu überspielen.

3 - Einfachheit.

Je weniger Nahrungsmittel miteinander vermischt werden, desto geringer ist der Energieverbrauch bei deren Verdauung.

4 - So viel wie möglich vom Notwendigen.

Vollwertig essen: Zerealien und vor allem Öle. Weitgehend biologische Lebensmittel verwenden. Auf Milchprodukte, Zucker, die Verbindung Mehl/Zucker und erhitzte Fette verzichten...

5 - Die Nahrung den Jahreszeiten anpassen

a - Wenn es warm ist

- Man isst prozentual gesehen ein Maximum an Früchten und Gemüse, gewichtsmäßig jedoch mehr Gemüse als Obst.
- Mehrere Tage gekeimte Körner aller Art, damit sich die Stärke im Keim in Mineralsalze, Vitamine und Spurenelemente umwandeln kann.
- Man reduziert den Verzehr von Ölfrüchten (Walnüsse, Haselnüsse, Mandeln ...)
- Sehr wenig Fleisch, Fisch oder Eier
- Ausreichend Flüssigkeit, um bis zu 1 ½ Liter Urin zu produzieren.

b - Wenn es kalt ist

- Man verzichtet auf Obst... und gönnt sich gelegentlich eine Ausnahme, um Frustrationen zu vermeiden!
- Man verringert den Verzehr von wasserhaltigem Gemüse: Tomaten, Gurken.
- Kein Vitamin C-Doping, da unsere Biorhythmen auf dem Tiefpunkt liegen.
- Ölfrüchte
- In Wasser eingeweichte oder nur wenig gekeimte Zerealien, um die wärmeproduzierende Stärke zu erhalten.
- Nicht mehr Fleisch, Fisch oder Eier essen.
- Sollte die Körperwärme ungenügend sein, schaffen gekochte Zerealien Abhilfe.

6 - Fehler und ihre Folgen

Fleisch.
Manche können nicht, andere wollen nicht darauf verzichten. Vegetarismus kommt ebenso wenig in der Natur vor wie Wurstbäume! Fleisch nur in Maßen verzehren. Das Gleiche gilt für Fisch und Eier.

Gekochte Zerealien:
Gekocht verschlacken sie den Organismus. Aber besser ist eine angenehme innere Wärme mit ein wenig Gekochtem, als bei Rohkost zu frieren! Das ist weniger belastend für den Organismus. Allerdings führen drei Getreidemahlzeiten pro Tag automatisch zu Infektionen, Schnupfen, schleimigem Husten. Einmal täglich gekochte Zerealien: ja, aber IMMER NACH einer guten Portion Rohkost.

Früchte.
Das ist das GROSSE Problem der Rohköstlerei. Zu viel Obst (dazu kommt es schnell) und schon stellen sich Störungen ein: Kälteempfindlichkeit, zurückgehendes Zahnfleisch, Gewichtsverlust, Candida Albicans, Depression, Energiemangel, Libidoeinbuße.

7 - Die tägliche Anwendung (man kann variieren)

Morgens:
entweder Gemüsesaft mit Nüssen
ODER ein Stück Brot mit Avocado (eher im Winter)
oder eine Frucht (in der Einzahl...) der Saison mit Nüssen

Mittags und abends:
- zuerst unbedingt einen Teller Rohkost, mit oder ohne Sauce
falls mit, dann mit Öl aus erster Kaltpressung, Gewürzkräutern oder wilden Kräutern, Blumen ... bei Bedarf ein wenig Meersalz. Geben Sie allen Kohlvarianten den Vorrang. Kohl ist schwefelhaltig und trägt zur Drainage Ihrer Chemiezentrale, sprich der Leber bei.

ALLE Gemüsesorten sollten auf Ihren Teller kommen.

- Zerealien, je nach Bedarf gekeimt oder gekocht: Reis, Hirse, Quinoa, Amarant...
  - oder gekeimte oder gekochte Hülsenfrüchte: Soja (gekeimt für Frauen in den Wechseljahren), Bohnen, Linsen, Erbsen ...
  - oder Pellkartoffeln
  - oder Brot
  - oder dickflüssige Suppe
  - oder Fleisch, Fisch (roh oder getrocknet), Eier.

8 - Ein Minimum von 75% ROHKOST
ist die Basis für gute Gesundheit.

Bei Krankheit sollte man sich so weit wie möglich der 100%igen Rohkost annähern.

9 - Sauerstoff!
REGELMÄSSIGE Bewegung in jeder Form. Welche „Ernährungskunst" Sie auch praktizieren, sie wird durch Sauerstoff verbessert.

Im Gegenteil dazu schadet Sauerstoffmangel dem Metabolismus, SELBST bei 100% natürlicher Ernährung.

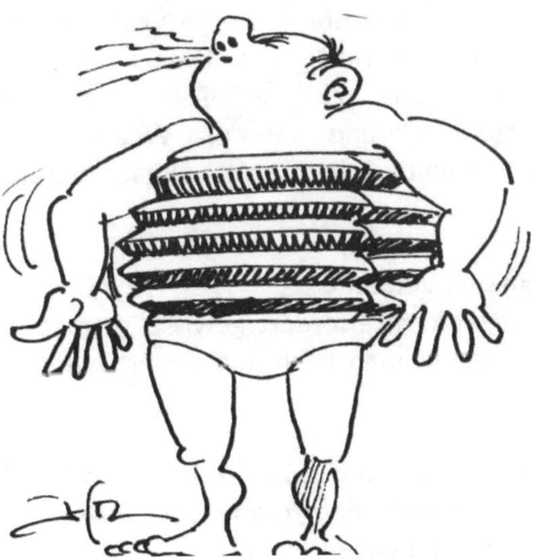

10 - Nahrungsergänzungen!

Nahrungsergänzungen sind heutzutage fast unumgänglich geworden, will man die allgemeine Denaturierung der Nahrung sowie die Unfähigkeit die Nahrung wie vor 5000 Jahren zu „verstoffwechseln" auch nur im Geringsten kompensieren. Selbst Pratikanten einer „anderen" Ernährung sollten supplementieren, ebenso wie Personen, die Sport treiben, gestresst von der Arbeit, den Kindern oder .... dem Hund des Nachbarn sind, oder falls Sie die vorher aufgeführten Regeln nicht befolgen: tun Sie sich etwas Gutes und greifen Sie ruhig auf Spurenelemente, Mineralien, mehrfach ungesättigte Fettsäuren in Kapselform zurück...
Damit Sie nicht einfach blind drauflos supplementieren, führen Sie von Zeit zu Zeit eine IOMET-Analyse durch, die Ihren Stoffwechselhaushalt visuell darstellt und Ihnen individuell abgestimmte Lösungen vorschlägt. Es gibt zwei Arten der Nahrungsergänzung:
Die erste kann ohne besondere Gesundheitsgründe eingenommen werden. Sie lässt sich eher in den Bereich der Nutrition einordnen. Meeres- oder Süßwasseralgen sind hierfür ein Beispiel. Es handelt sich dabei zwar um Kapseln oder Tabletten, sind aber komplette Nahrungsmittel, so wie sie in ihrem ursprünglichen Milieu vorkommen. Hierzu gehören ebenfalls Ölkapseln, sei es aus Fischöl (die älteren unter ihnen erinnern sich vielleicht noch an den guten Lebertran, den unsere Mütter uns damals einflößten... ich bezweifle allerdings, dass man zu der Zeit schon den Begriff der Nahrungssupplementierung kannte). Weiter zu empfehlen sind Blumenöle, z.B. Nachtkerzenöl ... oder einfach nur Blumen!

11 - Appell an den Verstand

Eine Ernährungsreform erfordert gewisse geistige Flexibilität. Treten Probleme auf, denkt man nach und ändert, was nach einem Fehler aussieht.

Die RICHTIGE Anwendung einer Theorie MUSS sich durch einen Zuwachs an Energie, Lebensfreude und körperlicher und geistiger Harmonie überprüfen lassen.

Ist dies nicht der Fall, muss man die Theorie wechseln, bis die gewünschte Wirkung eintritt. Man sollte nach dem ersten Anwendungsmonat und eventuellen Beschwerden nicht akzeptieren, dass letztere andauern oder später erneut auftreten. Wir sind es uns schuldig positive Beispiele für die Wahrung der Naturgesetze zu sein.

Die Ernährung ist eine der wichtigsten... aller Nebensachen!
Die wirklich wesentlichen Dinge im Leben sind Glück und Liebe!

Kapitel 7

Man perfektioniert!

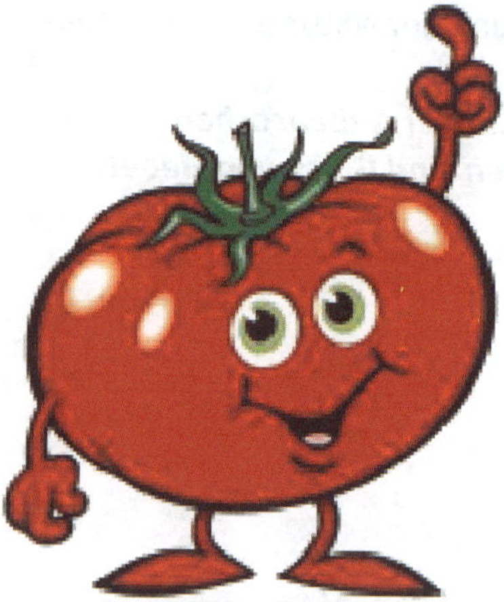

Kommen wir zur 100% rohen, bioklimatischen Ernährung und fügen Ihr eine Prise Ernährungsinstinkt hinzu.

Viele Personen haben sich daran bereits die Zähne ausgebissen, denn wir sind lange nicht so talentiert wie der Esel, der uns durch dieses Buch hindurch begleitet. Zusätzlich sind wir, die traditionellen Esser, durch unsere Kultur vollkommen vom richtigen Weg abgekommen.
Viele Leute haben tatsächlich versucht - und glauben es geschafft zu haben- es den Tieren gleichzutun und „instinktiv" zu essen...
Hier möchte ich jedoch darauf hinweisen, dass die aktuellen Praktiken mehr Völlereien zur Stressbewältigung oder zur Kompensierung von Gefühlsleere ähneln, als der anspruchslosen Ernährung des Esels oder eines anderen Tieres.

Kommen wir noch einmal auf das Hungerproblem zurück.
Nur der Hunger ALLEIN kann uns wirklich und richtig leiten. Ich rufe in Erinnerung, dass Hunger sich durch ein Euphoriegefühl und

keinesweges durch Unwohlsein oder Kopfschmerzen, Frösteln, zitternde Knie, usw. auszeichnet. Nur unter dieser Bedingung schlägt unsere Nase, die nicht nur für den Unterhalt der Taschentuchfabrikanten da ist, Alarm und versetzt ihre Millionen Geruchszellen angesichts der wahrgenommenen Düfte in Alarmbereitschaft.

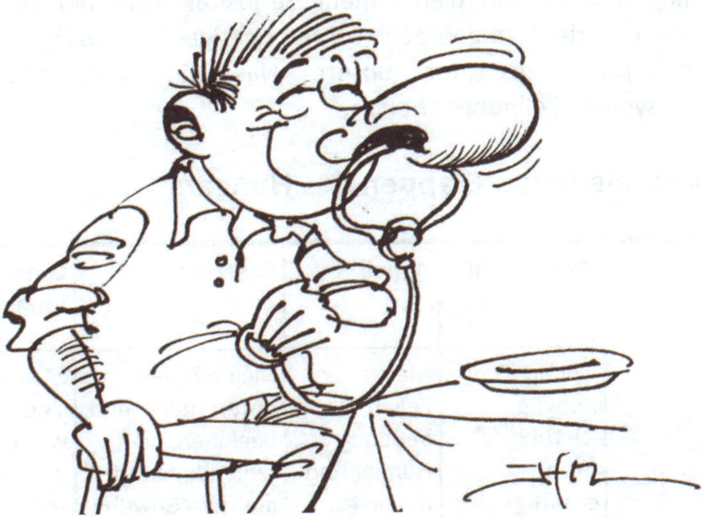

Parallel dazu aktiviert der Stoffwechsel seine Enzymfabriken in Mund, Magen, Darm und Pankreas. Der ganze Organismus ist vollkommen einsatzbereit. Es ist also leicht verständlich, dass das Beschnüffeln der Nahrungsmittel ohne Hungergefühl nur ein Ersatz des Instinktes sein kann, eine Komödie, die man sich selbst vorspielt um die begehrte Nahrung aus reiner Schlemmlust wählen zu können. Allerdings entspricht sie nur äußerst selten der Nahrung, die der durch den Hunger aktivierte Stoffwechsel gewählt hätte.
Nur bei echtem Hunger werden Vergnügen und Zufriedenheit beim rohen Essen empfunden. Denn genau, wenn kein wirklicher Hunger und kein wirkliches Geschmacksvergnügen vorliegen, greift man in die Obstschale, um sich trotz allem ein wenig vom erwarteten Tischvergnügen zu ergattern.

Wenn man richtigen Hunger verspürt, ist es nicht notwendig, das gesamte Sortiment aller im Himmel und auf Erden vorkommender Lebensmittel auf den Tisch zu bringen. Und wenn man tatsächlich instinktiv, d.h. natürlich essen möchte, darf man nicht vergessen, dass KEIN einziges Tier auf unserem Planeten bei ein und derselben Mahlzeit Gemüse und Obst von 5 verschiedenen Kontinenten verschlingen kann! Ein wenig mehr Seriosität wäre bei all diesen Überfluss-Theorien angebracht. Zur richtigen Auswahl unserer Nahrung kann uns nur unsere Nase in Verbindung mit anspruchsvollem Zellhunger helfen.

Die verschiedenen Etappen des Hungers

Übersättigung	Wohlgefühl	Appell	Reserven	Unter-ernährung
Ich faste	Ich bin nicht hungrig, ich fühle mich gesättigt	Meine Zellen haben Hunger und meine Nase „begibt sich auf die Jagd"	Meine Zellen sind unterernährt und beginnen, die fehlenden Stoffe aus dem Gewebe zu beziehen.	Meine Zellen sind vollkommen unterversorgt, selbst die Reserven sind erschöpft.

Erklärungen

A Unterernährung

Dem Organismus mangelt es völlig an nutritiver Substanz, wodurch die essenziellen Funktionen nicht mehr ausgeführt werden können. Er überlebt allein aufgrund der Hartnäckigkeit des Lebens. Jede Art von Nahrung ist willkommen. In diesem Zustand gibt es weder einen „kleinen Appetit" noch „schlechte Esser". Wir sollten uns das ab und zu vor Augen führen, wenn wir vor lauter Überfluss nicht mehr wissen, was wir essen sollen...

B Reserven
Der Name trifft es genau. In Normalzeiten halten unsere Reserven ihr Niveau und werden durch die Zellarbeit nicht angegriffen. Sie werden nur bei unzureichender Versorgung des Organismus verbraucht.

C Der Appell
Das ist der Normalzustand. Der Organismus arbeitet, die nutritiven Elemente werden nach und nach bei dieser Arbeit verbraucht. Wird ein gewisser Grenzwert erreicht, macht sich der Appetit bemerkbar und nimmt zu, die Nase weitet sich und die Verdauungsfunktionen werden in Alarmbereitschaft versetzt.

D Wohlgefühl
Der Organismus wurde richtig oder zumindest ausreichend genährt, der Appell beruhigt und die Zellen schnurren zufrieden.
Entspricht die zugeführte Nahrung der, die physiologisch erwartet wurde, setzt man sich nur unter diesen beiden Umständen, dem Appell und dem Wohlgefühl, in Bewegung.

E Überfüllung
Es bedarf keiner Kommentare oder langer Reden, hier muss gefastet werden.

Der Ernährungsinstinkt

Existiert er?
Unsere verschiedenen Sinne zur Erkennung unserer Umwelt verdienen eine detailliertere Betrachtung. Man weiß zum Beispiel, dass die Ohren zum Hören dienen und eventuell zum Verjagen von Fliegen, die Augen zum Sehen (erinnern Sie sich an Rotkäppchen) und die Nase zum Atmen. Aber warum nimmt die Nase zusätzlich Gerüche wahr?
Dient die Nase außerdem wirklich ursprünglich der Ausscheidung von Schleim und anderen Sekretionen? Ich glaube nicht, dass Mutter Natur ein Taschentuch in ihrem Täschchen hatte, oder? Stellen Sie sich nur

einen erkälteten Elefanten vor, der bei jedem Niesen ein Bettlaken benutzt...
Kommen wir zurück zum Ernst der Dinge. Selbst wenn wir nicht alle über ein Prachtexemplar wie Cyrano de Bergerac verfügen, ist uns doch eine Nase gewachsen, um uns bei der Wahl der Nahrungsmittel zu unterstützen. Hierbei helfen ihr die Geschmacksnerven, die das Mundinnere auskleiden. Letztere erfreuen durch das ihnen bereitete Geschmacksvergnügen besonders die Feinschmecker.

Das sind also die beiden spezifischen Sinne, die den Homo non culinaris bei seiner Nahrungswahl instinktiv leiten und für den Hungerappel absolut notwendig sind. Meine Damen, meine Herren, liebe Mama, liebes Baby: Sie alle können sich Ihrer Nase bedienen. Das Baby kann sogar besonders gut damit umgehen. Zu seinem Unglück gehören seine Eltern aber zu denen, die von „den Wissenden" gelernt haben, was gut für das Baby sei: d.h. die Diktatur der Nuckelflasche, des Breis, der Kinder-Fertignahrung aus dem Glas mit der einzigen Funktion die Voraussetzungen für Kinderkrankheiten, vor allem im Hals-Nasen-Ohren-Bereich, zu legen.

Werden wir zur Abwechslung ein wenig wissenschaftlich.
Die instinktive Ernährungsfunktion ist im Primärhirn angesiedelt und bedarf keines bewussten Mechanismus. Sie ist mit einer Art Computer zu vergleichen, der permanent die Bedürfnisse jeder einzelnen Zelle weitergibt und uns so zu einer positiven Reaktion Nahrungsmitteln gegenüber veranlasst, die die fehlenden Substanzen enthalten. Der Bedarf wird über den Geruchssinn geregelt und die quantitative Begrenzung über den Geschmackssinn.

Auf diese Weise stimuliert ein Nahrungsmittel, das unserem Bedarf entspricht, unsere Geruchszellen und löst bei uns Esslust aus. Der Geschmackssinn wird daraufhin bestätigen, ob diese Speise tatsächlich dem Bedarf entspricht und spielt nach einer bestimmten verzehrten Menge die Rolle des Schiedsrichters, indem er die Nahrung „disqualifiziert", bevor es zu einer Überladung kommt.

Aber zum großen Unglück unserer Gesundheit, aktivieren sich diese Mechanismen nur richtig bei rohen Nahrungsmitteln. Diese

Anziehungs-Ablehnungsvorgänge funktionieren beim Menschen leider nur noch sehr schlecht. Einerseits hat er sein Nahrungsmittelsortiment komplett verändert und andererseits kennt der übersättigte Mensch der modernen Gesellschaft überhaupt kein richtiges Hungergefühl mehr.

Daraus wurde geschlossen, dass der Mensch keinen Ernährungsinstinkt besitzt und er folglich gegen alle physiologischen Gesetze verstoßen könne. Die gigantische Anzahl an Krankenhäusern zeigt uns allerdings bis ins Absurde, dass dem nicht so ist. Wir sollten allerdings nicht bezweifeln, dass sich der Mensch vor 100 000 Jahren noch auf instinktive Weise ernährte, ganz wie die Tiere.
Vor 5 000 Jahren war das nicht mehr so eindeutig, da der Mensch bereits anfing sich zu „zivilisieren". Seitdem hat der Instinkt der hohen wissenschaftlichen Intelligenz, auf die der Mensch so stolz ist, seinen Platz abtreten müssen. Mit den Ergebnissen, die wir alle kennen: Für die Anhänger der herkömmlichen Ernährung bedeutet das, das langsame Fortschreiten der Degenerationskrankheiten, (das gar nicht mehr so langsam ist).

Für die Obst-Rohköstler heißt das, nach einigen Monaten im Paradies, schnelle und tiefgreifende Stoffwechselstörungen, die bis zu den bereits aufgeführten Extremen reichen können.

Erlauben Sie mir eine kleine Klarstellung von großer psychischer Bedeutung. Man hört oft von Personen, die „normal" essen und trotzdem nicht krank sind... Seien wir eindeutig:

Der Rohköstler IST die Person, die am „normalsten" isst, wenn man akzeptiert, dass normal natürlich bedeutet.

Die anderen essen auf herkömmliche Weise, aber nicht normal. Das heißt, dass Sie mit dem Urteil, jemand esse „normal" indirekt akzeptieren, dass SIE selbst „unnormal" essen. Diese Denkweise setzt Ihre eigene Geistes- und Überzeugungskraft herab.

Einige Anekdoten

Die erste stammt aus den Erinnerungen eines Kriegsgefangenen in Russland im zweiten Weltkrieg. Als ich ihm eines Tages meine Sicht von Ernährung darlegte, antwortete er mir, dass ich endlich ein aus dieser Zeit stammendes Rätsel gelöst hätte. Seine Mitgefangenen und er litten an Hunger und sie fragten sich nicht mehr, wie sie ihre Mahlzeit zubereiten sollten sondern einfach nur, ob die Russen ihnen etwas zu essen geben würden. Ja, die Russen haben sie ernährt, ... indem sie ihnen rohe Rote-Bete zuwarfen!

Selbstverständlich ist man, wenn man hungert, nicht wählerisch und alle stürzten sich auf die Rote-Bete, um etwas in den Magen zu bekommen. Aber leider brannte die Rote-Bete, bevor sie sich satt gegessen hatten, im Hals, so dass sie, OBGLEICH SIE NOCH HUNGER HATTEN, nichts mehr herunterschlucken konnten!

Aus dieser Geschichte kann man mehrere Schlussfolgerungen ziehen: Hunger verleiht allen Nahrungsmitteln einen angenehmen Geschmack, Hunger kann einen nicht dazu bringen, zu viel von einem rohen Nahrungsmittel zu essen, wenn der Organismus nichts mehr aufnehmen kann (weil er von dessen Bestandteilen gesättigt ist), der Organismus benötigt für sein Gleichgewicht eine gewisse Abwechslung in der Nahrung. Das bedeutet, dass der Verzehr von 6 Tafeln Schokolade oder 12 Mangos den Metabolismus nicht befriedigen kann, auch wenn man sich vorübergehend „voll“ fühlt. Das instinktive Nachlassen einer Nahrung, weil diese plötzlich ungenießbar wird, ist von extremer Genauigkeit, wenn Hunger vorhanden ist!

Die zweite Geschichte ist eine kleine Zusammenfassung meiner Erfahrungen und meines Umgangs in der Welt der Rohkost. Ich habe Personen gesehen, die so viel Mangos aßen, dass ihre Haut die Farbe einer Mango annahm. Sie betonten stets, dass ihr instinktiver Appell sie in Richtung Mangos trieb. Das ist allerdings nicht schlüssig, denn wenn die Moleküle der Frucht (oder etwas anderem) bereits über die Haut in Form von Farben oder Gerüchen austreten, bedeutet das, dass die vom Organismus festgelegten Grenzen seit langem überschritten wurden. Machen Sie im Frühling, wenn der Bärlauch wächst, einen Versuch. Essen Sie davon nach Belieben mehrere Tage und Ihr Ehepartner oder Ihr Kollege wird Sie bald fragen, ob Sie sich mit Knoblauchsaft parfümiert haben!

Das soll uns verständlich machen, dass die Anwendung des Instinkts in unserer Überflussgesellschaft extrem schwierig und beinahe unmöglich ist.
Aber fahren wir fort und zwar mit Friedenszeiten und dem damit verbundenen Mindestmaß an verfügbarer Nahrung. Ist der Hunger groß, ist es auch das Essvergnügen. Sobald der Organismus gesättigt ist, sinkt dieses Vergnügen schnell und zeigt uns auf diese Weise, dass der Stoffwechsel an nährenden Elementen (Vitamine, Mineralsalze, usw.) das Nötige erhalten hat, und wir uns demnach vom Tisch erheben können.

Sinkendes Essvergnügen ist das EINZIGE instinktive Stoppsignal, das wir beachten sollten. Im Gegensatz dazu stellen ALLE anderen organischen Phänomene ein eindeutiges ÜBERSCHREITEN des organischen, instinktiven Stoppsignals dar und sind somit ein Zeichen von unausgeglichener Ernährung.

Jeder überzeugte Rohköstler sollte zumindest einige dieser Anzeichen von Überschreitung kennen:
Ananas oder Kiwi, die die Lippen bis aufs Blut rissig machen. Ständiges Frösteln mit tropfender Nase. Der Hang, sich im Inneren der Wangen oder in die Zunge zu beißen. Verstärkte Lust auf gewisse Geschmacksrichtungen, vor allem auf Süßes, das einem sirupartig erscheint (was leider nicht immer zu unserem Missfallen ist). Empfindliche Zähne und Zahnfleisch oder sogar Zahn-schmerzen durch diesen Zucker. Man kann plötzlich keine Artischocken oder Nüsse mehr hinunterschlucken... Eier oder andere Nahrungsmittel können den Geschmack ändern und ungenießbar werden. Diese Liste ist nicht erschöpfend. Jede Überschreitung stellt eine zusätzliche Intoxikation dar, das Hinzufügen überdosierter Toxine zu den bereits vorhandenen Schadstoffen.

Das gilt zunächst nur für das rohe Ernährungssystem. Um dies konsequent umzusetzen, müsste man weit von unserer Konsumgesellschaft entfernt sein, außerhalb unserer Häuser und Kleider leben ... letztendlich Gott darum bitten uns ins Paradies zurückzuführen.

Aber bitte verschonen Sie uns damit, uns das besagte Paradies in den besten Farben auszumalen, indem Sie uns Früchte als Grundlage für Gesundheit und Glück aufdrängen. Die Erfahrungen und zahlreichen Fehlschläge der Obst-Rohköstlerei sollten uns zum Nachdenken anhalten und zur Einsicht bringen, dass das Paradies auf Erden nicht mehr existiert!

Die bioklimatische Ernährung ist keine Sperre gegen Früchte, sondern eine Grenzlinie, die zum Verzehr von Früchten anhält, wenn der Körper Erfrischung benötigt, d.h. im Sommer und von Obst abrät, wenn der Körper bei kaltem Wetter Wärme benötigt. Erst wenn Obstfans dies verstanden haben und sich von ihrer krankhaften Zuckerabhängigkeit befreien, wird der Erfolg der Rohköstlerei durchschlagend sein.

Das Zucker-Übel

Ich bin es mir schuldig, wieder und wieder auf das Zuckerproblem einzugehen, da er zum Lebensfeind Nr. 1 wird, sobald man die geringen Dosen, die zum Funktionieren des Organismus benötigt werden, überschreitet. Wenn man sich ins Paradies zurückversetzt fühlt und den ganzen Tag lang Obst isst, so wie es zahlreiche, von gewissen „Ernährungspäpsten" angestachelte Rohköstler betreiben, wird Zucker zu einem wahren Zellgift. Diese „Ernährungspäpste", die viel von sich reden machen, schaden damit nur der Entwicklung einer gesunden Bewegung von Individuen, die verstanden haben, dass die klassische Ernährung eine zu Leiden und vorzeitigem Tode führende Ernährungsweise ist. Ist das aber ausreichend, um sich mit dubiosen Fruchtkulturtheorien die Gesundheit zu ruinieren?
Ich bin mir bewusst, dass wir aus kulturellen Gründen Schwierigkeiten haben, den Zucker als Übel zu akzeptieren. Aber wer hindert uns eigentlich an dem Versuch, ohne Zucker auszukommen, und sei es nur im Winter?
Ich erlaube mir an dieser Stelle eine Voraussage. Entweder geht die Rohkost-Bewegung zu Gemüse und sehr wenig Obst über und breitet sich so aus, oder aber wir verleugnen weiterhin die Realität und ihre Anhänger werden sich nach einiger Anwendungszeit (denn zu Beginn

ist aufgrund der zuvor erklärten Ernährungsumstellung zunächst alles in Ordnung) in schlechterem Gesundheitszustand befinden als vor der Ernährungsreform! Das wäre selbstverständlich der bedauernswerte Gipfel und ein Negativbeispiel, das unser Umfeld zum Glück nicht zur Nachahmung motiviert.

Die Mehrheit denkt bei dem Wort Zucker ausschließlich an weißen Zucker. Aber die Zuckerformen, die in der wissenschaftlichen Sprache mit „ose" enden, sind vielfältig und sobald sie in die enzymatische „Verdauungsmangel" genommen und umgewandelt werden, **UNTERSCHEIDEN SIE SICH NICHT MEHR VONEINANDER.**

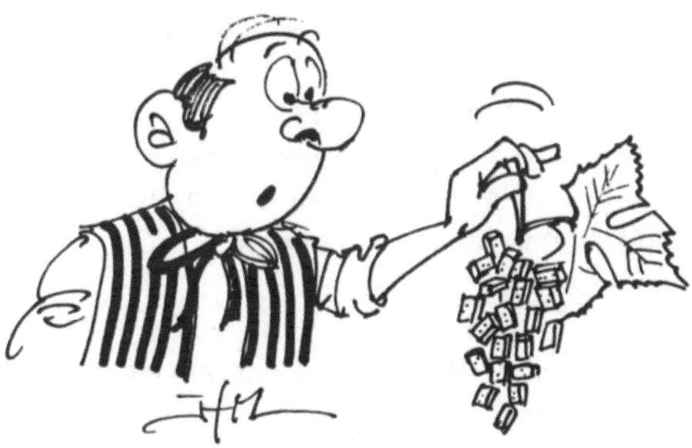

Am Ende des Verdauungszyklus entsteht als Endprodukt Glucose, die EINZIGE vom Menschen assimilierbare Zuckerform. Unter dieser Voraussetzung ist es vollkommen überflüssig, sich über den jeweiligen Wert der verschiedenen Zuckerarten zu streiten.

Fassen wir zusammen: egal, welche Form von Kohlenhydraten wir zu uns nehmen, am Ende entsteht immer Glucose. Um einige detailliebende Geister zu beruhigen, füge ich hinzu, dass jede Kohlenhydratart der mineralsalzarmen Saccharose des weißen Zuckers vorzuziehen ist.

Schneller oder langsamer Zucker?

Das eigentliche, lebenswichtige Hauptproblem liegt jedoch gar nicht in der verzehrten Zuckerart, sondern vielmehr in der konsumierten

Menge der Kohlenhydrate (in welcher Form auch immer). Und genau an dieser Stelle verliert der Bürger des neuen Jahrtausends sein Gefühl für Schlemmerei. Muss ich wiederholen, dass der ursprüngliche Mensch nur sehr wenig Zucker, selbst in Fruchtform konsumierte? Wer hätte das gedacht, selbst in den Tropen benötigen Früchte einige Monate bis zur Reife. Stellen Sie sich also den Menschen vor 2000 Jahren irgendwo im nicht-tropischen Europa vor und Sie werden verstehen, dass wir heute wahre Zuckerlawinen vertilgen, sowohl bei herkömmlicher als auch bei vegetarischer oder roher Ernährung...

Der Mensch benötigt Zucker für das bisschen Überlegung, das bisschen mehr Bewegung, den vielen Stress und für seine leidenschaftliche Zuckerabhängigkeit, die man als Droge ansehen kann.

„Zucker ist Energie" lautete der Werbespruch, als ich noch in kurzen Hosen herumlief. Das ist auch richtig, wenn man von homöopathischer Dosierung ausgeht, aber vollkommen falsch, wenn man sich wie heutzutage jedermann, Sportler inbegriffen, mit Zucker vollstopft (schließlich spendet Zucker ja Energie!).

Gleiche Frage auch hier: Wer hindert uns an einem Versuch, ohne Zucker auszukommen?
Wir haben es beim Laufen ausprobiert. Hinter dem Gesundheitszentrum lag in 4 km Entfernung ein „Hügel" von 800m Höhe.
Wir haben ihn mehrmals im Schnellschritt und auf nüchternen Magen erklommen, dann nach einem Obstfrühstück oder nach einem Gemüsesaft mit Nüssen. Die Laufergebnisse?
Die besten Ergebnisse wurden bei nüchternem Magen erzielt, gefolgt von Gemüse, an letzter Stelle stand das Obst. Wir stehen hier selbstverständlich im kompletten Widerspruch mit allen Trainern und Managern von Sportlern, für die es ohne den heiligen Zucker keine Leistung geben kann.

Es soll sich niemand verpflichtet fühlen, daran zu glauben, aber jeder sollte selbst einen Versuch unternehmen. Die meisten Muskel- und Gelenkbeschwerden in der Welt des Sports, ganz abgesehen vom Phänomen des Dopings mit seinen unsinnigen Risiken, werden durch einen vollkommen überhöhten Zuckerkonsum ausgelöst.

Denn bei überhöhtem Zuckerverbrauch kommt es automatisch zu Hypoglykämie, die den organischen Motor auf Sparflamme laufen lässt, zu Entzündungen im Bereich der Sehnen sowie zu Acidosen, die die Gelenke zum Knirschen bringen. Das ist so offensichtlich, dass allein die medizinischen und sportlichen Autoritäten es ignorieren. Zum großen Schaden aller Sportler, die überwiegend genauso viele Nullen auf ihrem Sparkonto haben wie Kenntnisse in organischer Diätetik.

Das liefert den Beweis dafür, dass im Bereich des Sports auch nicht mehr Überlegungen zu diesem Thema angestellt werden, als gemeinhin in der Gesellschaft. Was die Sportler jedoch nicht davon abhält „wissenschaftlich" betreut zu werden. Diese Betreuung verfolgt jedoch nur ein einziges Ziel, d.h. die Leistung einige Jahre lang zu erhöhen, wobei diese Phasen übrigens immer kürzer werden. Gesundheit und Harmonie des Sportlers? Naja!

Ich gehe sogar noch weiter: Ohne wildes Doping, ob legal oder nicht, wären die Leistungen mit unserer Ernährung eindeutig besser und hielten länger an. Einige vegetarische Athleten haben das übrigens seit langem bewiesen. Das gilt ebenfalls für die Athleten, die nicht unbedingt Spitzensportler sind. Der Leistungsverlust ist sehr langsam und sehr viel langsamer im Vergleich zu Sportlern des gleichen Niveaus mit traditioneller Ernährung. Meine dreißigjährige persönliche Erfahrung als Läufer hat mich vollkommen davon überzeugt.

Mein Freund Bruno und ich testen uns gegenseitig, indem wir regelmäßig an mehr oder wenig langen und steilen Bergläufen teilnehmen. Im Jahr 2005 haben wir am 100 Kilometer-Lauf von Millau teilgenommen und den 300. Platz von 1500 Teilnehmern belegt. Zwei Wochen später nahmen wir an einem Berglauf von 22 km teil, wo wir unter den ersten 50. von 300 Teilnehmern durchs Ziel gingen. Das spricht einerseits für gute allgemeine Vitalität und andererseits für große Erholungskapazitäten nach der Anstrengung. Das verdanken wir zweifelsohne unserer Ernährungskunst.

Der Obst-Rohköstler ist dennoch schwer von der Gefahr des übertriebenen Verzehrs dieser süßen Köstlichkeiten zu überzeugen, die seiner Meinung nach direkt aus dem Paradies kommen. Er meint, dass der wahrscheinlich in den Tropen geborene Mensch zwangsweise organisch auf deren Verzehr, selbst deren ausschließlichem Verzehr eingestellt sei! Auf den ersten Blick erscheint diese Argumentation recht verheißungsvoll, aber warum sollte es denn nur für den Menschen gelten und nicht für Tiere, z.B. den besonders niedlichen Bären?

Und noch einmal zur Wiederholung:

Ist der Gedanke absurd, dass zu Beginn des Lebens auf Erden die damals existierenden Bären auch im Warmen lebten und braunes Fell besaßen? Kann man sich dann nicht auch vorstellen, das es „Teddy“, genau wie den Menschen, in den Fingern juckte, diese endlose, unerkorene Welt zu erforschen und ihn seine Wanderungen in sehr viel kältere Gefilde führten; wo ihm der Raureif nach und nach den Schnauzer und das Fell entfärbte und der nun „weiße Teddy“ die Mango seines Ursprungs gegen einen Seehund eingetauscht hat?

Das Fell des Eisbären ist nämlich schwarz auf der Haut! Zufall oder Überreste seiner Herkunft?

Jeder wird verstehen, dass der heutige Eisbär, bei dem es sich nur um einen aus Eitelkeit und zur Anpassung an den hohen Norden entfärbten Braunbären handelt, im ewigen Eis nicht lange überleben könnte, würde er die schön fetten Fische gegen zuckersüße Bananen eintauschen. Der Mensch hat ebenfalls die Hautfarbe geändert und ist, wo anfangs nur schwarz zu leben schien, weiß, rot oder gelb geworden...

Die Tatsache, seine Hautfarbe zu ändern, ist an sich nicht weiter schlimm für den Menschen, seine Obst-Unterwerfung ist viel gefährlicher für seine Gesundheit. Eine kleine Erklärung:

Die Gefahr des Fruchtzuckers wächst mit zunehmendem Rohkost-Anteil in unserer Ernährung. Bei einer halb rohen, halb gekochten Ernährungsweise, bemerkt man zumindest kurzfristig gesehen nichts Schädigendes. Eher im Gegenteil, da Früchte zur organischen Reinigung beitragen. Bei 80% Rohkost sieht das schon anders aus und bei 100%iger Rohkosternährung, muss man sogar aufpassen. Vor allem, wenn 80% davon Früchte ausmachen. Hier ist die Gefahr unmittelbar, d.h. nach den ersten Flitterwochen, die der Nahrungsumstellung folgen. Bleibt man dabei, zeichnen sich die Probleme stärker ab und verschlimmern sich.

Ich bin davon überzeugt, dass reine Obsternährung den Organismus zerstört, ihn untergräbt und ihn SCHNELLER abnutzt, als jede herkömmliche Ernährung.

Dort, wo eine Krebserkrankung 30 Jahre bis zum Ausbruch benötigt, reicht ein Jahrzehnt; oftmals auch weniger, exklusiver Obsternährung aus, um ernsthafte Gesundheitsprobleme auszulösen.

Die von dieser „Obstdiät" verursachten Beschwerden

Zunächst extreme Kälteempfindlichkeit. Hände und Füße, aber auch die Nasenspitze sind ständig eiskalt, so dass der Ehepartner an Scheidung denkt. Spektakuläres Abmagern. Alles wird verbrannt und bald bleibt nur noch knittrige Haut über, die die klappernden Knochen zusammenhält. Ein zweiter Scheidungsgrund bei Rohköstlern. Die Nacht mit einem wandelnden Skelett zu verbringen ist nicht besonders verheißungsvoll. Die Zähne, die und nach das Weite suchen. Das sollte einem Angst machen, da sie bekannterweise nicht mehr nachwachsen. Das Zahnfleisch geht zurück und sie fallen einfach heraus, auch ohne Karies. Wenn ich dann einen „Frucht-Arzt" sagen höre, dass das durch die Zellentgiftung verursacht wird, verspüre ich große Lust, die ihm verbleibenden Zähne herauszuschlagen. Verdauungsstörungen, Parasitosen, Candida Albicans mit Analpruritus. Durch Obst aus reinem Zucker.

Depressionen und Vitalitätsverlust mit nachlassender Belastbarkeit, Einbuße der Libido und ausbleibender Regel bei Madame. Es gibt nichts mehr zu evakuieren? Nein, ein geschwächter Organismus setzt die nicht zum Überleben notwendigen Funktionen aus. Diverse und wiederkehrende Entzündungen, Krustenbildung in der Nase, Mittelohrentzündungen, Sinusitis, Bronchitis, Colitis, Cystitis, Pilze, Pickel, rissige Haut, Nierenprobleme. Soweit nur zu den harmloseren Beschwerden, wobei diese Liste lange nicht erschöpfend ist.

Fügen wir hinzu, dass Abmagerung drei mögliche Gründe bei Rohkosternährung haben kann: Zu viel Obst - Zu wenige Kalorien Durch Vegetarismus mangelnde tierische Proteine

Es gibt aber dennoch etwas Positives in dieser Liste: und zwar die NÜTZLICHEN Abwehrreaktionen, bei denen es sich nicht um Degenerationskrankheiten handelt. Allerdings kann man angesichts des Verlustes von Zähnen doch ein wenig skeptisch hinsichtlich ihrer Nützlichkeit sein. Es stimmt aber, dass der vorübergehende Verzicht auf Obst dem Organismus ermöglicht, wieder zur Gesundheit zurückzufinden.
Es kann aber auch schlimmer kommen, wenn man weiterhin auf Obst beharrt: Nierenversagen, fast totaler Verlust des Vitamin B12, Aneurysma, Sehverlust, usw. Um Sie wieder ein wenig aufzuheitern, ein
Sprichwort von Pascal:

„Der Mensch ist weder Engel noch Tier und das Unglück will, dass wer einen Engel aus ihm machen will, ihn zum Tier macht".

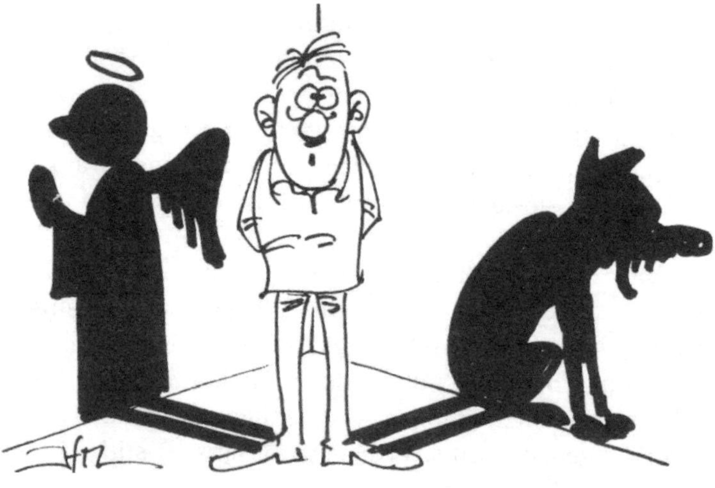

Das alles ist nicht unbedingt besonders erfreulich. Aber was soll man schon zu einem solchen Negativeinfluss sagen, den diese Ernährungsweise auf unsere Mitmenschen hat, wo sie doch eigentlich ein Vorbild und ein alleiniger Gesundheitsgarant sein sollte...

Die oberste aller Tugenden ist das Beispiel, aber sollte man nicht eher den Platz des Esels vom Buchanfang einnehmen ... als seine Eselsohren zu tragen? Geben Sie sich nicht damit zufrieden, zu befolgen was in den Büchern steht, seien sie auch noch so gut, sondern lernen Sie die Natur zu entschlüsseln. Denn hier allein liegt die Wahrheit.

Zusammenfassung der Nachteile des Zuckers

Ich empfehle Ihnen Ihrer Gesundheit zuliebe, folgende Punkte auf die Tür Ihres Vorratsschranks zu kleben:
Weißer, raffinierter Zucker ist für den Organismus wertloser Zucker, da er keine Mineralsalze enthält. Bei seiner Verstoffwechselung werden im Organismus vorkommende Mineralien verbraucht, was zur Demineralisierung führt. Früchte sind in geringerem Maße ebenfalls mineralsalzarm. Schneller Zucker (Honig, Früchte, weißer Zucker ..) erhöht den Blutzuckerspiegel, woraufhin der Organismus eine hohe Dosis Insulin im Blut freisetzt. Hierdurch kommt es zu einer leichten Hypoglykämie mit der Wirkung, uns zum Kompensieren zum Essen zu bringen! Das ist der Grund für den permanenten Appetit der Fruchtler. Eine andere, allgemein bekannte Nebenwirkung: Kälteempfindlichkeit und laufende Nase. Man kann die Wirkung des schnellen Zuckers hemmen, indem man der Mahlzeit Fette zufügt, z.B. einige Nüsse nach rohen Früchten.

Die entscheidende Wirkung entsteht jedoch bei Zuckerüberlastung. Egal ob schneller oder langsamer Zucker, Zucker wird stets vom Organismus in Form von Glukose aufgenommen. Sobald der Zucker diese Form erreicht hat, ist es unmöglich zu identifizieren, ob die Glukose aus weißem Zucker, aus Milchprodukten oder aus Früchten stammt....

An dieser Stelle unterscheidet man nicht mehr zwischen gutem oder schlechtem Zucker. Es kommt einfach nur Zucker im Überschuss vor, der das richtige organische Funktionieren beeinträchtigt. Ich hoffe, dass ich lange genug auf diesem Punkt herumgeritten bin, sodass es jedem Leser am Herzen liegt, die Obst-Falle zu vermeiden (oder zumindest nur kurzfristig hineinzufallen).

Bewusstsein und Unterbewusstsein oder der „Krieg“ gegen Mama

Es gibt eine weitere Falle, diese ist psychologischer Art. Der Ernährungsinstinkt steckt, wenn auch in abgeschwächter Form, immer noch in uns. Er wird jedoch mit einem unerbittlichen Gegner konfrontiert d.h. unsere von Mutterliebe geprägte Ernährungskultur. In unserem Kopf ist alles abgespeichert, was Mama uns gelehrt hat: kleine und große Gerichte, kleine Leckereien und große Familienfeste...
Aus diesen Erinnerungen schöpft das Unterbewusstsein seine Kraft. Demgegenüber steht unser Bewusstsein. Es schöpft aus unserer Überzeugungskraft und der täglichen Praxis. Unsere Rückfälle ins „Alte“ und unsere Frustrationen stammen aus diesem Kampf zwischen unserem kulturellen Erbe und dem Erlernten der Ernährungsreform. Werfe der, der niemals rückfällig geworden ist...

In allen Fällen ist die Anwendung des Ernährungsinstinktes, so wie wir es versuchen, nur eine naive Parodie des tierischen Instinktes. Denn wir leben weit von den Bedingungen der Natur entfernt! So hat jeder, der uns glauben machen will, die von dem einen oder anderen entwickelte Technik (u.a. Instinktotherapie, Urkosttherapie, usw.) sei das ultimative Ziel unserer Evolution, niemals auch nur im Geringsten versucht in wilder Natur ohne die Annehmlichkeiten der Zivilisation zu leben.

Wir sind weit von der Lebensform der Tiere entfernt. Wir sollten die Bescheidenheit haben, uns das einzugestehen; zumindest, um uns langfristig unmögliche und unerträgliche Situationen zu ersparen.

Da uns die Natur aber mit einem Gehirn ausgestattet hat, sollten wir unseren Traum von der Rückkehr ins Paradies noch einmal genau überdenken.
Aber roh zu essen und zwar ausschließlich roh, kann uns Horizonte eröffnen, die vor allem bei schweren Krankheiten nicht ausgeschlossen werden sollten. Denn das Leben ist einige Anstrengungen allemal

wert. Spornen wir also unseren Willen dort an wo unsere Gelüste uns von den rohen Gaumenfreuden abzubringen drohen.

Kann man roh essen und Nahrungsmittel kombinieren?

Was sagt die Natur zu diesem Thema? Gibt es ein einziges Tier, das sich rühmen kann alles und nichts bei seinen Mahlzeiten zu vermischen?
Der Pflanzenfresser isst... Pflanzen. Die werden zwar auch gemischt, aber es ist eine Mischung von Nahrung mit gleichem Verdauungsvorgang und ähnlicher Zersetzung. Als Beilage werden diese Pflanzen mit Proteinen in Form von Regenwürmern, Grashüpfern und anderen Feldbewohnern angereichert. Das bedeutet, dass der Pflanzenfresser Nahrung mischt, ohne davon gleich Nesselsucht oder Durchfall zu bekommen.
Der Fleischfresser vermischt seine Nahrung ebenfalls. Wenn er seine Beute reißt, verzehrt er als erstes die Eingeweide voller Pflanzenreste. Auch für ihn hat dieses Mischen der verschiedenen Nahrungsarten keinerlei negative Folgen. Führt man diesen Naturgedanken ganz bis zum Ende, stellt sich eine andere Frage:
Ist es vielleicht notwendig, Nahrungsmittel miteinander zu vermischen, um seiner Nahrung maximale Wirkung zu vermitteln? Geht es dem tierischen Stoffwechsel sogar besser, wenn zur gleichen Zeit Proteine, Kohlenhydrate und Lipide zugeführt werden?

Kommen wir zum Menschen zurück. Dieser ist der Weltmeister im Vermengen von Nahrungsmitteln, aber leider von Zusammenstellungen, die in der Natur nie vorkommen würden! Zunächst vermischt er Rohes und Gekochtes. Dann nimmt er sich heraus, von ihrer Struktur her vollkommen unterschiedliche Nahrungsmittel zu mischen, die auf natürliche Weise aufgrund ihrer unterschiedlichen Reifezeit unmöglich miteinander zu kombinieren wären. Zum Abschluss vermengt er munter Nahrung, die aus allen vier Ecken der Welt stammt, was noch keiner Lebensform bislang gelungen ist...
Wir werden uns erneut mit einem Kompromiss begnügen müssen, da die Rückkehr zur primitiven, tierischen Integralität leider unmöglich ist.

Die Idee Nahrungsmittel miteinander zu kombinieren, erscheint mir nicht unbedingt extravagant und ist auch für den Menschen absolut verträglich.

Wozu könnten der Pankreas und der Darm sonst gleichzeitig Verdauungsenzyme für Proteide, Kohlenhydrate und Lipide absondern?

Allerdings unter zwei Bedingungen:
Mit der ersten habe ich Ihnen schon genug in den Ohren gelegen d.h. richtig Hunger zu haben; die zweite Bedingung ist rechtzeitig vor der Überfüllung oder beim instinktiven Überschreiten des Sättigungsgefühls (wechselnder Geschmack der Nahrung oder sonstige Anzeichen von Sättigung) mit dem Essen aufzuhören. Soweit zur Theorie. In der Praxis erscheint es mir jedoch klug, unsere degenerative Unzulänglichkeit in Sachen Verdauung sowie Stress, der uns zum Essen treibt und unsere Fleischesschwäche vor dem gut gefüllten Teller in Betracht zu ziehen und nicht einfach alles miteinander zu vermischen. Man sollte deshalb nicht gleichzeitig Obst und Gemüse verzehren, da das zu Blähungen führen kann. Man verzichtet darauf mehrere Nussarten bei einer Mahlzeit zu kombinieren. Man isst nur eine einzige Proteinart (entweder Fleisch oder Fisch). Man sollte saures Obst nicht mit süßem oder mit stärkehaltigen Früchten (Kastanien oder Bananen) oder mit Getreide mischen. Wenn es Melonen gibt, sollte man nur Melonen essen. Man serviert nicht gleichzeitig Zerealien mit Ölfrüchten oder Hülsenfrüchten...

Das sind einige „Verbote“, die uns helfen, Energie bei der Verdauung zu sparen. Schließlich gibt es Gründe dafür, dass die Verdauungsphase nach einem guten Essen im Büro manchmal unangenehm sein kann... Simples Essen gewinnt hier richtig an Bedeutung. Und der Esel, der auf der Weide sein Gras ohne Mayonnaise kaut, weiß genau, dass er Recht hat, während sich der Mensch unnötigerweise sein Essen kompliziert. Selbstverständlich wird so mancher das Gesicht vor der „Eintönigkeit“ solcher Mahlzeiten verziehen und hinterhältig hinzufügen, wie traurig und langweilig es doch sei „immer dasselbe zu essen“.

Man könnte ohne Hintergedanken hinzufügen, dass dieselben Leute auch den geliebten Milchkaffe mit Marmeladenbrot zum Frühstück langweilig fanden. Aber wie sagt ein arabisches Sprichwort so schön: „Wer etwas erreichen möchte, findet Mittel und Wege, wer nichts erreichen will, findet eine Ausrede.“

Zur Vereinfachung Ihrer Verdauungsvorgänge ...

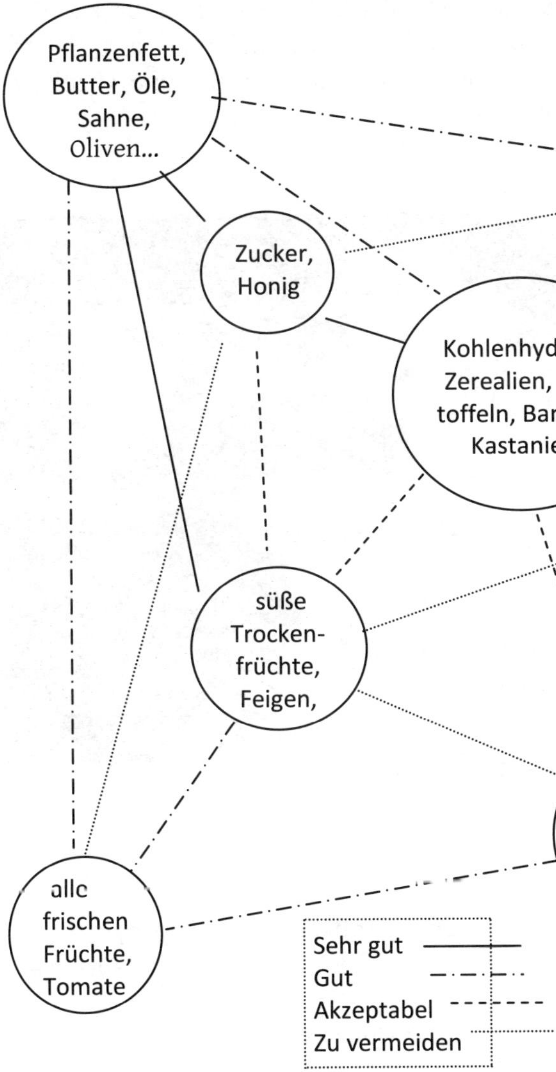

Tabelle der Unverträglichkeit von Nahrungsmitteln nach dem Hygienisten Shelton

Wenn der Esel sprechen könnte, würde er uns sagen, dass richtiger Hunger die Nahrung köstlich erscheinen lässt und die Verdauung vereinfacht. Trotz seiner tollen Ohren, wäre es jedoch schwierig, ihm klar zu machen, dass der Mensch durch Gotteshand sehr komplex erschaffen wurde und deshalb überhaupt nichts dafür kann. Einer meiner Freunde drückt dies bildhafter aus, indem er sagt: „Wäre der Mensch ebenso groß wie dumm, könnte er den Mond kitzeln, ohne sich von seinem Sessel zu erheben!"

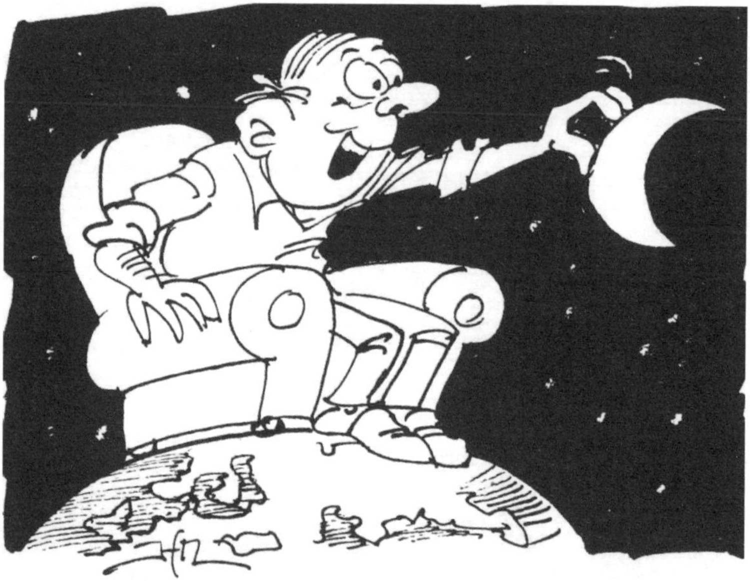

Rohkost und Verdauung

Vorsicht, warnt uns die Ärzteschaft, Rohkost ist ein Synonym für Darmentzündungen. So wird es immer wieder gesagt, herausposaunt, bescheinigt:
Bei Darmentzündungen muss man Gekochtes essen!

Immense Eselei, die durch nicht weniger immense Mittel verbreitet wird.

Was ist wirklich dran?
Sie haben sicherlich schon einmal Hautrötungen oder Ekzeme gehabt ... und haben Sie sich dabei den Spaß erlaubt, die betroffene Stelle mit einem schön verholzten Gemüse zu reiben?
Und trotzdem heißt es, Cellulose würde zu Kolitis führen!
Das ist natürlich völlig falsch, denn Cellulose bringt nur die bereits vorhandene Kolitis zum Vorschein, da der Darminhaber bei weitem die zulässige Höchstdosis an ... Zucker überschritten hat!
Wir kommen noch darauf zurück! Eine Kolitis ist eine Entzündung wie jede andere auch, mit denselben Ursachen und denselben Eliminationsweisen wie bei anderen Krankheiten auch.

Zur Heilung einer Kolitis, sollten Sie genau das Gegenteil von dem tun, was uns die Medizin predigt, nämlich rohes Gemüse essen!

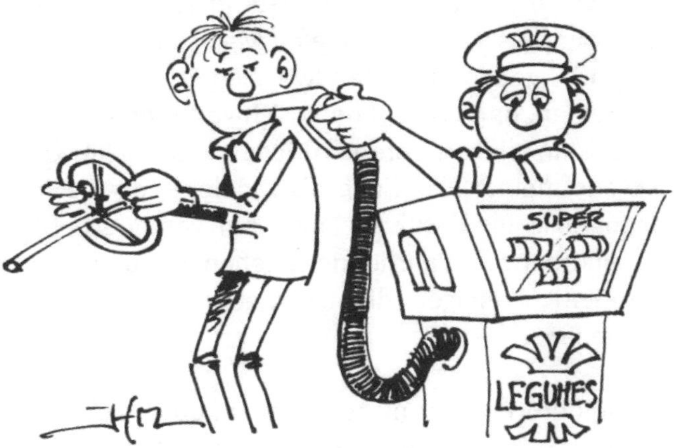

Gemüse

Der Intensität der Beschwerden entsprechend, beginnt man erst langsam. Zunächst wird der Zucker abgesetzt, sonst sind keine konkreten Ergebnisse zu erzielen. Danach wird gepflastert ... mit Pflaster aus Tonerde, die bei diesen Beschwerden ein wunderbares

Mittel ist, den Darm wieder auf Trab zu bringen. Wir kommen später noch darauf zu sprechen. In allen Fällen kann man bei ALLEN Verdauungsbeschwerden schon nach zwei Wochen Linderung verschaffen, indem man den Darm anhand von Karotten, Kohl oder allen anderen Gemüsearten „massiert" und mit Tonerde pflastert. Wenn ich mir dessen so sicher bin, dann nur, weil wir es schon etliche Male ausprobiert haben, selbst bei geschwüriger Proktokolitis.

Verdauungsbeschwerden im Allgemeinen, ob Diarrhö oder Verstopfung, verschwinden schnell und kehren nicht wieder, solange man nicht zur alten Ernährungsweise zurückkehrt. Dieses „Theorem" kann verallgemeinert werden. Kommt es nach einem Wechsel der Ernährungsweise, selbst nach jahrzehntelanger Praktik, zur Heilung, kann man nicht ohne Angst vor einer verstärkten Rückkehr der Beschwerden zur herkömmlichen Ernährung zurückgehen.

Was die Annahme zulässt, dass es keine tiefe, gründliche Zellreinigung gibt und dass es mehrerer Generationen absoluten Respekts der Naturgesetze bedarf, bevor wir dem Esel in seiner gesundheitlichen Gelassenheit nur ansatzweise ähneln. Man soll sich nicht einfach Hirngespinsten hingeben und irgendwelchen Erleuchteten folgen, die einem weismachen, der Körper könne sich vollständig reinigen, weder in einem noch in sieben Jahren. Diese persönliche Überzeugung schöpfe ich aus meiner Erfahrung als Iridologe, da die Iris sich nur äußerst geringfügig im positiven Sinne hin verändert. Man müsste mindestens ein oder zwei Jahrhunderte leben, um den Irishintergrund von den Toxinen zu reinigen, die, ich wiederhole, nur die Spitze des Eisbergs darstellen...

Es lässt sich an der Iris leider nicht erkennen, ob es sich um die Augen eines Rohköstlers oder eines Burger-Essers handelt!

Rohkost und Biorhythmen.

Eine der fixen Ideen hinsichtlich unserer Ernährung ist die Angst, die Nahrung könne nicht frisch sein. Der Rohköstler möchte nicht nur roh essen, was ihn selbstverständlich ehrt und ihm gut tut, sondern auch frisch, egal zu welcher Jahreszeit. Hier fehlt es ihm leider ein wenig an

Köpfchen. Wir unterliegen, wie jegliches Leben, Biorhythmen. Was im Klartext bedeutet, dass wir verschiedene Vibrationen von unterschiedlichen Wellenlängen abgeben.

Die Aktivitäten unserer Biorhythmen sind im Sommer sehr stark, nehmen im Herbst ab, sind im Winter geschwächt und gewinnen im darauf folgenden Frühjahr wieder an Stärke. Die Biorhythmen folgen einer Sinuskurve, die durch die Position der Erde im Verhältnis zur Sonne beschrieben wird. Sie hängen selbstverständlich vom Ort ab, an dem wir leben.

So unterscheidet sich die biorhythmische Kurve eines Eskimos von der eines Zulus, eines Äquatorianers oder eines Europäers. Diese Tatsache allein macht klar, dass es eher gewagt erscheint, tropisch zu essen, wenn ein eiskalter Nordwind über Paris oder Berlin weht.

Die Anpassung unserer Ernährung an diese Variationen erscheint ratsam und spart gleichzeitig Energie.

Beispiel: Im Winter erreicht unsere metabolische Leistungsfähigkeit ihren Tiefstpunkt. Um unsere Ernährung auf diesen Zustand abzustimmen sollten wir Lebensmittel zu uns nehmen, die ebenfalls ein wenig „welk“ sind. Das bedeutet, wir müssen die Schwingungskurve der Karotte oder der Schwarzwurzel der Schwingungskurve des Menschen anpassen! Das ist sicherlich lange nicht so erotisch als sich um andere Kurven zu kümmern, zudem als Höhepunkt nur ein Zellorgasmus erwartet werden kann! Aber seinen Zellen etwas Gutes zu tun, kann sich schließlich nur positiv auf den gesamten Organismus auswirken. Das wiederkäuende Tier frisst im Sommer saftiges, grünes Gras und im Winter Heu, wobei seine Gesundheit in Höchstform bleibt. Geraten wir also nicht in Panik, wenn wir die Karotten oder die Rote-Bete im Winter durchbiegen können, ohne sie dabei zu zerbrechen. Das gilt auch für welken Salat oder nicht mehr ganz feste Kartoffeln.

Diese Auffassung von Ernährung ist besonders im Winter von Vorteil. Lassen Sie uns rekapitulieren. Im Sommer schwitzen wir stärker, um uns zu erfrischen. Daher müssen wir mehr trinken oder mehr wasserhaltiges Gemüse essen. Bei dieser Vorgehensweise kommt unsere organische Thermogenese auf ihre Kosten und sorgt für unser Wohlbefinden. Zusätzlich urinieren wir ausreichend, was für gute organische Drainage sorgt.

Kulissenwechsel im Winter. Der Körper benötigt nicht mehr die gleiche Menge an organischer Kühlflüssigkeit. Das kann man bei jedem Temperatureinbruch bemerken. Zu diesem Zeitpunkt urinieren wir zunächst vorübergehend vermehrt, um die überflüssige organische Flüssigkeit auszuscheiden.

Letzteres bestätigt die Idee, dass im Winter weniger wasserhaltiges Gemüse benötigt wird. Getrocknetes ist angebrachter. Essen wir in der kalten Jahreszeit viel Kaltes, zwingen wir unseren Organismus und vor allem unsere Nieren dazu, das überflüssige durch die Nahrung aufgenommene Wasser auszuscheiden, da es die Zellen zum „Überlaufen“ bringt. Die Zellen würden diese kalten Duschen zu dieser Jahreszeit aber liebend gern gegen warme Mützen eintauschen.

Das ist jedoch nicht das einzige Element, das es zu berücksichtigen gilt. Jeder kann diese Feststellung selbst machen, da bei zu großem Wasserkonsum durch die Nahrung, in flüssiger oder solider Form, unser Urin farblos wird! Farbloser Urin bedeutet einerseits, dass keine Toxine eliminiert werden, was nicht unbedingt schlimm sein muss, aber andererseits wird gleichzeitig warmes Wasser mit ausgeschieden! Und ausgeschiedenes warmes Wasser steht für vergeudete Kalorien. Das stellt ein echtes Problem dar, da wir unser Immunsystem schwächen, indem wir ihn durch den Verlust von Wasser bei Körpertemperatur abkühlen. Das könnte eventuell die zahlreichen Erkältungen im Winter erklären.

Die daraus abzuleitende Logik bestätigt, dass wir im Winter konzentrierter und wenig wasserhaltig essen sollten. Das ist einfach ... und kann von jedem von uns ausprobiert werden! Der Esel sowie das Wild gehen auf diese Weise vor ... Ich überlasse Ihnen die Wahl Ihres Lieblingstiers.

H_2O

Kehren wir noch einmal zu unserer Wassergeschichte zurück. Die Ärzteschaft behauptet kategorisch, man solle täglich 2 Liter Wasser trinken und macht uns glauben, je mehr man trinkt, umso besser reinigt man seine Nieren ... Wie kommen sie eigentlich darauf?
Wasser ist und bleibt ein Molekül ohne jede Fähigkeit zur Bekämpfung organischer Giftstoffe, ein sympathisches Transportmolekül, das sich, sobald es aufgenommen wird, in Blut und Lymphflüssigkeit umwandelt, bevor es zu den Nierenglomerulus gelangt. Hier entlädt es die von den Zellen abgesonderten und vom Blutstrom transportierten Toxine. So werden innerhalb von 24 Stunden 180 Liter Blut von den Nieren gefiltert, wobei 1,5 Liter Urin entstehen. Um es einfach zu machen: Wenn die Basiszellen ihre Toxine nicht eliminieren und die Nierenzellen diese Toxine nicht filtern, können Sie tonnenweise Wasser trinken, ohne dass Ihre interne Reinigung dadurch leistungfähiger wird.
Farblos zu pinkeln, verzeihen Sie die Trivialität des Wortes, steht für das Ausscheiden von Wasser H_2O und nichts Anderem.

Das macht sich vor allem bei Krebskranken bemerkbar. Je weiter die Krankheit fortschreitet, desto heller wird der Urin. Die Zellen werden zunehmend mit Toxinen belastet. Der Urin wird durchsichtiger, da der Stoffwechsel immer mehr seine Fähigkeit verliert, die Zellen zu reinigen und die organischen Schlackenstoffe ins Blut zu leiten, um sie zum Filtern zu den Nieren zu transportieren.

Also ertränken Sie sich bitte nicht in einem permanenten Wasserstrahl (oder Weinstrahl). Der hohe Wasserkonsum kann nämlich schnell zum Vorwand dafür werden, sich pro Liter Wasser die eine oder andere gastronomische Ausnahme zu genehmigen!
Aber wie der Esel in der Fabel sind auch gewisse Behauptungen hartnäckig und bedürfen einer anständigen Erklärung!
Es wird also von unser gar zu wissenschaftlichen Ärzteschaft behauptet, dass man 2 Liter Wasser täglich trinken muss ... Was sind aber schon zwei Liter Wasser, wenn man an einem 100-km-Lauf teilnimmt? Das reicht nicht mal, um die Prostata zum Zittern zu

bringen! Bei einem Wettkampf dieser Intensität muss man eindeutig mehr trinken, das Zwei-, Drei- oder sogar Vierfache um überhaupt urinieren zu können und der Gesundheit bzw. der Leistungsfähigkeit nicht zu schaden, vor allem bei warmem Wetter.

Wenn ich aber den ganzen Tag auf meiner Tastatur herumtippe und mein Buch schreibe, ist die für das gute organische Funktionieren notwendige Flüssigkeitsmenge weitaus geringer.

Sie hängt ebenfalls von der Ernährungsweise ab: Je mehr Rohes gegessen wird, umso geringer ist der Bedarf an zusätzlichem Wasser für einen ausgeglichenen Stoffwechselhaushalt.

Die Menge des ausgeschiedenen Urins bleibt also unser einziges Kontrollwerkzeug, um zu überprüfen, ob unsere Nieren im Glück schwimmen und ihre Funktion als Putzfrau anständig ausführen.
Hier sollten wir noch kurz destilliertes Wasser erwähnen. Manche Personen schwören darauf, weil dieses absolut reine Wasser uns noch besser hilft, die Nieren zu reinigen. Meiner Meinung nach liegt dieser Behauptung ein Riesenmissverständnis zu Grunde. Beim Trinken gelangt das Wasser nicht direkt in die Nieren! Es durchläuft den Magen, dann den Darm und die Darmzotten, von denen es, ein Molekül nach dem anderen, wie eine ganz normale Wurst absorbiert wird. Erst danach gelangt es über die Lymphe, die im Bereich des Aortenbogens aufs Blut treffen, ins Blut und wird zum Reinigen in die Nieren transportiert. Zu diesem Zeitpunkt handelt es sich schon nicht mehr um Wasser, sondern um Blutflüssigkeit. Welche Logik könnte uns glauben machen, dass ein Wassermolekül - egal ob destilliert oder nicht - bei den Nierenfiltern in derselben Form ankommt, wie es in unseren Mund gelangte und dann auch noch erneut destilliert werden kann?

Der innere Widerstand des Blutes, der durch die bioelektronische Analyse von Vincent gemessen werden kann, liegt bei einem gesunden Menschen bei ca. 200 Ohm. Bei destilliertem, deionisiertem Wasser kann dieser Wert 2 Millionen Ohm erreichen. Es leuchtet ein, dass in einem Körper nicht gleichzeitig Flüssigkeiten von 200 und 2 Millionen Ohm vorkommen können!

Wenn wir uns noch einmal an die Stelle unseres Esels versetzen, müssen wir akzeptieren, dass in der Natur praktisch kein destilliertes Wasser vorkommt. Regenwasser während des Falls, vielleicht, aber sobald es auf den Boden trifft, nimmt es schnell Mineralstoffe auf.
Was soll man also trinken?
Zuerst die Flüssigkeit der Nahrungsmittel. Ein Kilogramm Gemüse entspricht 800 ml Wasser. Fügen Sie Wasser mit einem durchschnittlichen Widerstand von zwischen 5000 und 50000 Ohm hinzu, und Sie brauchen sich keine Sorgen mehr über dieses Problem zu machen.

„Trinken" Sie kein Obst. Wenn man Durst hat, trinkt man Wasser und isst keine Weintrauben! Wenn Sie es doch tun, werden Sie garantiert noch mehr Durst verspüren, da der Körper versucht, den übermäßigen Zucker zu verdünnen.

Sollte Sie destilliertes Wasser trotzdem reizen, fügen Sie einen Löffel grüner Tonerde hinzu. Das reicht für die Versorgung mit Mineralstoffen.

Wie viele Mahlzeiten?

Die Frage sollte sich eigentlich gar nicht mehr stellen... Die natürliche Antwort liegt auf der Hand: so oft man wirklich Hunger hat!
Das gilt ebenfalls für unseren Esel und alle anderen wilden Tiere: Schließlich mühen die sich auch nicht mit Nahrungssuche ab, wenn sie nicht richtig hungrig sind. Dazu sind sie zu dumm. Da wir natürlich viel schlauer sind, benötigen wir ein „Bezugssystem", einen Modus Vivendi oder eine wissenschaftliche Vorgehensweise, die uns den Weg zeigt. Welch traurige Feststellung, aber wir sind halt schon zu weit von unseren Ursprüngen entfernt, Amen.

Es ist zugegebenermaßen gar nicht so einfach sich hier zurechtzufinden. Nehmen wir den wahren Hunger als Grundlage und versuchen herauszufinden zu welcher Tageszeit wir die meiste Lust zum Essen verspüren und an welchen Momenten uns das eher schwer fällt. Ja ja, ich weiß, die meisten von uns haben immer Lust, sich etwas zwischen die Unterkiefer zu schieben.

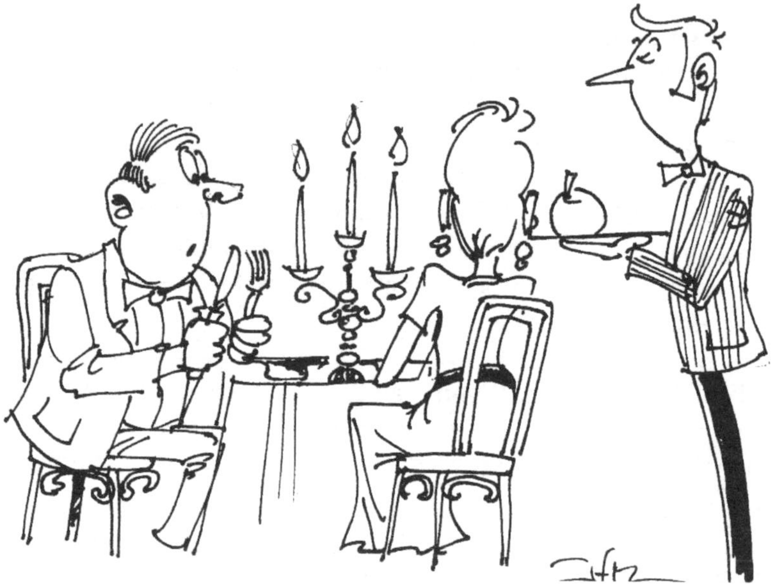

Kinder zeigen uns oftmals das richtige Beispiel, aber unter dem Druck der offiziellen Ernährungswissenschaften, die noch viel in Sachen Ernährung zu lernen haben, zwingen wir sie zum Frühstück!
Ein erheblicher Fehler, denn ein Kind, das keinen Hunger hat, ist ein Organismus, der keinen Hunger hat. Niemand scheint von dieser Eindeutigkeit überzeugt zu sein, schon gar nicht die Ärzteschaft, für die ein Verdauungstrakt zu jeder Tages- und selbst Nachtzeit gefüllt sein muss. Ganz so, als mache ein gefüllter Magen eine vitale und energische Person aus. Dabei weiß man, dass das Gegenteil der Fall ist. Ein gefüllter Magen schläfert uns vielmehr ein und führt zu Albträumen und Migräne, unter der die Hälfte der Bevölkerung leidet. Ich erinnere erneut daran, dass die Kraft der Verdauungsenzyme von der Intensität des echten Hungergefühls abhängt.

Wie dem auch sei, zwingen Sie Ihr Kind nicht dazu seinen „Milchkaffee", sein Müsli oder sein Steak Tartare zu essen, wenn es keinen Hunger hat. Es lernt deswegen in der Schule nicht weniger.

Kapitel 8
Man hört in sich hinein und supplementiert dementsprechend

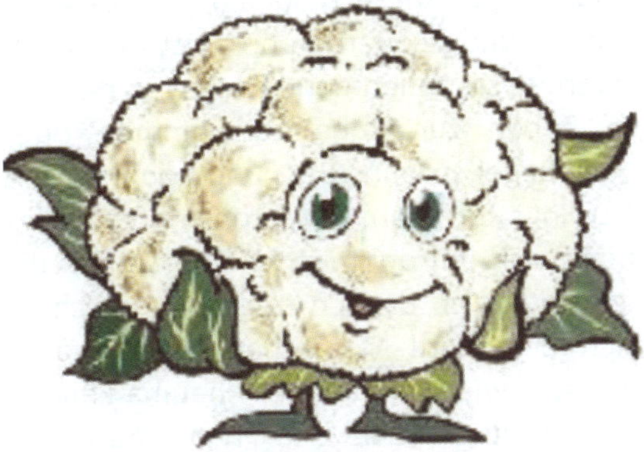

© Comic Brains

Physiologische Gruppen

Wie kann man hier klar sehen?

Wenn wir unserem Organismus nicht mehr allzu sehr vertrauen, können wir uns auf die Diathese des Dr. Ménétrier verlassen (es gibt doch tatsächlich auch Ärzte mit guter Beobachtungsgabe). Die Diathese ist eine Art Klassifizierung der Personen in vier Gruppen, in denen man sich leicht wieder erkennen kann. Sie wurde nicht mit dem Ziel entwickelt, den besten Essenszeitpunkt festzulegen, sondern soll als Erkennungsgrundlage für eine zielgerechte Behandlung mit Spurenelementen und Mineralsalzen dienen.

Ich beschränke mich hier nur auf das Wesentliche, damit Sie beurteilen können ob Sie „ein Morgen- oder Abendtyp" sind.

Sie werden übrigens anhand dieser Diathesenlehre erkennen, warum der berühmte Spruch „Frühstücken wie ein König, Mittagessen wie ein Prinz und Abendessen wie ein Bettler" nicht auf jeden zutrifft.

Diathese 1:

Neigung zu Allergien/Arthritis

Hier handelt es sich um Personen, die morgens schlecht aus dem Bett kommen! Alles ist ihnen morgens zuwider. Sie wollen in Ruhe gelassen werden und selbst dann finden sie stets einen Vorwand zum Meckern. Das ist eines der Hauptmerkmale der Diathese 1. Sobald sie aber wach sind, kommt langsam Leben in sie, und sie werden bei Anstrengungen munter. Im Laufe des Tages werden sie zunehmend vitaler, so dass sie abends oft Schwierigkeiten haben zur Ruhe zu kommen oder einzuschlafen. Sie gehen in der Regel spät ins Bett und kommen mit relativ wenig Schlaf aus. Allerdings fängt am nächsten Morgen alles wieder von vorn an. Es handelt sich um optimistische Personen, die erst aus dem Fenster springen und sich danach fragen, in welchem Stockwerk sie sich eigentlich befanden! Sie lernen schnell, aber oberflächlich. Ausscheidungskrisen, wie Asthma oder Rheuma können heftig sein, Fieber steigt stark an, aber sobald der Organismus seine Krise überwunden hat, hören die Gesundheitsbeschwerden abrupt auf. Sie sind häufig aggressiv oder zumindest nervös. In ihrer Iris überwiegt die Harnsäure. Bei einer eindeutigen Diathese 1 ist es ratsam, bis mittags zu fasten. Abends kann normal gegessen werden. Für eine tiefgreifende Sanierung dieses Terrains ist Mangan von höchster Notwendigkeit, gefolgt von Schwefel (da sie oft Leberprobleme haben) und Jod, um den Stoffwechselhaushalt über die Schilddrüse auszugleichen.

Tonerde ist ebenfalls eine gute Lösung. Was das Gemüse betrifft, ist Kohl aufgrund seines hohen Schwefelgehaltes der unbestrittene Favorit. Körperliche Betätigung aller Art dient ihrem Ausgleich.

Diathese 2:

Neigung zu Hyposthenie.

Hyposthenie bedeutet Kräfteverfall. Die Personen dieser Gruppe wachen problemlos auf und sind sofort körperlich und geistig hellwach. Morgens ist ihre beste Tageszeit. Im Laufe des Tages ermüden sie und bis zum Abend haben sie jegliche Kraft und Geduld verloren. Sie benötigen viel Schlaf und gehen mit den Hühnern ins Bett. Wenn sie aufbleiben müssen, können sie aggressiv werden,

wobei es sich um eine schlichte Reaktion auf ihre Müdigkeit und nicht um Veranlagung handelt.
Sie sind im Allgemeinen ruhiger und gesetzter als die Personen der Diathese 1. Sie nehmen sich Zeit, Dinge zu studieren und sind bei allen ihren Unternehmungen sehr gründlich. Sie sind realistisch und vielleicht ein wenig pessimistisch, neigen zu Melancholie und Träumereien. In ihrer Iris dominiert die Oxalsäure. Sie leiden leicht unter Entzündungen und ihre Ausscheidungskrisen dauern länger, verlaufen langsamer und unterschwelliger. Personen dieser Diathese 2 sollten morgens und mittags gut essen und auf ein Abendessen verzichten oder abends nur wenig essen. Auf sie trifft das oben zitierte Sprichwort genau zu.

Die Verbindung von Mangan und Kupfer bildet die Grundlage zum Wiederausgleich dieser Diathese. Man kann Magnesium und Lithium hinzufügen, um die Psyche zu regulieren. Die Personen, die dieser Diathese angehören, müssen dem Zucker den Krieg erklären, dem sie leider oft verfallen sind. Ausreichend Schlaf und leichte, aber regelmäßige körperliche Betätigung sind wichtig.

Dies sind die Hauptkennzeichen, die unsere Zugehörigkeit zu der einen oder anderen Gruppe definieren. Diese Merkmale können jedoch manchmal kombiniert auftreten, sodass die ursprüngliche Diathese weniger eindeutig zu erkennen ist. Es gibt zwei weitere Diathesen, die uns nicht wirklich dabei helfen, unseren am besten geeigneten Nahrungszyklus zu finden. Ich möchte sie aber dennoch kurz ansprechen, da auch sie zu einem besseren Verständnis unseres Wohlbefindens beitragen können.

Diathese 3:

Neigung zu neurovegetativer Dystonie

Diese Diathese betrifft vor allem Personen der fünften Lebensdekade, die sich in der Meno- oder Andropause befinden und sich existenzielle Fragen stellen. Hierbei wird ihnen bewusst, dass die Jugend bald nur noch eine Erinnerung ist und sie keine 20 mehr sind...

Das vorherrschende Element dieser Veranlagung ist wahrscheinlich die Erschöpfung. Man hat im Laufe des Tages oftmals den Eindruck, mit gezogener Handbremse zu funktionieren, vor allem vor dem Essen oder während des Nachmittags. Hierbei handelt es sich um die ersten Anzeichen der einsetzenden organischen Alterung. Man findet oftmals schwer in den Schlaf und die Nächte sind nicht sehr erholsam, man wacht häufig ohne triftigen Grund auf.

Die Diathese 3 ist gleichzeitig die Diathese der Ängste, der Ungeduld, der Schwierigkeiten, einfach loszulachen, des ständigen Eindrucks der eigenen Unfähigkeit gegenüber der zu verrichtenden Arbeitslast, die einem unüberwindlich erscheint. Zahlreiche Funktionsstörungen treten auf, bei denen es sich nicht mehr nur um vom Organismus beherrschte Ausscheidungskrisen handelt, sondern um echte Krankheiten, die von den organischen Schwierigkeiten der Zellreinigung zeugen: Fibrome, Konkremente, Hämorrhoiden, Krampfadern...
Auf intellektuellem Niveau stellen sich Gedächtnisstörungen ein, man versteht nicht mehr so gut, man regt sich, mit oder ohne Grund, schneller auf.

Die Verbindung von Mangan und Cobalt dient als Katalysator bei diesen Zuständen. Man kann Magnesium gegen Ängste und Jod bei Kälteempfindlichkeit hinzufügen. Spirulina oder generell Algen sind angebracht. Gurken und Kohl sind entzündungshemmend. Außerdem könnte Sophrologie dem Seelenfrieden gut tun.

Diathese 4:

Anergie

Die Gesundheit wird von Diathese zu Diathese schwächer. Diese Diathese verfügt über zwei sehr unterschiedliche Aspekte.
Ein Kind kann im Laufe einer heftigen Infektionskrankheit in diese Kategorie geraten, obgleich sie ursprünglich eher älteren und organisch schwachen Menschen mit abnehmenden Immunkapazitäten entspricht. Allerdings kann das auch für Personen nach einer Chemotherapie, einem traumatischen Schock oder einer langen Antibiotika-therapie gelten...

Körperlich zeichnet sich diese Altersdiathese 4 durch erhebliche, permanente Erschöpfung aus, zu jeder Tages- und Nachtzeit. Man fühlt sich nie richtig in Form und hat ständig Infektionen. Man nimmt

ab, verliert Haare und Behaarung an den Waden, man leidet an kleinen Fieberschüben, da der Organismus zu schwach für hohes Fieber ist...
Was die geistige Verfassung betrifft, kann es zu Verwirrtheit kommen. Die Fähigkeiten, Alltagsprobleme zu bewältigen, nehmen ab.

Depressionen können sich einstellen mit Verlust der Lebensfreude und Suizidideen. Ein junger Mensch, der Suizid begeht, gehört vorübergehend und leider auch zum Teil definitiv in diese Diathese 4. Man verliert das Interesse an allem, was vorher die Lebensfreuden ausmachte: Familie, Gesellschaft, Beruf, Vereine, Sport...
Personen, die dieser Kategorie angehören, möchten in Frieden gelassen werden und wünschen, sich aus dem Berufsleben zurückzuziehen.

Das ist ein sehr düsteres Bild, obwohl es mögliche Nuancen gibt. Für Besserung sorgen Spurenelemente z.B. die Verbindung Kupfer-Gold-Silber. Lithium hilft als Antidepressivum und Selen bekämpft Alterserscheinungen. Bei Tisch sollte man leichten Rohkost-Mahlzeiten den Vorrang geben, um das Blut flüssiger zu machen. Man kann es ebenfalls mit Meditation, Beten oder im Gegenteil mit einer Kampfsportart versuchen. Das ist das beste Rezept, um sich aus seiner Lethargie herausreißen zu lassen und wieder Freude am Leben zu gewinnen.

Allerdings gerät man leichter hinein, als dass man aus dieser Situation wieder herauskommt! Aber Sie wissen ja, was Sie zu tun haben.
Das Buch noch einmal von vorn anzufangen, um Ihre Ernährungsreform auszufeilen.

Prävention ist das einzig Wahre!

Voraussetzungen für gute Gesundheit sind, wie zuvor gesagt, eine hauptsächlich rohe und bioklimatische Ernährung, Bewegung und eine sportliche Einstellung. Ich fühle mich an dieser Stelle verpflichtet darauf hinzuweisen - auch auf die Gefahr hin, mich ständig zu wiederholen - dass dies gang und gäbe war, bevor der Mensch anfing zu degenerieren, die Qualität seiner täglichen Nahrung zu

beeinträchtigen und sich so systematischer Schadstoffbelastung auszusetzen. Wenn wir heute die größten Anstrengungen unternehmen um die Naturgesetze auch nur ein wenig zu respektieren, wird klar, dass wir weit von der Perfektion entfernt sind!
Man dachte, das gelte nur für Frauen, aber wir müssen akzeptieren, dass beide Geschlechter im selben Boot sitzen.

Man kann jedoch Abhilfe schaffen und sich der besagten Perfektion mittels einiger nicht zu verachtender Praktiken annähern. Hiermit meine ich die von gewissen Gesundheitszauberern, die leider Laien mit ihren Illusionen Sand in die Augen streuen, stark verpönten Nahrungsergänzungen.

Bevor man eine Idee verwerfen kann, muss man sie ausprobieren!
So sollte unsere Lebenseinstellung aussehen. Wie dem auch sei, teile ich die Nahrungsergänzungen in zwei Kategorien ein:
Zur ersten Kategorie gehören alle Supplemente, die „ganz" sind, d.h. Tonerde, Spirulina und andere Algen in Kapselform, Onageröl, Fischöl in Kapseln ... Diese sogenannten „Nahrungsergänzungen" kommen für mich Nahrungsmitteln gleich, die das ganze Jahr über verzehrt werden können. Der Organismus erkennt sie als solche und behandelt sie wie Nahrungsmittel.

Bei der zweiten Gruppe von Nahrungsergänzungen handelt es sich um diverse Verbindungen von Mineralstoffen, Spurenelementen, Vitaminen, usw. Was diese Kategorie angeht, bin ich nur für deren Verzehr, wenn es sich um ein für eine bestimmte Dauer bei bestimmten Beschwerden eingesetztes Therapeutikum handelt. Der Stoffwechsel wird hierdurch angeregt, ich hätte fast aufgeregt gesagt, um ein gewisses Problem schnellstmöglich zu beseitigen. Man führt also entweder eine Kur zur Heilung oder zur Prävention durch. Das hilft dabei Gesundheitsstörungen ohne die Nachteile chemischer Medikamente zu beheben. Allerdings ist das nur wirkungsvoll, wenn gleichzeitig - und das ist keine sensationelle Überraschung - eine Umstellung der Lebens- und Ernährungsweise erfolgt.

„Jede Therapeutik sollte ausschließlich präventiv und zeitlich begrenzt eingesetzt werden. Vielmehr sind die Regeln des Lebens zu ändern."

Nahrungsergänzungen

Algen

Bei uns in Europa werden Algen als Nahrungsergänzung angesehen. Fragen Sie doch einmal einen Japaner nach seiner Meinung hierzu... Dabei erreichen die Japaner übrigens das höchste Durchschnittsalter der Welt, mit zahlreichen Hundertjährigen. Vor der amerikanischen Invasion von Cola und Fast-Food, war der allgemeine Gesundheitszustand tatsächlich noch bemerkenswert. Man muss zugeben, dass die japanische Nahrung reich an Fisch und Algen ist!
Manche meinen sogar, dass uns Algen eines Tages vor der sich abzeichnenden weltweiten Hungersnot retten werden. Wir haben dabei sogar die Wahl, da es derzeit ca. 25 000 bekannte Algenarten gibt! Es sind natürlich nicht alle davon essbar und manche sogar giftig. Menschen, die am Meer leben, haben sie wahrscheinlich schon immer und meistens roh gegessen. Aus diesem Grund müssten unsere genetischen Erbanlagen sie eigentlich erkennen können und unser Instinkt uns eventuell vor den für unseren Stoffwechsel ungeeigneten Arten schützen.

Die Algen sollten ihren ursprünglichen Platz in unserer Nahrung wieder einnehmen und vom Rang des Supplements zum Nahrungsmittel zurückkehren.

Eine kleine Wiederholung.

Wie wir gesehen haben, muss richtiger Hunger als Conditio sine qua non vorhanden sein, damit der Ernährungsinstinkt funktioniert.

Der Aufbau von Algen ist ziemlich rudimentär, und sie sind höchstwahrscheinlich die Vorfahren aller auf der Erde vorkommenden Pflanzen. Im Gegensatz zu den Erdpflanzen haben sie aufgrund ihres Vorkommens im Wasser weder Wurzeln, noch Blüten oder Früchte. Das vom Wasser gefilterte Licht allein, ermöglicht ihnen wertvolles

Chlorophyll zu produzieren, ohne das es kein Leben auf der Erde gäbe. Algen besitzen extreme Formen und Dimensionen, die bei der Macrocystis pyrifera bis zu 50/60 Meter erreichen können, während die Süßwasseralge Chlorella kaum den Durchmesser von einigen Mikrometern überschreitet.
Das Problem von uns Europäern liegt darin, dass wir nicht von klein auf an den Verzehr von Algen gewöhnt werden.
Das ist aus zwei Gründen sehr bedauernswert:
1. Unser Organismus wäre lange nicht so entmineralisiert und angesäuert, wie gegenwärtig der Fall.
2. Wir hätten heute keinerlei „gastronomische" Probleme mit Algen. Ich will damit sagen, dass wir im Erwachsenenalter keine Schwierigkeiten hätten, Algen zu essen. Ich weiß wovon ich spreche, da ich lange ohne wirklichen Erfolg versucht habe, meine Geschmacksnerven an ihren Geschmack zu gewöhnen. Vielleicht ist es mir einfach nicht gelungen, gewisse Hemmungen zu überwinden. Auf jeden Fall empfehle ich Ihnen ernsthaft, regelmäßig Algen zu essen. Ich spreche hier von Meeresalgen, die höchstwahrscheinlich eine höhere Kapazität der Zellreinigung haben als Süßwasseralgen. Mittlerweile ist die Odontella aurita bekannt, eine Mikroalge aus dem Meer, die zusätzlich bioverfügbare Omega 3 enthält! Das ist vielleicht die Lösung für alle Kontinente, die mit dem Verzehr von Makro-Meeresalgen ihre Schwierigkeiten haben.

Süßwasseralgen

Hier gibt es Chlorella-Fans und Spirulina-Fans. Beide Mikroalgen werden an den gleichen Stellen angebaut: Kalifornien, Mexiko, Hawaii...Eine dritte Alge, die Aphanizomenon Flos-Aquae wächst im Naturzustand im Klamath-See in Oregon.

Spirulina

Beginnen wir mit Spirulina, der wahrscheinlich am meisten konsumierten Alge. Spirulina ist keine neue „Modeerscheinung" von Leuten, die gern ihren Körper ansehen. Diese Mikroalge, deren Name von ihrer Spiralform stammt, ist vielmehr ein Nahrungsmittel, das seit Urzeiten (allerdings nicht zu ihrer Entstehungszeit, die auf über 3 Milliarden Jahre zurückgeht) verzehrt wird.

Schon die Azteken ernteten sie an der Oberfläche des Sees Texcoco, dem heutigen Mexiko. Sie trockneten sie in der Sonne und stellten daraus Pfannkuchen her. Sie verzehrten 100g täglich davon, was ca. 250 Tabletten entspricht!
In Afrika wird sie heute noch von den Kanenbus aus dem Tschadsee gewonnen, die daraus Dihé machen, einer Art dickflüssigen Sauce aus Spirulina und Gemüse, die sie zu ihrer täglichen Hirseration essen.

Eine kleine Anekdote
Seen, in denen viel Spirulina vorkommt, werden häufig von Flamingos aufgesucht. Diese herrlichen, rosafarbenen „Schwäne" Afrikas ernähren sich davon und deren Exkremente (von Kanalisation haben sie noch nichts gehört) dienen als wichtige Stickstoffquelle, die die Mikroalge für ihre Proteinproduktion benötigt. Die Farbintensität ihrer Federn hängt angeblich mit dem hohen Gehalt an Beta-Carotin der Spirulinaalge zusammen. Spirulina ist ein Nahrungsmittel von sehr hoher nutritiver Qualität. Sie ist außergewöhnlich reich an Proteinen, Beta-Carotin und Eisen und ein wichtiger Lieferant an Vitaminen der B- und E-Gruppen sowie an Mineralstoffen, Spurenelementen, mehrfach ungesättigten Fettsäuren, Enzymen und verschiedenen Pigmenten.
Ich denke, dass allein die Auflistung ihrer Bestandteile einen schon zum Anhänger dieser Alge macht!

Chlorella

Bei Chlorella handelt es sich ebenfalls um eine Süßwasseralge, die seit 1955 angebaut wird. Der Rhythmus ihrer Zellteilung ist mit einer Vervierfachung alle 20 Stunden sehr hoch und macht sie damit zu einer wahren Meisterleistung von Mutter Natur. Es gibt selbstverständlich verschiedene Chlorella-Arten. Auch diese Alge verfügt über eine einzigartige Zusammensetzung und enthält alle essentiellen Aminosäuren, gesättigte und ungesättigte Fettsäuren, eine große Anzahl an Vitaminen, Mineralstoffen und Spurenelementen sowie andere wertvolle Elemente, darunter hochkonzentriertes Chlorophyll. Sie verfügt über dieselben allgemeinen Merkmale wie Spirulina und ihre regenerierende Wirkung auf den Organismus ist erstaunlich. Zusätzlich liefert sie Sauerstoff, hemmt die Zelloxidation, verbessert die Ausdauer, drainiert und entgiftet auf sanfte Weise. Diese entgiftende Wirkung verdankt sie dem Sporopollein, einem Wirkstoff, der Schadstoffe irreversibel bindet. Wir müssen der Chlorella zugestehen, dass sie die Einzige ist, die diesen Wirkstoff enthält.

Denken wir also an Spirulina und Chlorella, wenn wir uns nähren wollen, aber entscheiden wir uns bei einer Drainagekur eher für Chlorella.

Ein weiterer Aktivstoff: das Chlorellin, eine Art Probiotikum, das die Entwicklung des Lactobazillus im Darm fördert und so zur Erhaltung einer gesunden Darmflora beiträgt.

Vergessen wir schließlich nicht die Lithothamme, eine kleine, 2 Zentimeter große Alge, die seit langem für ihre Wirkung zur Remineralisierung bekannt ist, sowie Fucus, der bei intensiver Müdigkeit oder weit verbreitet zum Abnehmen eingesetzt wird. Es muss nicht weiter betont werden, dass alle Algen reich an Spurenelementen, Mineralstoffen, usw. sind und phantastische organische Ausgleichsstoffe darstellen. Man sollte nicht erst auf irgendwelche Gesundheitsstörungen warten, um sie nach Lust und Laune zu verzehren. Es gibt, je nach Region auf der man auf der Welt lebt, natürlich noch viele andere.

Algen GEHÖREN auf unseren Teller, besonders bei zunehmendem Qualitätsverlust unserer Nahrung aufgrund unserer modernen Anbau- und Auswahlkriterien.

Beenden wir unsere Runde der Nahrungsergänzungen mit Onager- und Fischöl, die für mich eher vollständige Nahrungsmittel als symptomatische Supplemente darstellen. Das gilt vor allem für Fischöl und besonders bei Vegetariern oder noch schlimmer Vegetaliern. Ich wiederhole noch einmal ausdrücklich, dass Vegetarismus in der Natur nicht vorkommt. Man kann natürlich ohne tierische Proteine auskommen, aber dem Körper geht es mit ihnen besser. Dass Vegetarier nicht sterben, ist nur ein Zeichen für die phantastische Anpassungsfähigkeit des Organismus an Stresssituationen der Moleküle. Der Raucher kann sich derselben Erklärung bedienen: „Ich rauche und laufe vor einer Zigarette genauso schnell wie danach"...

Das alles ist nur eine Frage der Zeit, der Energie und der Lebensqualität. Eine Ernährungsumstellung MUSS uns ZWANGSWEISE zu mehr Dynamik verhelfen. Ein Ernährungsreformer sollte sich nicht damit zufriedengeben, zu atmen und sich vorwärts zu bewegen.
Eine integrierte Ernährungsreform zeichnet sich durch die Steigerung unserer Möglichkeiten im Vergleich zu der Zeit vor der Veränderung aus.

Tonerde

Ein Basisprodukt, das viel zu wenig konsumiert wird.

Ich kann diesen kleinen Rundgang der Produkte nicht beenden, ohne eine von mir hoch geschätzte Erde zu erwähnen: die Tonerde.

Diese einzigartige Erde, in der der Mensch zu Beginn der Zeitrechnung seine ersten Fußspuren hinterließ, leistet uns unzählige und bewundernswerte Dienste. Wir brauchen nur auf unsere sichtbare technologische Vorherrschaft kurze Zeit zu verzichten und zu ein wenig Bescheidenheit und Einfachheit zurückzukehren, um die Geheimnisse der Natur schätzen zu lernen.

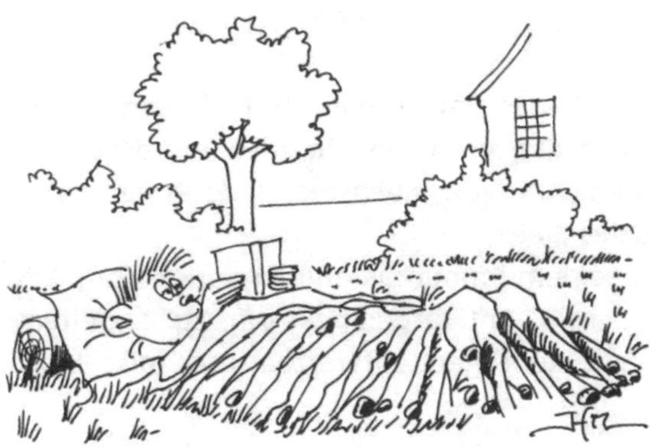

Diese Geheimnisse sorgen dafür, dass die Pflanzen- und Tierwelten in Symbiose miteinander leben und sie trotz Umweltverschmutzung und menschlicher Eingriffe während ihrer gesamten Lebensdauer bei guter Gesundheit sind.

Der Mensch hat die Instinkte, dank derer wilde Tiere nicht von Krankheiten betroffen sind, seit langem verloren und sollte sich so schnell und so umfassend wie möglich **„renaturieren“**, an die Brust von Mutter Natur zurückkehren, von wo er sich nie hätte entfernen dürfen.

Gibt es ein besseres Mittel, diesen Initiationsweg zu betreten als seine Hände in Tonerde zu stecken, Tonerde zu essen oder zu trinken und sich mit Tonerde zu heilen oder einfach Tonerde im Kopf zu behalten?

Es gibt zahlreiche Fragen zum Thema Tonerde und hinter den Antworten verstecken sich breit gefächerte, kleine und große menschliche Miseren. Ich habe sie in einer Broschüre zu diesem Thema zusammengefasst, die meine Erfahrung als Großverbraucher dieser grünen Erde seit meiner Ernährungsumstellung darstellt.

Es muss nicht lange betont werden, dass ALLE Tiere Erde fressen. Und hätten wir Menschen keine Mikrobenphobie, die wir unserer brillanten Medizin zu verdanken haben, würden wir nicht ständig unser Gemüse mit Unmengen gechlortem und nitrathaltigem Wasser waschen.
Ein Kind, das in Papas Garten eine Wurzel ausreißt und sie verzehrt, nachdem es nur den gröbsten Erdanteil entfernt hat, begeht einen therapeutischen Akt von höchster Bedeutung: Es impft sich auf homöopathische Weise!
Es ermöglicht seinem Immunsystem durch den Kontakt mit einer Fülle an Bakterien, sein Antikörperspektrum zu erweitern und so die Möglichkeiten zukünftiger Antworten auf mikrobielle Angriffe zu steigern.

Schon gut, ich sehe, dass Sie vor dieser Notwendigkeit das Gesicht verziehen. Wir haben schließlich unsere primitiven Reflexe abgelegt und Erde ist „dreckig“, so etwas tut man nicht. Um das Problem von richtiger Erde auf unserem Teller zu umgehen, bietet die Tonerde einen guten Kompromiss. Ich schlage vor mehr darüber in meiner Tonerde-Broschüre zu erfahren:

Grüne Tonerde, 36 Antworten zur Gesundheit.
Ich habe hier mein ganzes Liebesleben mit der Tonerde ausgebreitet. Da es aber leider keine Wundermittel gibt, will ich Ihnen gewisse „Makel“ der Tonerde nicht vorenthalten.

Tonerde und Alzheimer

Da die Tonerde 14% Aluminium enthält, fühlen sich gewisse Personen berechtigt die Verbraucher von Tonerde vor dem täglichen Gebrauch zu warnen...

a - Ich wette, dass bis auf wenige Ausnahmen, kaum eine der heute an Alzheimer leidenden Personen jemals Tonerde konsumiert hat.

b - Solange Aluminium in seiner natürlichen Form in Verbindung mit anderen Spurenelementen und Mineralstoffen verwendet wird, besteht dieses Problem nicht. Allerdings ändert sich das, sobald dieses Mineral Anwendung als Kochmaterial oder vor allem als Bestandteil von Impfungen findet.

Tonerde und „Verstopfung“

des Darms. Man darf den Darm nicht mit einem Kanalisationssystem zum Entsorgen von Schmutzwasser verwechseln! Es besteht keine Verschlussgefahr; es sei denn, man ersetzt den täglichen Teelöffel durch zwei Tonerde-Schaufeln pro Mahlzeit! Allerdings sollten Sie bei Verstopfungsproblemen nur das grüne Wasser ohne die Erdrückstände auf dem Glasboden trinken.

Tonerde zerkratzt die Zähne.

In grüner Tonerde sind ca. 10% Quarz enthalten, die die Zähne tatsächlich zerkratzen können, aber nur nach jahrhundertelangen heftigen Bürsten. Man kann hier leicht Abhilfe schaffen, indem man ERST die Zähne mit Wasser putzt und dann die Tonerdenpasta einspeichelt und herunterschluckt. Das ist ganz einfach, stellt keine Zer-kratzungsgefahr dar und man pflegt gleichzeitig das Zahnfleisch...

Letzter Punkt

Tonerde kann durch Verstopfung den Blutdruck erhöhen. Das kann man verhindern, indem man zum Anfang zwei Wochen nur das grüne

Wasser ohne die Materie trinkt. So bald der Darm aus seiner Atonie gerissen wird, kann man das Wasser dann mitsamt der Materie trinken.

Holzkohle

Ein anderes „simples“ Produkt, dass aufgrund seines niedrigen Preises und seiner mangelnden Wissenschaftlichkeit aus der Mode geraten ist: die Holzkohle. Letztere ist allerdings nicht wie die Tonerde täglich zu verwenden. Man bewahrt sie für Infektionserscheinungen oder andere Gesundheitsstörungen auf, wo man sie als ein- bis zweimonatige Kur anwendet.

Sie befreit uns von chemischen Produkten, Schwermetallen, Bakterien und angesammelten Toxinen. Eine dreiwöchige Kur zwei- bis dreimal jährlich sorgt für eine perfekte Darmhygiene.

Unsere Eltern und Großeltern hatten in ihrer Hausapotheke noch einen Topf Holzkohlepulver stehen. Man griff bei jedem Verdauungsproblem darauf zurück. Dieses Heilmittel, auch unter dem Namen „Dr. Bellocs Holzkohle“ bekannt, war hilfreich bei Blähungen, schwerer Verdauung, Magen- und Darmschmerzen, Diarrhö bei Kindern oder auch zur Bekämpfung von Verstopfung ...

1 km² Adsorptionsoberfläche pro cm3

Die hauptsächliche Qualität der Holzkohle liegt in ihrer Adsorptionskapazität. Mit Adsorption bezeichnet man die Anlagerung von gelösten Stoffen an der Oberfläche von festen Körpern über eine chemische (starke) oder physische (schwache) Verbindung, z.B. von Molekülen, Atomen oder Ionen...
Die Holzkohle, auch „Aktivkohle“ genannt, ist aufgrund ihrer Struktur das zur Zeit leistungsfähigste Adsorptionsmittel. Sie wird aus hellem Holz (Weide, Linde, Zitterpappel oder Pappel) hergestellt, das ohne Sauerstoff verbrannt wird. Danach wird sie „aktiviert“, wodurch je nach Aktivationsdauer zahlreiche Poren unterschiedlicher Größe entstehen.

In ihrer endgültigen, fein pulverisierten Form deckt die Holzkohle eine unglaubliche Gesamtoberfläche ab:
1 cm^3 = 1 km^2! An dieser Oberfläche lagern sich die im Darm vorhandenen Toxine, Mikroorganismen und Abfallstoffe an.

Holzkohle wirkt sich auf die organischen Funktionen aus. Verzögerter Alterungsprozess

Holzkohle ist ein ausgezeichnetes Mittel zur Verzögerung des Alterungsprozesses. Allerdings ist hier eine kleine Erklärung erforderlich, die für jede Art der Pflege oder der Verbesserung der Lebenshygiene gilt.

Es gibt zwei Arten von Alterung:
Bei der ersten handelt es sich um die von der Natur vorgegebenen Alterung. Jeder Mensch kommt mit seiner in den Zellen vorprogrammierten Lebensdauer auf die Welt. Er kann diese Dauer nicht überschreiten, weder durch Rohkost, noch durch Beten oder tägliches Marathonlaufen ... Das ist einfach so. Dann gibt es die hinzugefügte, künstliche, kranke Alterung, die durch unsere „dämliche" Lebensweise bedingt ist und meilenweit von der von Gott oder der Natur geschenkten Alterung entfernt ist. Diese Form der Alterung degeneriert uns, lässt uns leiden oder vorzeitig - vor dem von der natürlichen Alterung vorhergesehenen Zeitpunkt- sterben.

Wir haben einzig und allein auf diese letzte Form der künstlichen Alterung einen Einfluss, ... indem wir so häufig wie mögliche rohes Gemüse essen, uns ausreichend mit Sauerstoff versorgen und ein einfaches und glückliches Leben führen...
Das ist lebenswichtig!

Wir können uns dabei mit dem Verzehr von Tonerde, Algen, Holzkohle, Mikronährstoffen wie Fischöl, usw. helfen...

Genau das ist Palliativpflege - der positiven Art!

Haben wir also keine Angst ... die Kohle aus dem Feuer zu holen!

Kapitel 9

Baby hat Hunger

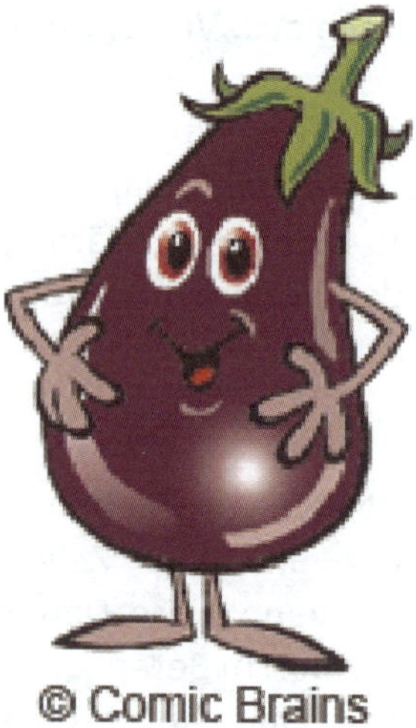

Babynahrung ist heutzutage zu einem Konsumartikel geworden, das im Zeitalter der berufstätigen Mütter und des schnellen Verlustes von Papas Tugenden - ich gestehe Ihnen das zu, meine Damen - stark vernachlässigt wird.

A Organische Nahrung bis zum 3. Lebensjahr

Die Verzögerung der krankhaften Alterung kann bereits zu Lebensbeginn einsetzen, ob es den Grenadinensirop-Fans gefällt oder nicht.

Man kann diese Behauptung auch anders ausdrücken: Die Nichtachtung der Naturgesetze setzt die Qualität des Organismus bereits im Kindesalter herab und bereitet sie auf lebensbedrohliche Krankheiten vor. „Wie soll ich dann meinen hübschen rosigen, pausbäckigen Halbgott ernähren, damit er nicht hässlich und arthritisch wird?“, fragt sich die Mutter ängstlich. Zunächst sollte sie

genau das tun, was wir bereits im Kapitel über die Milch erwähnt haben, d.h. unser eigenes Fleisch und Blut stillen.
So lange wie möglich, allerdings unter der Bedingung, sich nicht selbst durch unpassende Nahrung mit Schadstoffen zu belasten. Die Muttermilch kann vom Menschen hergestellte Schwermetalle und chemische Produkte enthalten, die die zugelassenen Höchstmengen eindeutig überschreiten. Es ist also unbedingt notwendig, dass eine stillende Mutter sich korrekt ernährt, Fenchelsaft oder Fenchelaufgüsse trinkt, um ihren Nektar zum Fließen zu bringen und ihre Nahrung mit mineralstoff- und spurenelementhaltigen Produkten ergänzt... Vergessen wir darüber nicht, dass das Leben die Jugend fördert, die die Mama bereitwillig auf dem Altar des Kindeswachstums opfern will. Entmineralisierung stellt für jede stillende Frau eine Gefahr dar, wenn sie sich nicht „fit macht", während ihr Sprössling nuckelt. Selbstverständlich wäre das unnötig, wenn unser Stoffwechsel heute noch so solide wäre wie zu Menschheitsbeginn.

Rufen wir uns erneut in Erinnerung, dass die Natur das Stillen des Menschenkindes bis zum 2./3. Lebensjahr vorgesehen hat....
ABER ... was kann man tun, wenn die Quelle versiegt?
Zunächst muss man sich damit abfinden, dass es keine perfekte Alternative gibt, sondern nur einige Gesten, die positiver sind als andere.
Mit einem Mindestmaß an Vorsichtsmaßnahmen kann man sich den Naturgesetzen genügend „annähern", damit sein Kind nicht ständig unter Ausscheidungskrisen, wie z.B. an Rhinopharingitis, Fieber und anderen möglichen Infektionen leidet. Selbst wenn die Medizin behauptet, dass das 10-malige Auftreten einer Rhinopharingitis pro Jahr als normal anzusehen sei!
Bleiben wir Eltern aber realistisch und verlangen wir keine unmöglichen Missionen von unseren Kindern. Wer glaubt schon, dass ein Kind ausschließlich roh isst, wenn er in einer Gesellschaft lebt, in der fast ausschließlich Gekochtes konsumiert wird?
Mit zuviel Strenge bewirkt man nur das Gegenteil!
Es gibt eine Lösung ... auf eine einsame Insel auswandern. Aber wahrscheinlich hätten wir Erwachsene dort Schwierigkeiten ohne die Vorzüge der materialistischen Technologie und der damit einhergehenden Gastronomie auszukommen.

Oder sind einige Heilige unter uns?

Einige Fragen:
Soll man die Muttermilch durch eine andere tierische Milch ersetzen, wenn Mama nicht mehr stillen kann?

Ja, denn Babys Organismus benötigt tierische Proteine.

Man wählt also zwischen Kuh-, Ziegen-, Stuten- oder Eselmilch...
Je nach Alter ein oder zwei Flaschen täglich. Man verwendet natürlich Rohmilch bei Zimmertemperatur. Ein eindeutiges Zeichen: Ist der Hintern wund, hat man zu viel Milch gegeben, häufig zu viel zu reichhaltige Kuhmilch. Wenn das Kind nicht wächst, nähren Sie es höchstwahrscheinlich mit zu viel zu armer Ziegenmilch. Empfehlung: die zuvor genannten Milchsorten variieren und die Reaktionen des Kindes ... wie die Milch auf dem Herd überwachen!

Was sonst?
Sehr früh mit Karottensaft beginnen, solange bis die Nasenflügel Karotten absondern, d.h. orange werden. Ein Fläschchen täglich. Sie können ein wenig Püree aus Haselnüssen oder Mandeln oder Spirulina hinzugeben, wenn Sie ein Kind mit Bärenhunger zu sättigen haben. Spirulina und Karottensaft sorgen sogar für hübsche Bräune Ihres Babys, was sicher keiner Mutter missfällt.

Gemixtes ROHES Gemüse.

Man füllt sein Mixgerät mit drei bis vier verschiedenen Gemüsesorten. Zum Binden kann man eventuell eine gekochte Kartoffel oder ein paar Getreideflocken hinzufügen. Man deckt alles mit heißem Wasser ab, stellt den Mixer an und serviert. Sie können auch ein rohes Ei untermischen.

Im Winter vermeidet man Früchte, im Sommer kann man eine rohe Saisonfrucht mit einem Joghurt oder ein wenig Quark zu einer anderen Mahlzeit servieren.

Fleisch ist vor dem 3. Lebensjahr nicht notwendig. Danach geht man zur Ernährung für Erwachsene über.
Dies sind einige generelle Richtlinien, die man jeweils auf das einzelne Kind - je nach Temperament, Appetit und Energie- anpassen muss. Man kann auch Tonerde geben... oder lässt das Kind in der Erde herumtoben, wodurch es sich sehr viel wirkungsvoller als durch Impfungen immunisiert. Impfungen sollte man übrigens völlig unterlassen.
Natürlich wird an dieser Stelle die Ärzteschaft lauthals protestieren. Wir alle haben gelernt, dass Impfungen die Welt vor Epidemien gerettet haben. Sehen Sie sich nur die Grippe an, das beste Beispiel für die Allmächtigkeit von Impfungen..., wenn es darum geht, ein Produkt mit Hilfe von aggressiven Marketingmaßnahmen rentabel und zum alljährlichen Starprodukt zu machen. Aber gut, brave Bürger, wären Sie nicht geimpft worden, hätten Sie eine viel schlimmere Grippe gehabt. Und hat sie Sie doch - trotz Impfung erwischt - dann nur, weil Ihre Immunität genau zu dem Zeitpunkt nachgelassen hat, indem Sie die Grippe befallen hat... Sie haben eben einfach kein Glück gehabt.

Mit genau solchen, hoch wissenschaftlichen Argumenten wird der Ruf aufrechterhalten.

Die oben gemachten Empfehlungen sind selbstverständlich mit Entwicklung der Zähne des Kindes zu verändern! Wenn es genug Zähne hat, um das Gemüse in seinem Mund zu mixen, hört man mit dem rohen Püree auf, damit es seine Kaumuskeln trainieren kann. Denn hierbei handelt es sich tatsächlich um Gymnastik, die nicht nur zum Zerkleinern der Nahrung dient, sondern auch dazu die Gelenke des Schädels zu „bewegen“. Davon gibt es nämlich eine gewisse Anzahl.

Ich brauche nicht zu betonen, dass man Kinder-Fertiggerichte aus dem Glas und andere Zubereitungen „speziell für Kleinkinder“ vergessen kann.
Die oberste Tugend dieser Fertiggerichte besteht darin, den Hersteller zu bereichern. Die zweite darin den Geschmack Ihres Kindes zu verfälschen. Die dritte, die Kinder an Konsumgüter zu „gewöhnen" um aus ihnen folgsame Konsumenten zu machen.

B „Psychologische“ Ernährung des Kindes.

Was auch immer man denken mag, wenn ein Kind seine Ration verschlingt: Ein Kind ist nicht nur ein Verdauungstrakt auf zwei Beinen, sondern benötigt ebenfalls Zuneigung, auf die es ein Anrecht hat, und elterliche Präsenz.

Ein Kind zu zeugen ist nicht besonders kompliziert, das wird allen Eltern aufgefallen sein...

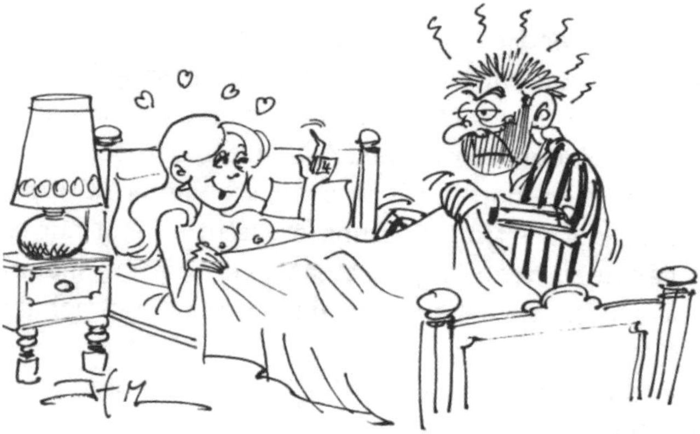

Es ist weitaus schwieriger, ein Kind großzuziehen und ihm alles zu geben, um aus ihm einen Erwachsenen mit einem ausgeglichenen Körper und einem harmonischen Geist zu machen, weit entfernt von der in unserer Gesellschaft allgegenwärtigen Gewalt. Was das organische Wohlbefinden betrifft, hängt dies nicht oder nur wenig mit der Qualität der Eltern zusammen. Wir leben in einer Gesellschaft, in der die Marktwirtschaft alles dominiert und den Verbraucher auf Schwindel erregende Weise verachtet. Hühner mit Dioxin, Hormonkälber, BSE, Impfungen, Blutübertragungen ... stellen dabei leider nur die sichtbare Spitze des Eisbergs dar. Jeder einzelne von uns hat allein nur sehr wenig Einfluss auf diese großen Mechanismen, die von Multikonzernen mit dem einzigen Zweck initiiert, strukturiert und dominiert werden, um ihre Aktienkurse in die Höhe zu treiben. Wie dem auch sei, man sollte das Kind nicht mit dem Bad ausschütten und es ist besser, mit wenig Brot und viel Liebe zu leben, als andersherum.

Wie viele Traumatismen könnte man vermeiden, Gesundheitsstörungen vergessen, wenn die Liebe in unserer Erziehung einen höheren Stellenwert hätte?
„Lieben heißt geben", so wird gesagt. Eine bedingungslose Formel, die der Mensch in seiner Unvollkommenheit nicht richtig zu interpretieren weiß. Versuchen wir die Definition zu erleichtern:

Lieben heißt, ein Maximum zu geben und ein Minimum zu fordern!

Um unsere Kinder zu lieben, ist es unnötig eine hohe Schulbildung zu haben oder viel Geld auszugeben (z.B. Weihnachten). Folgen wir nur einfach unserem Herzen.
Nehmen wir uns Zeit für sie und lassen wir uns unsere Kinder lieben.

Ich schlage Ihnen einen kleinen Test mit 6 Punkten vor. Wenn Sie diese Punkte anwenden - was nicht gerade einfach ist- wird sich Ihr kleiner Engel in einen wahren Apollo des Herzens verwandeln.

Erster Punkt: Einigkeit der Eltern.

Niemals sollten wir unseren Kindern gegenüber zwei unterschiedliche Meinungen vertreten. Wenn Papa ja gesagt hat, dann sagt Mama auch ja und wenn Papa nein sagt, sagt Mama auch nein. Selbstverständlich kann man über die Entscheidung des Partners diskutieren, allerdings nicht vor den Kindern. Das Schlimmste ist, sich vor ihm zu streiten. Es wird schnell lernen, aus unseren Streitereien Profit zu schlagen: für Kriminalität und Gewalt ist das der geeignete Nährboden. Eltern sollten sich Zeit zum Diskutieren nehmen. Diese Zeit haben wir alle, wenn wir sie uns nicht vom Fernsehen nehmen lassen.

Zweiter Punkt: Körperkontakt.

Mein Gott, fehlt es uns an Streicheleinheiten! Dabei sind sie genauso wichtig für unser Gefühlsleben wie eine gesunde Ernährung für unseren Organismus. Ein Kind möchte und sollte berührt werden. Mit der ganzen Zärtlichkeit einer Mutter und -oftmals- der ganzen Unbeholfenheit des Vaters. Unzählige Frustrationen könnten dadurch im Erwachsenenalter vermieden und Hochzeiten gerettet werden.

Unsere gesamten zwischenmenschlichen Beziehungen basieren auf der Geste des Kontakts, dem Spiel der Handflächen. Streicheln wir unsere Kinder, nehmen wir sie in unsere Arme. Lassen wir keine Gelegenheit aus. Unser Kind ernährt sich von unserer Hand, die über seinen Körper und durch seine Haare streicht oder von einem Spaziergang Hand-in-Hand. Berührungen geben mehr als manche Worte ausdrücken können. Man streichelt doch schließlich auch gern seine Katze!
Es ist klar, dass ein Jugendlicher uns schon mal zurückweisen kann. Zärtlichkeitsbeweise, vor allem in der Öffentlichkeit, sind ihm peinlich. Aber in diesem Alter sollte das Wesentliche bereits getan sein. Wir brauchen nur noch unsere Hand zu öffnen, um Töchterlein oder Sohnemann mit eigenen Flügeln fliegen zu lassen.

Dritter Punkt: Sichtkontakt.

Aufgrund unseres Elternstatus sollten wir alle bereits die Liebestrance kennengelernt haben. Hand-in-Hand, Auge-in-Auge, ein verzücktes Lächeln auf den Lippen, die Welt um uns herum versinkt, es existiert allein das Objekt unseres Feuers, ein immaterieller Fluss fließt von einem zum anderen. Wir sollten zu unserer Brut eine ähnliche Beziehung aufbauen. Das Kind benötigt den Blick der Eltern wie die Blume den Sonnenstrahl zum Erblühen. Seien wir diese Sonne für unsere Kinder. Wenn jedes Kind mit Liebe und in Liebe erzogen werden würde, und wir alle diesen Zustand kennengelernt hätten, wie könnten wir dann Kriege führen, uns gegenseitig töten?

In der Wiege werden friedliebende Menschen geschaffen.

Vierter Punkt: Anhaltende Aufmerksamkeit.

Ich glaube, dass wir Väter auf diesem Gebiet den Vogel abschießen. Wer von uns hat nicht irgendwann seine Zeitung „studiert“ und gleichzeitig zerstreut mit seinem Kind gespielt?
Stellen wir uns nur einmal vor, meine Herren, wenn unsere liebe Ehefrau in einem dieser bevorzugten Augenblicke des Lebens plötzlich ihren Modekatalog durchblätterte...

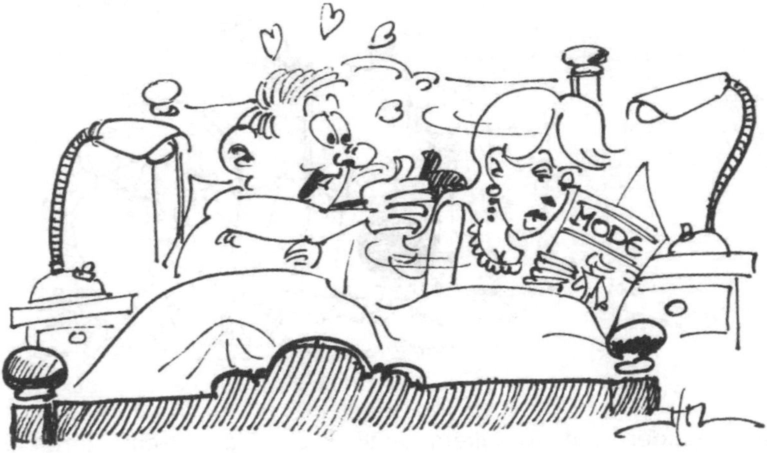

Es ist selbstverständlich nicht einfach, sich auf das Niveau des Kindes zu begeben. Unser Konformismus, unsere Vorurteile oder unsere Angst vor der Meinung der anderen hemmen uns gar zu oft.
Sich auf die Ebene der phantastischen Kinderwelt zu begeben und dazuzugehören: so sieht ein Traumvater aus. Aber ein solches Verhalten stimmt den besagten Vater eher nachdenklich. Ein Papa, der für ein Dach über dem Kopf und gefüllte Teller sorgt, reicht eben nicht aus. Das kann zwar das Gewissen des Erziehers beruhigen, aber nicht das Bedürfnis des Kindes nach Liebe stillen. Anhaltende Aufmerksamkeit, die sich um Verständnis bemüht, vollbringt mehr Wunder, als das Trachten danach, einen schlauen, intellektuellen, kleinen Affen heranzuzüchten. Das muss keinen ganzen Tag in Anspruch nehmen, sondern soll vielmehr mit Intensität geschehen!
Na los, Papa! Sich um sein anderes Ich zu kümmern, bedeutet nicht gleich sich den Kopf abreißen zu lassen!

Fünfter Punkt: Disziplin.

Es gibt nichts Schrecklicheres bei gesellschaftlichen Begegnungen als kleine Monster, die vor nichts Respekt haben. Sie machen alles kaputt, klettern überall hinauf, quälen die Katze und schreien los, sobald man ihren Launen nicht nachgibt....

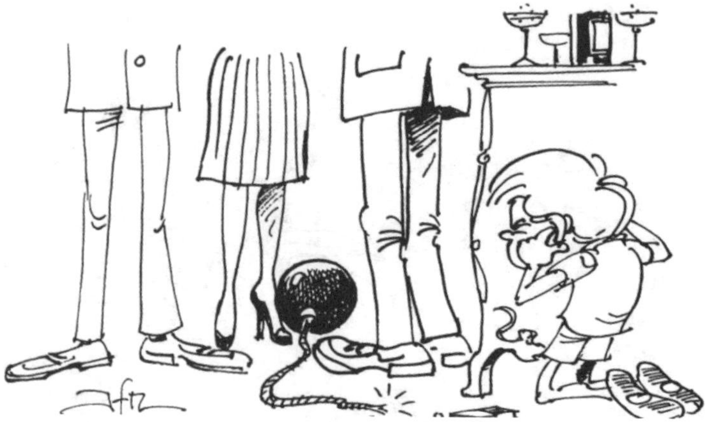

Solche Kinder sind vor allem unglücklich. Sie schreien ihren übertriebenen Protest durch ihr unmögliches Verhalten heraus und lassen dadurch den Mangel an Elternliebe durchschimmern. Denn, so paradox das auch klingen mag, die mangelnde Strenge wird in ihrem Kopf als mangelnde Zuneigung interpretiert. Das Kind muss sich an den Grenzen, die wir ihm setzen, stoßen. Das ist so einleuchtend, dass es zunehmend in Vergessenheit gerät, wodurch unsere Schulhöfe sich in eine Art Riesenschlachtfeld verwandeln. Die Lehrer - dessen Rolle es nicht sein sollte, das Versagen der Eltern wettzumachen - verbrauchen ihre Energie damit, einen gewissen Frieden zu bewahren, oft leider auf Kosten der Unterrichtsqualität. Regeln sind notwendig, selbst Tiere haben welche! Allerdings sollte Disziplin nicht alles erlauben oder einen Vorwand dafür bieten, sich der Eisenhand in einem Samthandschuh zu bedienen. Die allgemein herrschende Laxheit führt das Kind unausweichlich an den Abgrund unserer gierigen, gewalttätigen und unmenschlichen Gesellschaft. Sollte man lieber kein Wort über körperliche Bestrafung verlieren oder sie als Grausamkeit des im Mittelalter herrschenden Obskurantismus darstellen?
Ich denke nicht, aber man sollte nur unter einer Bedingung auf sie zurückgreifen: in Ruhe und mit Selbstbeherrschung. Der Verlust der Selbstkontrolle führt einerseits sicherlich dazu, dass das Kind Angst vor Ihnen hat, aber andererseits vor allem dazu, dass es sein Selbstvertrauen und seinen Glauben in Sie verliert. Man sollte niemals eine Niederlage zufügen, sondern eine heilende Lektion erteilen.

Sechster Punkt: Ein Beispiel sein.

Man sagt, dass Beispielhaftigkeit die oberste aller Tugenden sei. Ein Kind lernt viel durch Imitation. Sein Wesen ist also zum Großteil nur das Spiegelbild unseres Selbst...
Möge jeder sein Schuldbekenntnis ablegen...

Diese sechs Punkte auf einem Blatt Papier betrachtet, erscheinen natürlich toll! Man kann aber auch voller guter Absichten stecken und trotzdem vollkommen danebenliegen, wenn es um deren Anwendung geht! Ruhe, Selbstvertrauen, Besonnenheit und Geduld sind weitere Tugenden von höchster Wichtigkeit für die gelungene „Aufzucht“ eines kleinen Menschen. Ich sehe Ihr Lächeln: Wer kann schon alle diese Tugenden gleichzeitig für sich beanspruchen?
Das sollte aber unter gar keinen Umständen als Vorwand dienen, überhaupt nichts zu tun!

PS: Der aktuelle Nervosismus der Kinder, der sich durch ihre mehr oder weniger große Fähigkeit auszeichnet, sich zu konzentrieren oder auch nur ruhig zu bleiben, findet eine seiner Ursachen in dem überhöhten Zuckerverbrauch der Kinder...

Eine Cola von 33cl entspricht 12 Stücken Zucker. Ein Balisto 8, ein Fruchtjoghurt 6, und eine Packung Nesquik ... 20 Zuckerstücken!

Als Abschluss möchte ich unterstreichen, dass man eher in den Krieg gegen den Zucker ziehen sollte, als zu versuchen, den Organismus durch homöopathische Kügelchen oder andere, noch so alternative oder sanfte Therapeutika zu reinigen.

Das ist auf jeden Fall meine Einstellung, seitdem ich Heilpraktiker bin. Keiner meiner Patienten hat je meine Praxis verlassen, ohne gehört zu haben, dass man lieber die Quelle der Schadstoffe durch eine Lebensumstellung zum Versiegen bringen sollte, als sich später vergeblich abzumühen, deren Folgen zu minimieren.

Eine Demonstration zur Unterstützung.

Kapitel 10

Der Heilpraktiker und seine Steckenpferde

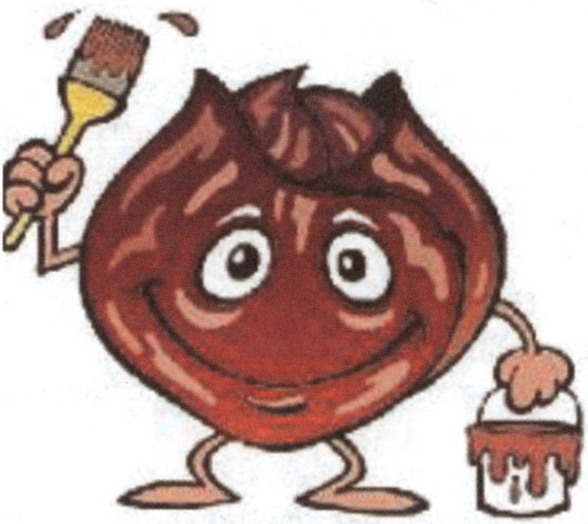

Eine Irisdiagnose-Sitzung

Ja, ich gebe es ganz offen zu, ich mag die Iridologie. Und in den über dreißig Jahren, in denen ich sie praktiziert habe, wurde ich nur sehr selten von ihr enttäuscht. Das Auge ist ein phantastisches Beobachtungsfeld des körperlichen Organismus - was nicht weiter verwunderlich erscheint- aber in geringerem Ausmaß auch des seelischen Organismus (hat man früher nicht gesagt, das Auge sei der Spiegel der Seele?).

Es ist leider gleichzeitig ein geeigneter Ort, um den derzeitigen Verfall der Menschenrasse zu beobachten. Man könnte von einer offenen Tür sprechen, durch die man zur gleichen Zeit unser unausweichliches Erbgut betrachten und unseren gegenwärtigen Zustand beurteilen kann, mit allen Unterversorgungs- und Mangelerscheinungen, die für unsere Störungen, unseren mangelnden Tonus und unser allgemeines Unwohlsein verantwortlich sind. Man kann -und das ist nicht zu verachten- sogar auf unsere Zukunft schließen, nicht auf die Art einer dubiosen Wahrsagerin, sondern eher wie das chinesische „I Ging"!

Die Iridologie ist die Wissenschaft des farbigen Teils des Auges - der Iris - seiner Struktur, seiner Farben, seiner Deformationen und Missbildungen, die auch die Pupille im Irismittelpunkt betreffen können.

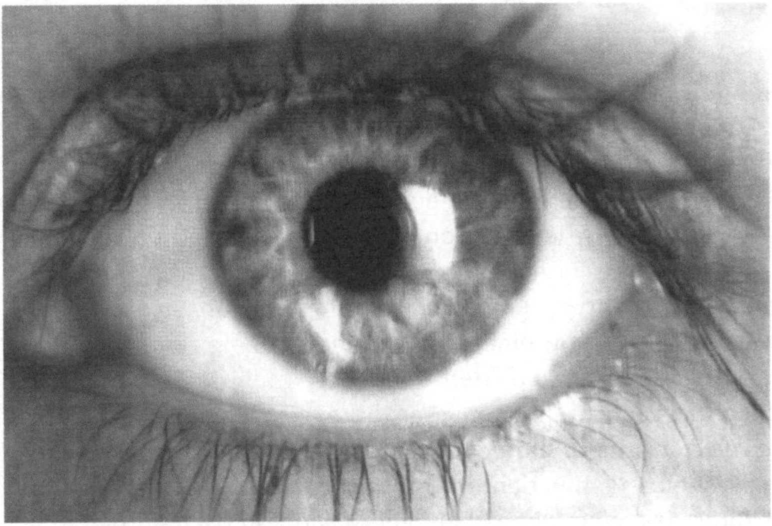

Wie geht ein anständiger Iridologe vor?
Wenn der Patient in seinem Büro ist, gelten die einzigen Fragen den Personaldaten, um das Gespräch zu eröffnen. Fragen zu seinem Gesundheitszustand oder über den Grund seines Besuches sind nicht zulässig. Der Heilpraktiker geht daraufhin zur Untersuchung des Auges mit einer großen elektrischen Lupe über. Das kann von wenigen Sekunden bis zu 3 bis 4 Minuten beanspruchen. Danach fasst der Iridologe zusammen, was er im Auge erkennen konnte, was daraus für den Gesundheitszustand zu schließen ist und welche Stärken und Schwächen vorhanden sind. Nun wird der Patient aufgefordert, über seine Leiden, sein Leben usw. zu sprechen. Er bestätigt - oder widerlegt- die erwähnten Punkte und ein Gespräch entwickelt sich, bis beide über den derzeitigen Zustand seines Organismus übereinstimmen.

Der Gesundheitspraktiker kann daraufhin mit seiner wesentlichen Arbeit beginnen, d.h. mit der Vermittlung einer gesunden Ernährungslehre, die Voraussetzung für gute Gesundheit ist.

Er kann bei Bedarf eine „Therapeutik“ mit Pflanzen, Säften, Homöopathie usw. entwickeln...

Selbstverständlich ist es unmöglich, Patienten, die sich bisher nur auf herkömmliche Weise ernährt haben, auf dieselbe Weise zu behandeln wie Patienten, die bereits den Versuch gemacht haben sich den Naturgesetzen anzupassen. Das gilt auch für schwer kranke Patienten im Vergleich zu Patienten, die nur unter geringen (nicht krankhaften) Funktionsstörungen leiden. Von dieser psychologischen Bilanz hängt die Art der verschriebenen Behandlung sowie das Ausmaß der geforderten Ernährungsumstellung und Anstrengungen ab.
Es wäre idiotisch, von einer Person eine 100%-ig rohe Ernährung zu verlangen, die allein bei dem Gedanken auf ihren morgendlichen Milchkaffee verzichten zu müssen bereits in Panik gerät! Allerdings wäre es für einen, unter einer schweren oder invalidisierenden Krankheit leidenden Patienten von Nachteil, ihm die integrale Rohkost oder zumindest eine schnelle Annäherung daran vorzuenthalten.

Man muss den Patienten da „nehmen“, wo er gerade steht, in dem Zustand, in dem er sich gerade befindet.

Das Unmögliche zu verlangen dient nur dazu, eine eventuell in der Zukunft überzeugte Person von dem Weg des Verständnisses und dem Übergang zu einer gesunden Ernährung abzubringen. Man kann bei reeller Gefahr für den Organismus das Unmögliche nur vorschlagen, nicht aber aufdrängen.

Wir sollten nie vergessen, dass Ernährung die wichtigste ... aller Nebensachen ist!

Das Wesentliche ist das Leben selbst, und das Zentrum des Wesentlichen im Leben besteht darin -für sich und für andere- vollkommen glücklich zu sein.

Trotzdem sollte man sich weiterentwickeln. Da wir aus Fleisch und Blut bestehen und mit einem (oftmals lauten und schlecht riechenden) Verdauungstrakt ausgestattet sind, erscheint es schwierig, sich als reinen, sich von Luft und Liebe ernährenden Geist zu betrachten!
Deshalb ist es notwendig, die gegenwärtige, klassische Ernährung zu reformieren (die mit der physiologischen Nahrung eines lebenden Organismus nichts mehr zu tun hat). Das ist die Basis unserer Gesundheit, unseres Seins und selbst unseres Denkens, davon können Sie überzeugt sein! Was sollen wir also tun?
Hier noch einmal eine kleine Wiederholung im Telegrammstil:

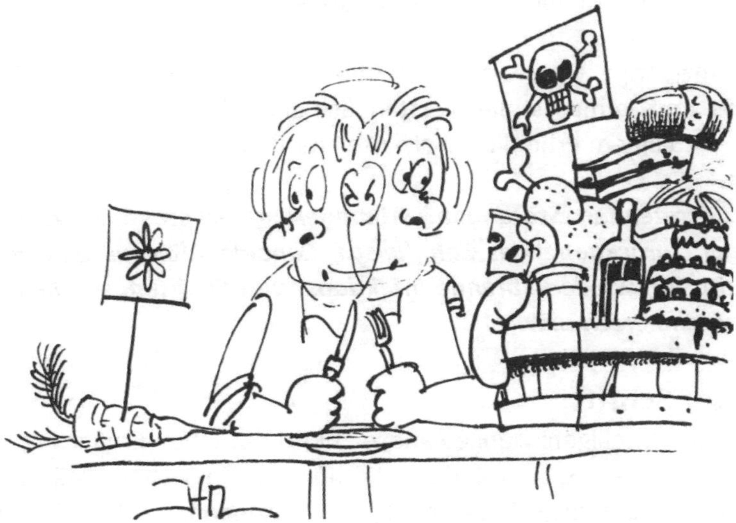

Erster Schritt.

Wir lassen die schlechte herkömmliche Ernährung endgültig hinter uns und verzichten auf Milchkaffe, Butterbrot mit Konfitüre, Süßigkeiten aller Art, überreichliches Essen, usw.

Zweiter Schritt:

Man geht zu rohen, vollwertigen Nahrungsmitteln, Gemüse, Obst, Zerealien, Ölen aus erster Kaltpressung, Meersalz usw. über.

Dritter Schritt:

Man organisiert die Mahlzeiten neu.
Man beginnt bei JEDER Mahlzeit mit Rohkost.

Vierter Schritt:

Man versucht sich an integraler Rohkost. Hierbei prägt man sich ein, dass sich Fehler umso schneller bemerkbar machen, je mehr man der integralen Rohkost näher kommt. Was uns die „Rohkostspinner" nicht sagen ist, dass diese Fehler schlimme Folgen haben können, wenn sie konsequent beibehalten werden. Wobei der schlimmste Fehler, mit dem ich das ganze Jahr über als Heilpraktiker konfrontiert werde, für mich eindeutig im übermäßigen Obstkonsum liegt.

Der ganzjährige Obstverzehr ist bei integraler Rohköstlerei absolut sinnlos. Im Sommer ist dies verständlich und erklärbar, im Winter aber kann es zu einem erheblichen Nachteil für den Organismus werden.

Die auftretenden Störungen? Abmagerung, Depression, Vitalitätsmangel, zurückgehendes Zahnfleisch, Candida Albicans und andere Parasitosen, wiederkehrende Infektions- und Erkältungskrankheiten, Gelenkschmerzen usw.

Fünfter Schritt:

Eine mit Intelligenz angewandte bioklimatische Ernährung. Das bedeutet den einen oder anderen Kompromiss in Sachen Ernährung zu akzeptieren, die uns weniger Nachteile einbringen, als dem Fruchtkult zu verfallen.
Ich betone, dass ein Kompromiss positiv ist und nichts mit Konzessionen zu tun hat. Auto zu fahren, Kleidung zu tragen und ein Haus zu beziehen sind auch Kompromisse, die sogar von Ernährungsfanatikern akzeptiert werden, die nur noch für ihre Ernährung leben!

Eine bioklimatische, den Jahreszeiten angepasste Ernährung soll uns im Winter Wärme spenden und im Sommer für Erfrischung sorgen.

Sechster Schritt:

Die instinktive, bioklimatische Ernährung.
Da sie nur für Engel erreichbar zu sein scheint, sollte sie das Ziel für unsere zukünftige, letzte Wiedergeburt sein! Sicher denken manche, sie haben das Paradies erreicht, weil sie seit drei oder vier Monaten tonnenweise Obst verschlingen und immer noch am Leben sind...
Leider müssen sie sich auf eine sehr große Enttäuschung gefasst machen. Eine weitere Illusion ist die Idee, dass wir dank Rohköstlerei oder anderer Methoden unsere Zellen VOLLKOMMEN reinigen können.
Ein Leben reicht dafür nicht aus, da die Vergiftung der Spezies Mensch seit Jahrtausenden andauert...
Aber bringen Sie mich nicht dazu, etwas zu sagen, was ich nicht einmal denke: dass letztendlich eine Ernährungsumstellung gar nicht so wesentlich ist...

Nein, es ist nicht wesentlich, es ist absolut erforderlich, notwendig, unausweichlich!

Für jeden, der bei guter Gesundheit leben möchte, richtig leben und nicht einfach nur vor dem Fernseher, am Tisch oder in seinem Auto vor sich hin vegetieren will!

Sich gesund zu ernähren, heißt besser zu leben, schwere Krankheiten weiter von sich zu entfernen und nicht ständig Ausscheidungskrisen über sich ergehen lassen zu müssen (Fieber, Grippe, Rhinopharingitis, Mittelohrentzündungen, Kolitis usw.)

Zum Abschluss eine Reform, die nur selten angesprochen wird, da sie für alle Ernährungsweisen vielleicht noch schwieriger zu verdauen ist: **WENIG ESSEN**!

Wer seine Portionen halbiert, vervierfacht seine Gesundheit!

Hunger haben (und nicht einfach nur Lust zum Essen verspüren) bedeutet, seinen Organismus zu optimieren, seinen Verdauungs-

enzymen Kräfte zu verleihen, wodurch das Entstehen von Schadstoffen sowie Energievergeudung verhindert werden...

Die Sprechstunde ist beendet, der Patient verabschiedet sich.
Nun bestehen zwei Möglichkeiten:

1. Die Rede ist auf offene Ohren gestoßen, er wird seine Ernährung umstellen und aus dem Patienten wird bald ein Freund werden...
2. Er verlässt die Praxis mit einem großen Seufzer der Erleichterung und beschimpft den Heilpraktiker als Verrückten, der ihm die Quintessenz seines Daseins aus dem Munde nehmen will!

Wenn Sie beim Lesen dieses Kapitels auch aufgeschreckt sind, ziele ich meine letzte Rakete mit dem Versuch ab, Sie für diese neuen Gefilde mit weniger physiologischen Zwängen zu sensibilisieren...

„Wer auch immer Vater der Krankheit war, schlechte Ernährung ist ihre Mutter"

Da Sie bereits so weit mit der Lektüre dieses Buches fortgeschritten sind, glaube ich, dass Sie gute Chancen haben, um dem konformistischen Kochtopf zu entkommen!

Ich wiederhole mit Vergnügen, dass die Iridologie ein phantastisches Mittel ist ohne Gewalt, ohne Leid in die organische Struktur des Menschen vorzudringen und ihm einen Großteil seiner „Rückenmarksubstanz" zu entnehmen. Aber nur einen Teil, das Ganze überlassen wir Gott...

Wie alle Dinge auf Erden, hat leider auch die Iridologie einen Makel. Jegliche Veränderung der Iris im Laufe der Zeit ist kaum wahrnehmbar. Das Auge verändert sich permanent, aber unsere Wahrnehmungsmittel dieser Veränderungen von extrem geringem Ausmaß sind nicht ausreichend genug, um einem Patienten nach drei Monaten sagen zu können: „Super, die Behandlung, die ich Ihnen verschrieben habe, hat Ihren Organismus gereinigt, Ihre Iris ist vollkommen transparent."

Eine Bemerkung dieser Art dient -meiner bescheidenen Meinung nach- nur dazu den Therapeuten zu beweihräuchern und Ihnen deutlich zu machen, dass Ihr Geld in guten Händen ist.
Möge jeder Verantwortung zeigen...

Seien wir bis zum Ende aufrichtig.
Die Veränderungen der Iris neigen dazu, sich zum Lebensende hin zu beschleunigen und so sehen z.B. die Lipidkreise in der Peripherie weißgrau aus, sind aber nach drei Monaten noch nicht klar zu erkennen. Das sollte einen trotzdem nicht von einer weiteren Sitzung abhalten, auch wenn sie nur dazu dient sich „den Fall" noch einmal vors (eigene) Auge zu führen.

Da Sie jetzt sicher ein wenig enttäuscht sind, weil wir uns eingestehen müssen, dass es keine vollkommene Wissenschaft und keine 100%-ige Genauigkeit gibt, möchte ich Ihnen vorschlagen, Ihre Gesundheitskurve durch eine völlig andere Technik zu überwachen. Sie basiert nicht auf organischen Untersuchungen, sondern einfach auf einem computergestützten Fragebogen!
Was ist denn das bloß schon wieder?

Die IOMET-Analyse (Labor Nutergia)

Nichts weiter als eine Reihe von Fragen, die Sie für ein zuverlässiges und realistisches Ergebnis über Ihren inneren Zustand so ehrlich wie möglich beantworten sollen. Der Vorteil gegenüber der Iridologie ist, dass die IOMET-Analyse ohne eine vermittelnde Person durchzuführen ist. SIE beantworten die Fragen, das Programm wertet sie aus. Nach sechs Monaten oder einem Jahr wiederholen Sie den Vorgang noch einmal und erhalten so das aktualisierte Bild Ihres Gesundheitszustands. Wenn Sie in der Zwischenzeit -zwischen zwei IOMET-Analysen- eine gesündere Ernährung, mehr Bewegung oder alternative Medizin eingeführt haben, wird Ihr ernährungsbiologisches Profil besser ausfallen als beim ersten Mal. Dank dieser leicht verständlichen Analysen können Sie Ihren Gesundheitszustand selbst regulieren.

Den Therapeuten behält man zur Beratung, die einer solchen Analyse folgen sollte ... und schließlich muss man ja auch für seinen Unterhalt sorgen!

„Kommen wir endlich zur Sache“, denken Sie sicher gerade. Das tun wir auch schon.

Die IOMET-Analyse unterteilt Ihren Organismus in 7 spezifische Felder (auch Terrain genannt).

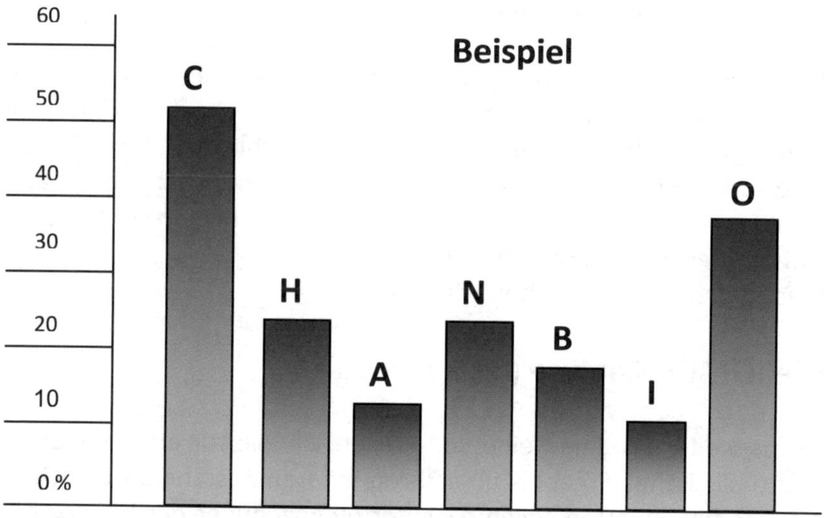

C = Mangel an mehrfach ungesättigten Fettsäuren
H = Neigung zur Hypoglykämie
A = Neigung zur Übersäuerung
N = Neigung zur Neurodystonie
B = Basisch-Kolitische Neigung
I = Neigung zur Intoxikation
O = Produktion freier Radikale

Terrain mit mangelnder MUFS-Versorgung

(Mangel an mehrfach ungesättigten Fettsäuren)
Dieses Terrain wird von einer allgemeinen Unterversorgung mit Mikronährstoffen und vor allem von einem chronischen Mangel an essentiellen Fettsäuren geprägt. Letztere spielen eine bedeutende Rolle für die Struktur der Zellmembranen. Sie kommen in großen Mengen im Nerven- und Hirngewebe vor. Die essentiellen Fettsäuren sind ein Vorprodukt der Prostaglandine, ein für den Organismus fundamentales, regulierendes Molekül. Dieses Terrain zeichnet sich am häufigsten durch eine Immunschwäche aus (chronische Störungen im Hals-Nasen-Ohr-Bereich, Allergien usw.) Ein Mangel an essentiellen Fettsäuren kann sich u.a. durch Frauenprobleme, Haarausfall, Hautprobleme bemerkbar machen.

Terrain mit Neigung zu Hypoglykämie

Dieses Terrain verursacht einen Mangel an Vitaminen der B-Gruppe. Glukose ist der Treibstoff, den die Zellen zum Funktionieren benötigen. Der Organismus muss den Zellen dementsprechend ausreichend Glukose zur Verfügung stellen. Hierzu lagert er sie in der Leber und den Muskeln in Form von Glykogen ein. Auch wenn der Zucker eine für unseren Organismus notwendige Substanz ist komme ich nicht noch einmal auf die Tatsache zu sprechen, dass er nur in minimalen, wirklich minimalen Mengen konsumiert werden darf.

Ich erinnere Sie daran, dass Zucker - egal ob weißer Zucker, als Schokolade, Zerealien oder Obst - immer dieselbe organische Wirkung hat, sobald es zur Überschreitung der optimalen Mengen kommt.
Es gibt vom chemischen Standpunkt her keinen guten oder schlechten Zucker. Ob man weißen Zucker oder Fruktose verzehrt, am Ende der Verdauung steht immer das gleiche Endprodukt: Glukose. Man kann nur auf die Weise positiv argumentieren, indem man erkennt, dass weißer Zucker, der keinerlei Spurenelemente enthält, den Organismus durch dieses Fehlen stärker denaturiert als Fruktose aus Früchten, da diese zumindest einige Mineralstoffe und Spurenelemente aufweist.
Der schnell absorbierte Zucker führt zu Hyperglykämie, dem abrupten Anstieg des Blutzuckerspiegels. Der Pankreas scheidet zum Ausgleich die zur Förderung der Zellspeicherung von Glukose benötigte Insulin-

dosis aus. Der Blutzuckerspiegel sinkt daraufhin unter den Normalwert ab und ruft in den darauf folgenden Stunden eine reaktionelle Hypoglykämie hervor. Das führt kurzfristig zu den bei Früchtlern gut bekannten Problemen von allgemeiner Kälteempfindlichkeit und „Einfrieren“ der Extremitäten: zu kalten Händen und Füßen sowie einer ständig laufenden Nase und später zum erneuten Nahrungsbedarf. Deshalb sind die Obstrohköstler unentwegt dabei, sich eine Banane zu schälen oder andere süße Obstleckereien zu vernaschen.

Ein weiteres, gut bekanntes Phänomen des übermäßigen Zuckerverzehrs ist der berühmte „11-Uhr- oder 16-Uhr-Durchhänger“. Die Gefahr besteht, leicht in einen Teufelskreis zu gelangen, bei dem der verzehrte Zucker eine Hypoglykämie verursacht, die wiederum nach Zucker verlangt, um sie zum Stillstand zu bringen!

Um aus diesem Teufelskreislauf herauszukommen, muss man einfach mit allem aufhören und zur bioklimatischen Ernährung übergehen!
Um den Vorgang zu beschleunigen, greift man auf Mineralsalze, hier vor allem auf Chrom, Spurenelemente und essentielle Fettsäuren zurück...

Kaffee, der ebenfalls das Freisetzen von Insulin fördert, hat denselben Nachteil.

Die mit dem zu Hypoglykämie neigenden Terrain verbundenen klinischen Störungen sind zahlreich, aber zum Glück handelt es sich hier, zumindest zu Beginn, hauptsächlich um Funktionsstörungen:
Depressionen, innere Unruhe, Schwindel, Erschöpfungsanfälle, Schläfrigkeit, Gefühllosigkeit, Überempfindlichkeit, Reizbarkeit, Kopfschmerzen, Muskelspasmen, Angstzustände, Schlaflosigkeit, Konvulsionen, PMS, chronische Verdauungsstörungen und Entzündungen aller Art.

Das saure Terrain

In der Iris zeichnet sich das saure Terrain durch weißliche Ablagerungen in Form von Wolken bei der Harnsäure und Flocken bei der Benztraubensäure ab, die eine elektive Affinität zum Nervengewebe hat. Ablagerungen von Oxalsäure sind an einem mehr oder wenig stark braun-orange gefärbten, unterschiedlich dicken Kreis um die Pupille herum zu erkennen.

Anhand der bioelektronischen Blutanalyse wird der optimale PH-Wert zwischen 7.36 und 7.42, d.h. leicht basisch, festgelegt. Man spricht von einer Azidose, wenn der Wert unter 7.36 liegt und von einer Alkalose, wenn er 7.42 überschreitet. Der PH-Wert spielt eine sehr wichtige Rolle, da die Molekularform der Proteine sowie zahlreiche enzymatische Aktivitäten von ihm abhängen.
Die Gründe für eine organische Übersäuerung sind vielfältig und müssen nicht immer ernährungsbedingt sein: Stress, berufliche oder sportliche Überanstrengung (die Teilnahme an einem Marathon-Lauf ist säurebildend), Schlafmangel, Bewegungsmangel ... zu viel oder zu wenig Sport ist schädlich. Bei den Verdauungsvorgängen (z.B. bei der Fermentation oder der Zersetzung) entstehen unzählige Nebenprodukte u.a. auch Säuren, die reabsorbiert und erneut in den Blutkreislauf gelangen können und auf diese Weise den PH-Wert senken. Die Folgen der Azidose sind bekannt und zeichnen sich vor allem durch das „Auslaugen" des Knochengewebes aus, das hierdurch geschwächt wird. Als Folge stellen sich Karies, Knochen- und Gelenkschmerzen, Osteoporose, Probleme im Bereich der Hautanhangsorgane (Haare, Nägel usw.) ein.

Das zu Neurodystonie neigende IOMET-Terrain

In der Iridologie ist dieses Terrain leicht am Vorkommen schwarzer Streifen zu erkennen, die vom Pupillenrand bis zum äußeren Irisrand reichen und die in „weiser" Sprache „Radi Solarii" genannt werden. Dieses Terrain zeichnet sich durch Existenzängste und Anpassungsstress aus. Im schlimmsten Fall kann das zu chronischer Müdigkeit und depressiven Zuständen durch organische Erschöpfung führen.

„Verfugt" man über ein solches Terrain, sollte man sich dringendst ein Paar Laufschuhe kaufen und sie schnell abnutzen!
Eine gute Sauerstoffversorgung ist für die Hirnzellen, die weitaus mehr Sauerstoff benötigen als andere Zellen, von höchster Bedeutung. Als Belohnung erhöht das Laufen das Niveau der Endorphine, dem berühmten Glückshormon.

Die letzte Bemerkung richtet sich vor allem aber nicht ausschließlich an alle, die nicht depressiv werden möchten. Ernährungsumstellung, Verzicht auf Kaffee und Mikronutrition mit Vitamin B, essentiellen Fettsäuren, Mineralstoffen und Spurenelementen sorgen hier für Wunder. Zu übermäßigem Verzehr kann geraten werden.

Das basische, zu Kolitis neigende Terrain

Dieses Terrain zeichnet sich durch metabolische Verschlackung aus. Man braucht keine langen Studien absolviert zu haben, um zu entdecken, wo das stattfindet. Bei der Geburt ist der Darm noch keimfrei. Innerhalb von 1 bis 2 Tagen entwickelt sich eine spezifische mikrobielle Flora, die sich im Darm ansiedelt. Das Gleichgewicht dieser Flora entscheidet zum Großteil über den Gesundheitszustand einer Person. Die Gärungsflora befindet sich im zweiten Abschnitt des Dünndarms und reicht bis zum Quergrimmdarm mit maximaler Tätigkeit im Bereich des Caecum. Das ist der Teil des Dickdarms, an dem der Appendix befestigt ist. Diese maximale Tätigkeit, die aufgrund schlechter Ernährung krankheitserregend wird, erklärt höchstwahrscheinlich Reizungen im Bereich von Darm und Blinddarm. Im aufsteigenden Darm ist ein saurer PH-Wert normal.

Im absteigenden Darm hingegen ist die Zersetzungflora vorherrschend. Beide Floren leben selbstverständlich in Symbiose zusammen und werden für eine optimale Verdauung gleichzeitig von uns benötigt. Wenn alles normal verläuft, schützt uns die Gärungsflora vor der Proliferation krankheitserregender Bakterien und einer zu starken Ausbreitung der Zersetzungsflora. Wir wissen ja, zumindest seit dem Kapitel über unseren Stuhlgang, woran man erkennt, dass Gärungs- und Zersetzungsflora einen Nichtangriffspakt miteinander geschlossen haben: und zwar am gut geformten Stuhlgang. Außerdem haben wir zuvor gelernt, wie man es schafft, einen großzügig ummantelten, dezent duftenden und harmonisch gefärbten Stuhl zu erhalten...

Das Terrain mit Verschlackungsproblemen

Dieses Terrain, dessen größtes Problem im Nahrungsüberfluss liegt, umfasst alle durch endogene und exogene Toxine verursachten Störungen. Nahrungsmittel im Übermaß, z.B. zu viel Fleisch, zu viele gesättigte Fette, zu viele Süßigkeiten usw. fördern die Entwicklung eines verschlackten und vergifteten Terrains. Ablagerungen von Tabak, Alkohol, Schwermetallen (Amalgam-Zahnfüllungen, deren Quecksilberanteil sich im Nervensystem, der Leber, den Nieren und im Gehirn ansammelt) ... gehören ebenfalls dazu.

In der Iridologie macht sich das durch diverse Flecken bemerkbar, ohne offensichtliche Verbindung zu den Organen sowie durch Zeichen in bestimmten Teilen der Iris...

Dieses überlastete Terrain begünstigt zweifelsohne Herz-Kreislauf-Störungen, Gewichtszunahme, überhöhten Cholesterinspiegel und hohen Harnsäuregehalt im Blut...

Was kann man tun?
Man erinnert sich an die Bedeutung des Hungers und man teilt die verzehrten Mengen durch zwei, drei oder vier, wobei man gleichzeitig erhebliche Einsparungen im Lebensmittelbudget macht. Diese Ersparnisse können in neue, 3 Größen kleinere Garderobe investiert werden.
Erinnern wir uns an die günstige Wirkung der Chlorella bei Schwermetallbelastung.

Das oxidierte, denaturierte Terrain

Dieses letzte Terrain wird durch den zeitlichen Fortbestand der vorhergehenden Terrains ausgelöst. Zu seinen Hauptmerkmalen zählt die Überproduktion freier Radikale und anderer zellschädigender Moleküle. Der tägliche Konsum chemischer Toxine und Medikamente, der systematische Griff zu Anregungsmitteln wie Tabak, Alkohol und Drogen sowie die wiederholte Aussetzung bei ionisierender Strahlung und Sonnenbestrahlung -vor allem bei abnehmender Ozonschicht- sind Faktoren, die zum Entstehen freier Radikale beitragen.

Das soll uns dazu anhalten, unser eigener Arzt zu sein. Nehmen wir nicht einfach hin, dass der Therapeut angeblich die absolute Wissenschaft innehat, nur weil er seinen Hosenboden beim Lernen auf der Unibank durchgesessen hat. Nach einem erfüllten Leben aufrecht zu sterben, ohne seinen Angehörigen mit irgendeiner Abhängigkeit auf den Wecker gegangen zu sein, verdient doch wohl einige Opfer. Ein Opfer, das man zu begehen bereit ist, ist ein regelrechtes Vergnügen! Abbé Pichon, großer Crossläufer vor dem Herren, geht beim Schreiben des nachfolgenden Textes nicht gerade zimperlich mit uns um. Ich stimme vollkommen mit ihm überein, auch wenn ich kein „Weihwasserbecken-Frosch“ bin...

Kapitel 11
Hilfreiche Unterstützung!

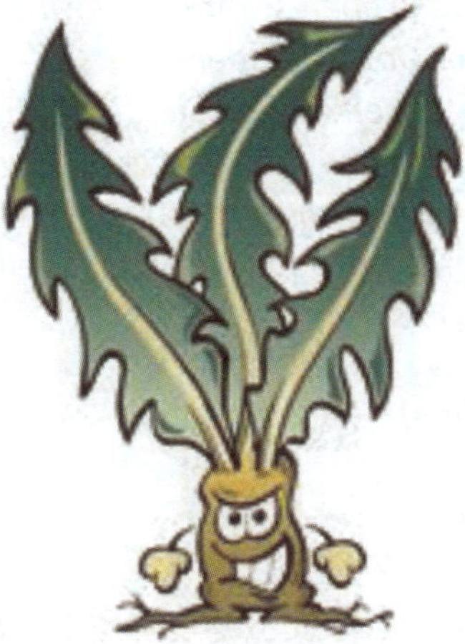

Kopf hoch!
Warum bist du zu Boden gebeugt und stöhnst über das Unglück der Welt, über einstürzende Mauern, deine Vergangenheit, die man mit Füßen tritt und über dein Land, das im Sterben liegt?
Glaubst du, dass die Menschen nicht mehr fähig sind Größe zu beweisen?
Wie lange willst du dich und deine Kinder noch beweinen?
Warum beklagst du dich über die Leiden, die dein Inneres verzehren, über die müden Züge derer, die sich umsonst abplagen?
Wie lange, sagst du, wird sich unter der Sonne nie etwas ändern,
werden die Jungen es schlimmer machen als die Alten,
werden sich die Erwachsenen endlos krümmen müssen,
werden die Alten hässlich bleiben,
werden Chefs Tyrannen sein,
werden Gläubiger auf die Apokalypse warten,
wird niemand auf morgen hoffen?
Mensch, nimm den Kopf hoch!

Schleif' dich nicht länger durchs Leben, lass' deine Ängste zurück, vernichte das Absurde, kreuzige die Resignation, zerstreue deine Asche, gieß Öl ins Feuer, entflamme deinen Mut, stecke das Universum in Brand! Ein Misserfolg ist stets der Vorgeschmack des Sieges.
Ein Freund steht immer über einem Feind. Das Leben steht immer über dem Tod. Die Konfrontation macht dir Angst? Das ist Kinderei.
Die Geschichte lastet schwer auf deinem Leben? Aber sie führt zu Fortschritt und Zukunft. Glaube also, dass alles noch möglich ist.
Liebe das Leben, wenn es dich provoziert und dich um Hilfe bittet.
Sieh' in den Himmel, wenn deine Füße auf dem Boden festgenagelt sind. Geh, fang neu an, beginn von vorn.
An jedem Wegesende wartet der Sieg!
Und die Hoffnung begleitet dich. (Abbé Pichon)

Sie haben es geschafft, das Ende ist in Sicht.

Ich hoffe aufrichtig, dass dieses Buch Ihnen dabei hilft, auf dem Pfad der Ernährungsweisheit fortzuschreiten und das Leben als ein Geschenk zu betrachten. Wir haben nicht das Recht -es unter dem Vorwand zu vergeuden- alle Rechte zu besitzen und unbedingt vom Leben profitieren zu müssen, ohne dabei Rücksicht auf Verbote zu nehmen.

Um die Natur zu beherrschen, muss man ihr gehorchen.

Gehorsam ist nicht teuer und wird durch eine sehr viel bessere Lebensqualität belohnt als Ungehorsam, der sich durch Krebserkrankungen, Multiple Sklerose, Demenz, Obesität, Diabetes bemerkbar macht...
Es handelt sich nicht darum, große Reden zu schwingen und an allen Versammlungen mit Diskussionsrunden teilzunehmen. Die intellektuelle Überzeugung allein reicht nicht aus!

Man muss praktizieren.

Allein durch die Ausübung können wir uns in Richtung eines persönlichen Gleichgewichts entwickeln und die dringend notwendigen gesellschaftlichen Reformen durchführen; wollen wir auch nur eine kleine Chance haben, nicht vollkommen denaturiert zu enden.

Als Beispiel: eine Woche „Rezepte“ für den Winter

Ich bin kein großer Fan vom Erstellen von Menüs, da man leicht dazu neigt sie nicht zu variieren. Aber ich gehe davon aus, dass Sie alle verantwortliche Personen sind, die schnell innovieren und leckere Rohkostgerichte, gefolgt von einigen anderen Gerichten, zubereiten werden, die, auch wenn sie nicht vollkommen roh sind, den meisten von Ihnen jedoch ermöglichen, bei möglichst wenig Frustration so gesund wie möglich zu essen.

Wir fangen gewichtsmäßig mit 75% Rohkost an und versuchen im Laufe der Zeit die 100% zu erreichen. Wenn Ihnen das für dieses Leben zu schwierig erscheint, bewahren Sie sich ein wenig Arbeit fürs nächste auf.

Frühstück	**Mittagessen**	**Abendessen**
Ein Glas roher Gemüsesaft Eine Scheibe Vollkornbrot mit Pflanzenfett	Ein großer Rohkost-Teller (Kohl + Sellerie + Porree...) Hirse, gedämpft oder gekocht	Gemischte Rohkost (Kohl + Rote-Beete + Topinambur Gekochte Bohnen
Ein Glas roher Gemüsesaft Nüsse	Ein großer Rohkost-Teller (grüner Salat, Karotten, Kohlrübe Eier (das Eigelb muss flüssig bleiben) + Vollkornbrot	Gemischte Rohkost (Rotkohl Paprika, Feldsalat) Quinoa, gedämpft oder gekocht
Ein Glas roher Gemüsesaft mit Avocado	Ein großer Rohkost-Teller (Blumenkohl, eine Tomate, Endivien) Linsensuppe	Gemischte Rohkost (Weißkohl, Gurke, Rote-Beete) marinierter Fisch

Ein Apfel mit Haselnüssen	Ein großer Rohkost-Teller (Kohl + Karotten +Sellerie) Buchweizen, gedämpft oder gekocht	Gemischte Rohkost (Kohl + Fenchel + Schwarzrettich) Gemüsesuppe
Gemüsesaft + Vollkornbrot mit Pflanzenfett	Ein großer Rohkostteller (Krauskohl, Tomate, Rote-Beete) roter Reis	Gemischte Rohkost (Broccoli + Paprika + Rettich) Pellkartoffeln
Gemüsesaft + Avocado	Ein großer Rohkostteller (Rotkohl, Endivien, Karotten) Gekochtes Gemüse	Gemischte Rohkost (Grünkohl + Rote-Beete + Topinambur rohe Eier + Vollkornbrot
Gemüsesaft + Nüsse	Ein großer Rohkostteller (Blumenkohl + grüner Salat + eine Tomate Soja, gekocht	Gemischte Rohkost (Rotkohl + Karotte + Sellerie) Vollkornreis
Gemüsesaft + Avocado + Vollkornbrot	Ein großer Rohkostteller (Grünkohl, Rote-Beete) Erbsen, gekocht	Gemischte Rohkost (Weißkohl + Fenchel + Champignons Quinoa , gekocht
Gemüsesaft + Nüsse	Ein großer Rohkostteller (Rotkohl + Porree) getrocknetes Fleisch	Gemischte Rohkost (Weißkohl + eine Tomate + grüner Salat Hirse

Für Sommergerichte ist das sehr einfach

Man erhöht die Rohkostdosis und verringert oder eliminiert den gekochten Anteil.

Anhang

Wenn Sie die vorherigen Seiten ohne allzu große Langeweile verdaut haben, werden Sie von seinem Inhalt nicht mehr gestört werden.

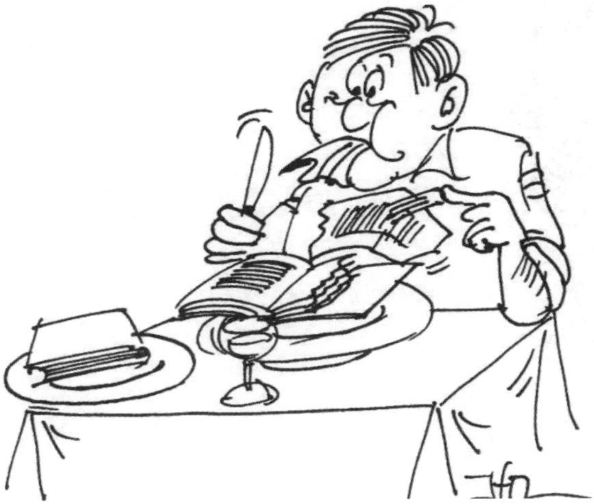

Kapitel 12

Der Gesundheitscomic

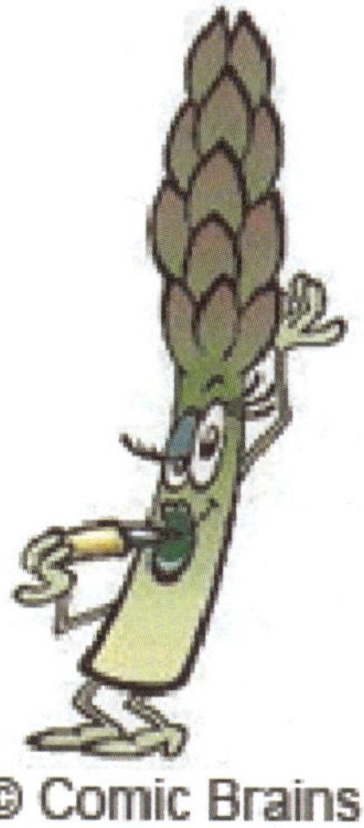

Das Dreieck der Verform/Reform

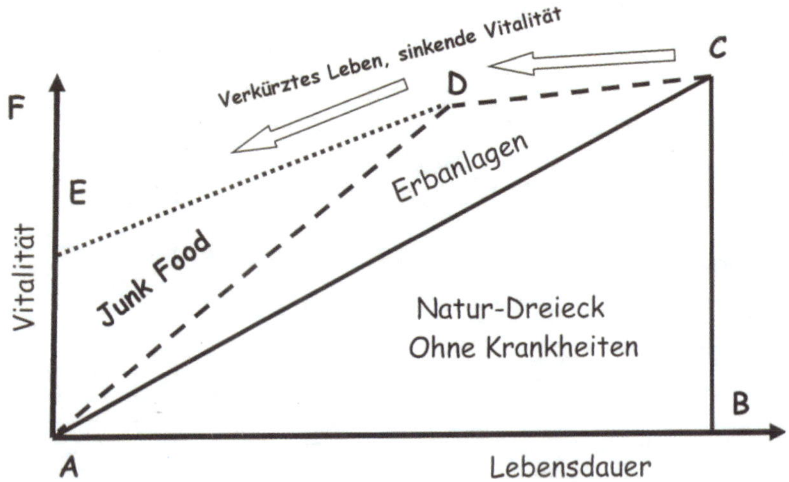

AB ist die Linie der Lebensdauer

AF die der organischen Vitalität, die nichts mit Muskelkraft zu tun hat.

Diese beiden Koordinaten, mit denen uns die Natur zu Lebensbeginn ausstattet, sind unantastbar und können in keinem Fall erhöht werden. Sie sind in unseren Genen festgelegt und durch die Anzahl der Mitosen (Zellteilungen) bestimmt, die jedem von uns zur Verfügung stehen. Die Einschränkung dieser Zellteilungen erspart uns die Frage über die Ewigkeit. Stellen Sie sich vor, meine Herren, was das für ein Drama mit einer mürrischen Schwiegermutter wäre... und Sie, meine Damen, stellen Sie sich Ihre unendlichen Nächte mit einem schnarchenden Ehemann vor....
Seien Sie also ganz beruhigt, man wird Sie nicht aufgrund von 100% roher, vegetarischer oder makrobiotischer oder auf Obst basierender Ernährung zwingen, unsterblich zu werden.

Das Dreieck ABC
Dieses Dreieck stellt die exakte Ausdrucksweise der Naturgesetze dar. Wir müssten uns, um erst im hohen Alter und bei guter Gesundheit zu sterben, ausschließlich innerhalb seiner Grenzen entwickeln, wie unsere Geschwister, die wilden Tiere.

Es gäbe im Laufe der Zeit nur eine funktionelle Abnutzung unseres zentralen Stoffwechsels und unserer Organe, eine Verschlackung der Zellen, die mit deren Funktion im Zusammenhang steht, sowie eine ganz langsame, **nicht läsionsbedingte** organische Erschöpfung, die mit einem Mindestmaß an Dauer und Leiden mit dem Weg durch den strahlenden Tunnel des Todes endet.

Die Tonizität, die zwar im Laufe der Jahre nach und nach abnimmt, bleibt dennoch stets ausreichend, um für unseren körperlichen Tonus zu sorgen und uns die Qualen der Abhängigkeit und das damit einhergehende Elend bis ins fortgeschrittene Alter zu ersparen.

Das Dreieck ABC ist die Kerze des Lebens, die bis zu den letzten Lebenswochen gleichmäßig niederbrennt und dann schnell erlischt, um so für einen schnellen und... freudigen Tod zu sorgen. Es steht geschrieben; „er starb, an Tagen gesättigt". Das wäre ideal und idyllisch, aber... 10 000 Jahre Ausschweifungen der Lebensweise haben Spuren hinterlassen und führen uns zum **Dreieck ACD**,
dem Dreieck der Erbanlagen (finanzielle hier ausgenommen).

Dieses Dreieck ist das der Prädispositionen gegenüber Krankheiten. Man wird in eine Familie von Diabetikern, Arthritis- oder Herzkranken hineingeboren.... Zur natürlichen funktionalen Abnutzung des **Dreiecks ABC** gesellen sich diverse Verschlackungen hinzu, sowie Mängel durch denaturierte Nahrungsmittel oder durch das Leben in einer unharmonischen Gesellschaft, die Bewegung, das Symbol für Sauerstoffversorgung, scheut, ... die sogar schon von unseren Vorfahren praktiziert wurde!

Dieses Dreieck ist schuld daran, dass selbst eine vollständige und nachhaltige Ernährungsreform keine Garantie dafür bietet, uns mit allen Gesundheitsproblemen bis zu unserem Lebensende zu verschonen.

Das glauben nur die Anfänger, weil sie noch in den Flitterwochen sind, ganz wie in der Liebe....
All diejenigen, die durchhalten, haben gegen ihren Willen gelernt, dass alles ein Ende hat, selbst die Flitterwochen. Es soll jedoch niemanden in die Irre führen. Denn es heißt nicht, dass das Liebesleben nicht weitergehen muss, nur weil man lange nach den Flitterwochen suchen muss. Das gilt auch für die Gesundheit. Wir können uns meistens diesem Dreieck anpassen und wenn wir es vollkommen ausradieren, gelingt es uns, es maximal zu beherrschen.

Dieses Dreieck ADC ist wie eine Kerze, die einige Anomalien in der Struktur aufweist, die ein harmonisches Abbrennen und somit eine einwandfreie organische Funktionsweise stören können.

Auch wenn dies nicht viel ändert, können wir bis zu diesem Punkt der Präsentation noch Gott oder unsere Vorfahren anprangern. Hierbei sollten wir uns jedoch daran erinnern, das Letztere, wenn sie uns auch das Ergebnis ihrer Fehler hinterlassen haben, dieses jedoch nur in Form von Prädispositionen übermitteln, die in den meisten Fällen noch beherrschbar sind.

Hinzukommt das letzte „kleine" **Dreieck, ADE**
Bei diesem Dreieck können wir uns nur an die eigene Brust fassen und unser „mea maxima culpa" in Stoßböen hervorbringen. Denn das

Wesentliche unserer Übel, kleine akute oder große chronische, findet sich in diesem Dreieck wieder, erbaut durch unsere phänomenale Missachtung der Gesetze des Lebens, durch unser obsessionelles Bedürfnis an Komfort und unsere uneingeschränkte Vorliebe für den geringsten Aufwand.... Wenn es dann zur Verurteilung kommt, wenn Krebs oder andere Degenerationskrankheiten uns überfallen, brauchen wir nicht die Heulsusen vor irgendeiner Klagemauer oder den unschuldigen Naiven zu spielen, der von ihn überwältigenden Kräften verfolgt wird, sondern wir müssen den Stier bei den Hörnern packen und handeln.

Kollateralschäden. Je breiter dieses letzte Dreieck ausfällt, umso mehr werden die Prädispositionen des vorhergehenden Dreiecks (dem der Erbanlagen) aktiviert...

Von den drei beschriebenen Dreiecken kann allein das letzte auf seine einfachste Ausdrucksform reduziert werden.
Genau dieses Dreieck wird in diesem unseren Leben unsere Zustandsform bestimmen. Die Verbesserung des Erbanlagen-Dreiecks wird mehrere Generationen oder Reinkarnationen benötigen...
Das Natur-Dreieck liegt außerhalb unserer Reichweite. Bitten wir Gott oder Mutter Natur darum, ein wenig Mitleid mit uns zu haben!

Gesundheit ist das - per Definition instabile - Gleichgewicht zwischen zunehmender Toxämie und reinigender Vitalität.

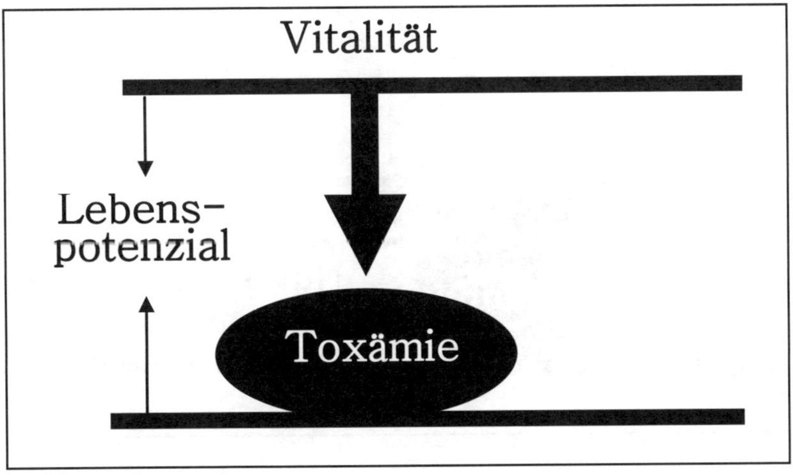

Zwischen beiden Anhaltspunkten liegt ein relativ enges No Man's Land, das einige Extravaganzen und Freiheiten hinsichtlich der Naturgesetze zulässt.

Das Lebenspotenzial ist unser gesundheitliches Erbgut, über das wir bei der Geburt verfügen. Es variiert von Person zu Person. Es kann auf keinen Fall überschritten werden, so groß unser Bemühen die Natur zu respektieren auch sein mag. Ernährungsreformen können uns deshalb nur ermöglichen, uns so weit wie möglichen den äußersten Grenzen in Sachen Langlebigkeit und Vitalität anzunähern. Jeder wird verstehen, dass ein Organismus uns umso treuer dient, je weniger wir ihn verschlacken! Je stärker die Lebensbedingungen im Widerspruch mit der Natur stehen, desto schneller und tiefgreifender setzt der Verfallsprozess ein.

Im selben Maße, in dem die Toxämie zunimmt, geht die Vitalität zurück.

Die nützliche Krankheit

Wenn die Toxämie den von unserem Metabolismus zugelassenen Toleranzwert überschreitet, kommt es zu einer organischen Reaktion, die je stärker ist, desto größer die Vitalität ist. Deshalb leiden Kinder unter heftigeren Fieberschüben als Erwachsene.

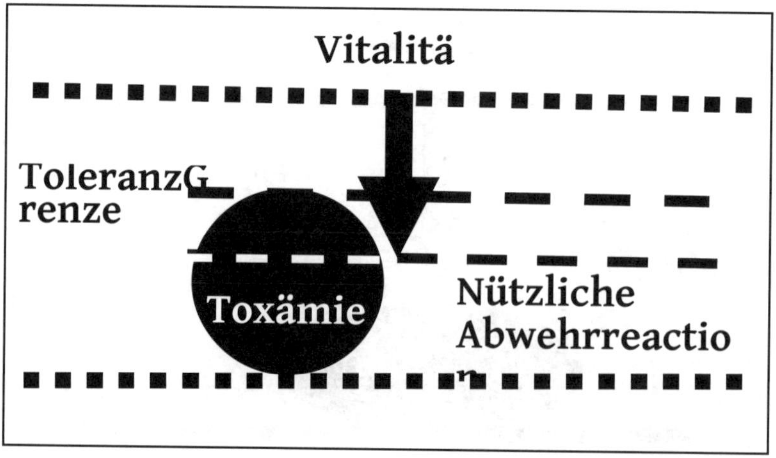

Die schmerzhafte Reaktion auf diese Überschreitungen des Grenzwertes klingt nicht sofort mit Unterlassen der Fehler ab. Das ist wie bei der Titanic: als der Kapitän den Rückwärtsgang und den Richtungswechsel befahl, hielt das Schiff weiterhin direkt auf den Eisberg zu und rammte ihn, bevor es zum Stillstand kam.

Es gibt zwei „Heilungsmöglichkeiten".

Man senkt das Toxämie-Niveau durch natürliche Heilmittel mit Wirkung auf die Ausscheidungsorgane oder noch besser durch Beachtung der physiologischen Verdauung.
Sobald die Toxämie die Reaktionsschwelle der Vitalität erneut unterschreitet, klingt die in diesem Falle nützliche Krankheit wieder ab. Der Organismus fühlt sich von dem befreit, was ihn zuvor belastet hat. Man gewinnt so an Gesundheit und Tonus hinzu.

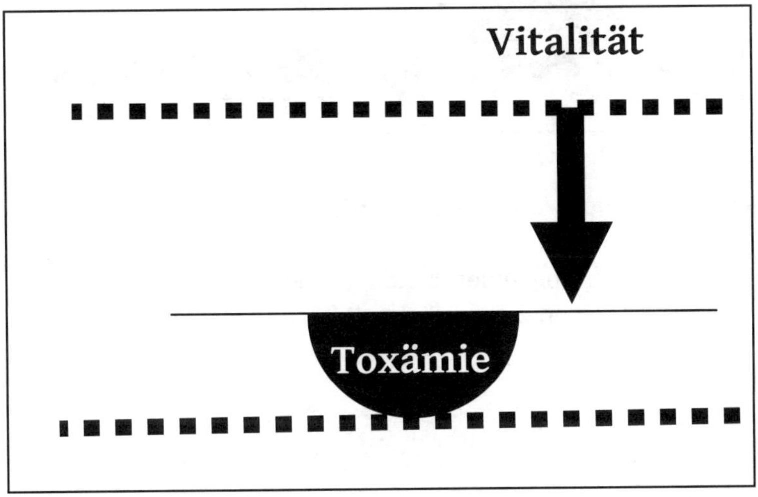

Man gönnt sich eine „kleine" Antibiotika-Kur oder anderen „Medikamentenmissbrauch". Die Einnahme von Medikamenten wird natürlich nicht die Toxämie, sondern unsere Vitalitätskraft verringern. Die Krankheit, die für den Organismus von Nutzen sein sollte, wird in diesem Fall nicht durch organische Reinigung sondern durch fehlende

Regenerationskraft gestoppt. Der Organismus ist stärker vergiftet, die Vitalität sinkt. Sobald die Wirkung der „Anti-Irgendetwas“ nachlässt, wird eine neue Ausscheidungskrise ausgelöst.

Beispiel:
Die Wiederholungen der Rhinopharingitis beim Kind mit herkömmlicher Ernährung.

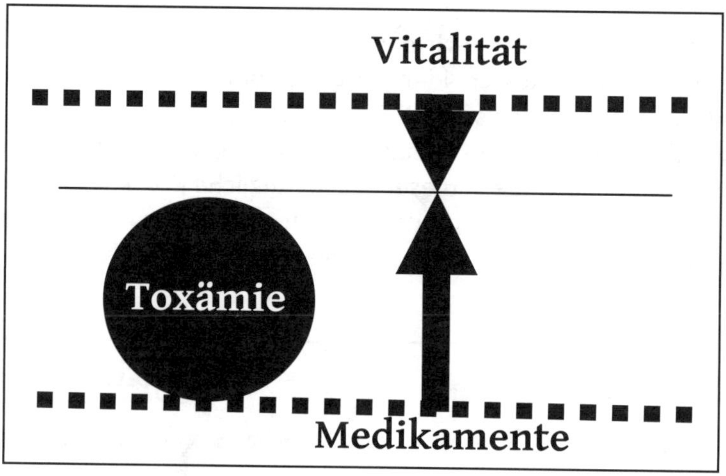

Das Prinzip der nicht-kommunizierenden Vasen

Vor der Durchführung einer bioklimatischen Ernährungsumstellung, lässt sich unser „Vasen-Zustand“ durch folgendes Bild darstellen:

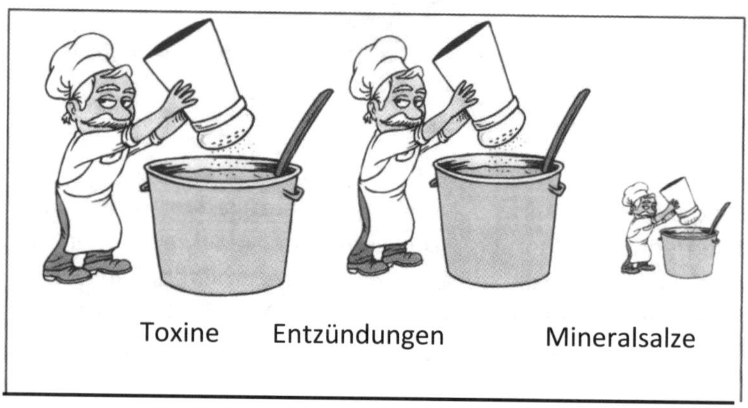

Nehmen wir einen Eimer, der ständig mit vorhersehbaren, nützlichen Reaktionen gefüllt ist, die von Medikamenten
bekämpft werden. Man kann die Toxämie nicht verringern, sondern benötigt einen immer größeren Eimer...
Ein zweiter Eimer ist bis oben hin mit Entzündungen gefüllt. Wenn es zu keiner Reaktion in Form von Ausscheidungskrisen kommt, dann nur, weil nicht genügend Stoffwechselkraft dafür vorhanden ist. Ein dritter, nicht sehr schwerer Eimer mit Mineralsalzen, Spurenelementen, usw. stellt den Mangel dar: Die schwächelnde Selbstbeherrschung der meisten wird unter Beweis gestellt. Der Nervosismus hängt mit der fehlenden Mineralreserve zusammen, die in der Iris des Auges sehr gut zu erkennen ist.

Der große Tag ist da, heute feiern meine Zellen. Ich gehe zur physiologischen Ernährung über. Die allgemeine Toxämie und die Entzündungen gehen schnell (nach einigen Tagen) unter die Toleranzgrenze zurück. Die Schmerzen lassen nach, kleine Wehwehchen verschwinden, die Vitalität nimmt zu...

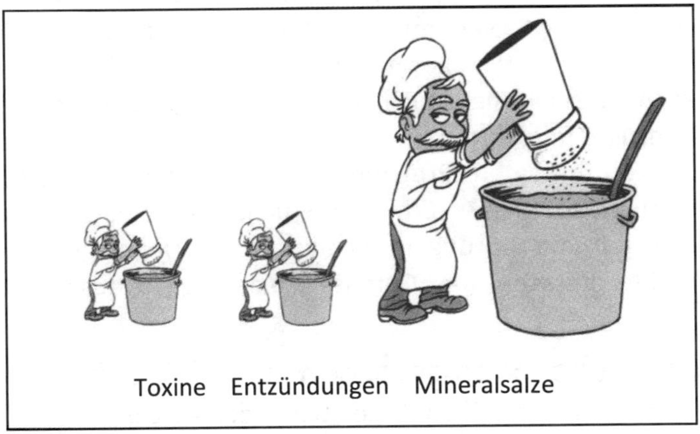

Alles wäre gut... wenn ich nicht unbedingt der Fruchternährung verfallen würde. Bananen, Kakis, Ananas, Mangos... in zu großen Mengen lassen in nur wenigen Wochen oder Monaten das Entzündungsniveau wieder anschwellen... bis die Vase der lästigen Ausscheidungskrisen überläuft.

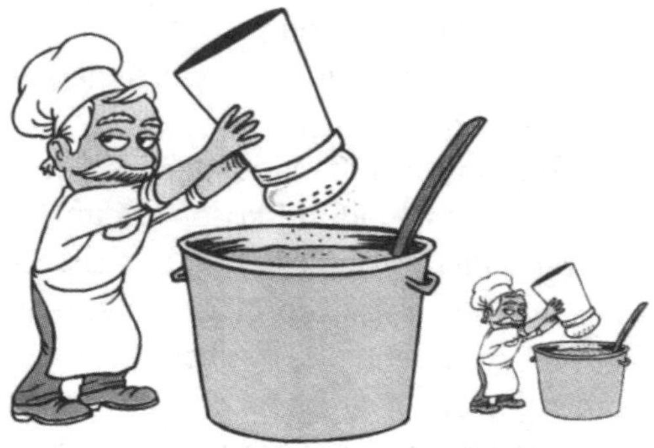
Entzündungen Mineralsalze

Diese Krisen, die mit dem Zuckerüberschuss der Früchte zusammenhängen, haben nichts mit der Ausscheidung von Toxinen, die aus Kindertagen stammen, zu tun, sondern sind der stürmische Ausdruck unserer Fehler der vergangenen Woche. Diese Erklärung ist für die „Obstabhängigen" wichtig. Die „Verstoffwechselung" der organischen Fruchtsäuren benötigt eine mineralische Gegenleistung, die leider nicht vollkommen von den eher mineralstoffarmen Früchten getragen werden kann. Deshalb sieht sich der Organismus gezwungen seine Reserven anzugreifen: Knochen, Zähne usw. werden geschädigt. Es kommt zu den besagten Problemen der Frutaner: Abmagerung, Müdigkeit, Depression usw. Erhöhter Fruchtverzehr verstärkt diese Ausschweifungen und Störungen noch zusätzlich. Demgegenüber hat der überhöhte Verzehr von Gemüse keine Negativauswirkungen.

Aber - unter uns - wer isst schon zu viel Gemüse?

Gemüse wird weniger mit Chemikalien behandelt als Obst und überlastet den Organismus weder mit Zucker noch mit anderen Bestandteilen. Es ist nicht nötig drei Liter Karottensaft täglich zu trinken, um mir das Gegenteil zu beweisen.

Mäßigung ist die Ablehnung von allem Schlechten und der begrenzte Genuss von allem Guten.

Die richtige Wahl

Wenn Sie sich initiieren und so weit wie möglich Ihrem Ernährungsinstinkt unterwerfen wollen, müssen Sie unbedingt zwei Grundsachen beachten:

Erstens den Hunger:
Absolute Beachtung des einzig wirklichen Stoppsignals beim Essen, d.h. des schnellen Sinkens des Essvergnügens.

Wenn Sie das anwenden, ist Ihnen eine erstklassige Gesundheit gesichert. Angesichts unserer großen Schwierigkeiten, den Ernährungsinstinkt so zu praktizieren wie die Tiere es tun, ist gemischte Rohkost ratsamer als sich Fruchtorgien hinzugeben.

Die vernünftige Richtlinie bedeutet in allen Jahreszeiten, gewichtsmäßig mehr Gemüse als Obst zu verzehren.

Die Person, die die richtige Wahl getroffen hat, erspart sich weitestgehend stürmische Reaktionen durch die Überfüllung der einen oder anderen Vase. Sie fühlt sich leicht, hat Power und Lebensfreude.
Die Alterung findet auf natürliche Weise durch die langsame Erosion des menschlichen Materials statt, ohne Anstöße und ohne Krankheiten. Die eine oder andere Ausnahme bringen weder Toxine zum Überlaufen, noch Entzündungen zum Entfachen. Das wilde Tier hätte bei seinem ersten Fehltritt in den Kochtopf auch keinerlei Folgen.

Die ausbleibende Reaktion ist ein zuverlässiger Test. Wenn Sie nach einem Essen, das Sie nicht ablehnen konnten, heftige Reaktionen verspüren, sollten Sie nicht auf Ihre organische Empfindlichkeit, sondern auf sich selbst und Ihre zu nachlässige Beachtung der Regeln schimpfen. Eine ausbleibende Reaktion nach einer Reihe gastronomischer Ausschweifungen kann auch ein Zeichen einer immunmäßig überhöhten Toleranz sein, die bei zu häufigem Schwachwerden schwere Krankheiten auslöst.

Das Gesetz des Minimums.

Jeder Franzose ist schon einmal bei Streik in den Geschmack eines minimalen Fernsehprogramms gekommen. Da Sie fast beim Ende Ihrer Lektüre angekommen sind, gehören Sie zum Kreis der Auserwählten, die den Instinkt -die reellste Ausdrucksform des Gesetzes des Minimums- kennen.

Wenn der Organismus bei Nährstoffmangel die Grenzschwelle für den einen oder anderen Bestandteil des Körpers erreicht, verlangt er über unsere Nase nach dem entsprechenden Nahrungsmittel, das genau dieses fehlende Element liefert. Dass wir uns richtig verstehen: Erreicht man diesen kritischen Wert, bedeutet es nicht gleich, dass wir bei dessen Unterschreitung sterben. Genauer gesagt funktioniert der Zellaustausch unterhalb dieser Grenze nicht mehr optimal und der Körper muss auf biologische Transmutationen zurückgreifen, um seine Enzymkaskaden zur Verdauung, Assimilation und Reinigung ... aktivieren zu können.

Das metabolische Optimum lässt sich folgendermaßen zusammenfassen:

Sicherstellung der größtmöglichen Tätigkeit bei minimaler Abfallproduktion.

Was passiert, wenn der Punkt der maximalen Effizienz nicht erreicht wird? Die organische Konstruktion hört in quantitativer Höhe des fehlenden Elements auf. Die anderen Elemente, die im Überschuss vorhanden sind, sind nicht nur unnütz, sondern nachteilig, da sie zusätzlichen Stoffwechselabfall herstellen und die Eliminationskapazitäten erschöpfen. Zur Unterstützung meiner Behauptungen schlage ich Ihnen das Rezept des traditionellen elsässischen Gugelhupfs vor (ach, war das lecker ... und wenn ich ehrlich bin, muss ich zugeben, dass er auch immer noch lecker ist!) Damit das Rezept gelingt, muss man sich genau an die Anweisungen und Zutatenmengen halten: Milch, Mehl, Zucker, Eier, Backpulver, Korinthen, Butter Mandeln.

Für einen Kuchen von 2 kg brauchen Sie: x g Mehl, x Deziliter Milch, x Eier... Zunächst vermengen Sie das Mehl mit der Milch, in der Sie zuvor das Fett geschmolzen haben ... Sie fügen die Eier hinzu und .... hoppla, die Hälfte von ihnen riecht schlecht. Doch, doch, das kann vorkommen. Was soll man da machen? Wütend mit den Füßen stampfen, alles in den Müll werfen und den heiligen Gugelhupf beim Bäcker an der Ecke kaufen oder einen kleineren backen und die Zutaten der Menge der verwendbaren Eier anpassen? Falls Sie die letzte Lösung wählen, hat das selbstverständlich Folgen:

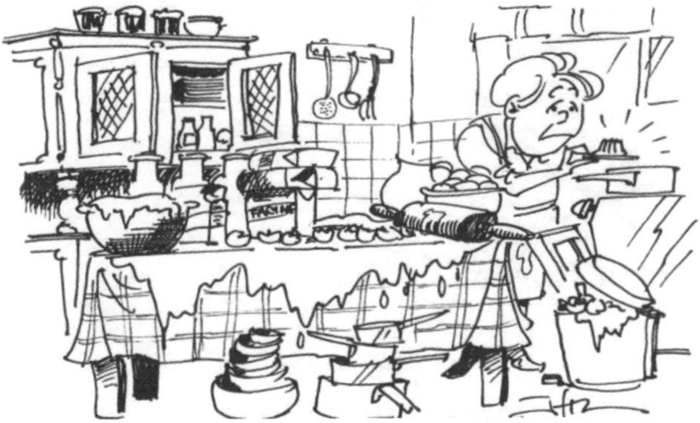

Ihr wertvoller Gugelhupf wird nur halb so groß.

Damit diese Hälfte gelingt, muss man zuerst 50% der vor dem Zwischenfall mit den Eiern erhaltenen Masse in den Mülleimer werfen. Im Körper gibt es leider keinen Mülleimer und ein Zuviel bedeutet stets Toxine...

Eigentlich sollten wir uns davon inspirieren lassen, dieses Gesetz des Minimums in unserem GANZEN Leben anzuwenden. Auch wenn sich ein Ernährungswechsel stets als vorteilhaft erweist, muss man für größere Harmonie gleichzeitig auch die anderen Seiten des Lebens verändern.

Es gibt nichts Schlimmeres als Ernährungsapostel, die ihr gesamtes Leben auf den Rhythmus ihrer Kaubewegungen abstimmen.

Kapitel 13

Neue Krankheiten

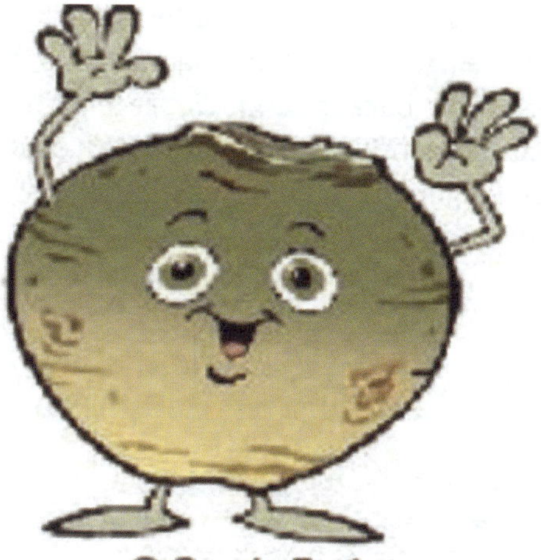

Aids, SARS, Vogelgrippe ... und die, die wir noch nicht kennen

Neue und aktuelle Krankheiten, Krankheiten, die einem Angst und Bange machen und die das hysterisch aggressive Verhalten derer anspornen, die „warnen wollen". Diese Degenereszenz, die wie bei Aids die Liebe und Brüderlichkeit entweiht, treibt die Menschen noch weiter auseinander (was diese nun wirklich nicht gebrauchen können). Allerdings hilft sie der medizinischen Institution dabei, ihr Image nach der erniedrigenden Niederlage im Kampf gegen den Krebs ein wenig aufzupolieren. Vor einem Phänomen, das sie sichtlich überfordert, steht die Medizin wie gewohnt im Rampenlicht und hält die Massen mit zukünftigen Wunderheilmitteln in Atem. Und die Massen folgen ihr. Die ewige Gutgläubigkeit des Menschen angesichts seiner extremen Lust, die Verantwortung für sich selbst anderen zu übertragen... Und die Medien treiben das auf die Spitze, da sie ständig auf der Suche nach Scoops, ausschließlich nach Scoops sind, schließlich ist die Wahrheit lange nicht so verkaufsfördernd.

Aber lassen wir uns versichern, dass nicht alles für alle verloren ist. Hinter den Türen der pharmazeutischen Laboratorien werden unter Mephistos Deckmantel Liebesfilter und Anti-Virus-Raketen zusammengebraut, um die Menschheit von der Aids-Plage zu befreien und dabei gleichzeitig den bereits beträchtlichen Profit der Pillen- und Impfungszauberer zusätzlich zu erhöhen.

Sechs Milliarden Impfungen stehen in Aussicht! ... Zunächst für jede Person eine. Was für ein unglaublicher Jackpot. Zudem ist der Rohstoff nicht nur ungemein manipulierbar und pflichtbewusst sondern sogar noch auf unverbesserliche weise dankbar. Der absolute Traum für jeden Financier. Aber ein Albtraum für jeden von uns, wenn sich die voraussichtliche Entwicklung dieser Phänomene fortsetzt. Sind wir von Pestformen bedroht, die weitaus schlimmer sind als die des europäischen Mittelalters? Angesichts der Ausschweifungen im Bereich von Agrarwirtschaft, Medizin, Umwelt ... kann einem dieser Gedanke schon kommen. Man muss sogar Angst haben, dass Aids, SARS und der Rest nur die Vorläufer weiterer Freuden sind, die an der nächsten Ecke auf die Menschheit lauern. Das dichte Zusammenleben, die Totalaufgabe des Vorsichtsprinzips bei der Marktbringung irgendwelcher Produkte allein aus wirtschaftlichem Interesse und die Unfähigkeit multinationale Konzerne zu kontrollieren, die die eigentlichen Herrscher der Erde sind und zudem von marionettenhaften Politikern unterstützt werden, die gern auch von dem Kuchen profitieren möchten: All das hemmt jegliche Entwicklung und lässt wenig Vertrauen in eine bessere Welt aufkommen.

Das soll Sie in Ihrer Idee bestärken, dass Rettung nur von den Menschen, nicht aber von den Institutionen zu erwarten ist. Es ist also vollkommen illusionär, abzuwarten und zu hoffen, dass irgendein Staat angepasste und ausreichende Reformen durchführt, um die morbide Tendenz unserer Welt umzukehren.

Aber nichts und niemand soll uns daran hindern, UNS zu ändern und -wenn möglich- das gute Wort zu verkünden; vor allem aber als Beispiel für ein weniger von metabolischen Qualen gepeinigtes Leben zu gelten, als die meisten Menschen unserer Zeit.

Falls das alles nicht zur Rückeroberung des Paradieses auf Erden ausreicht, akzeptieren wir einfach die Weisheit der öffentlichen Moral, die uns lehrt ... dass man sowieso eines Tages sterben muss.

Genießen wir in der Zwischenzeit das Leben

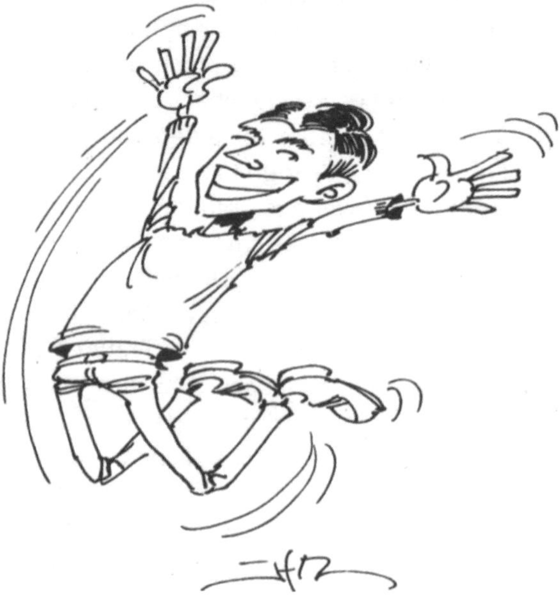

Es soll einem gesagt sein!

In Gedanken an dieses Leben wage ich zu hoffen, dass Sie sich keine Sekunde beim Lesen meines Buches gelangweilt haben und -hierin lag eigentlich das Hauptanliegen meiner schriftstellerischen Kraftanstrengung, dass Sie auf Ihrem Weg der Ernährungsweisheit ein wenig vorangekommen sind ... aber nicht nur das. Einen Punkt möchte ich nochmals besonders hervorheben um Sie vor meinem zukünftigen Zorn Ihnen gegenüber zu warnen, falls Sie nur das „Essensding“ behalten haben. Das führt nämlich genau zu einer in unserem Milieu sehr beliebten Verrücktheit, der Ernährungsreligion!

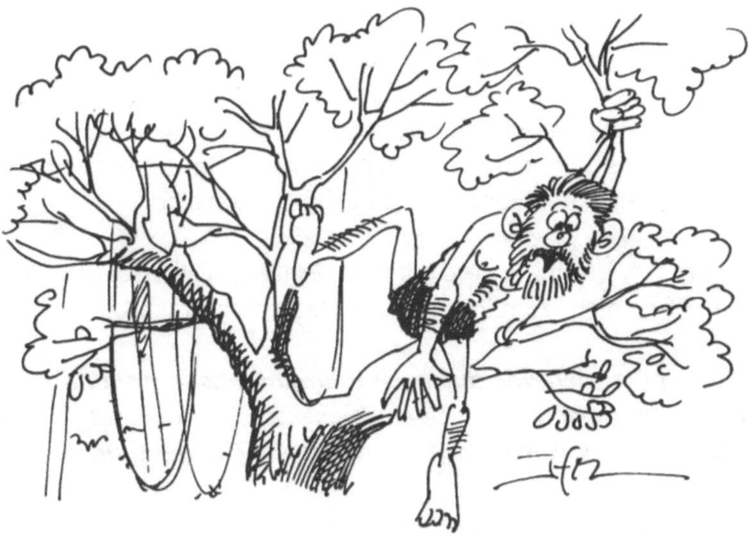

Ich weigere mich schlichtweg, der Sprachführer, der geeignete Guru oder der studierte Meister einer exklusiven Ernährungstheorie mit einem reduzierten Ansatz zu sein, der sich einzig und allein auf eine funktionierende Verdauung beschränkt, selbst wenn er von lautstarken Blähungen begleitet wird!
Ich bleibe dabei, dass Ernährung die wichtigste aller Nebensachen, nicht aber die Hauptanforderung an unsere Präsenz auf Erden ist.

Die Suche nach Glück ist verdammt viel wichtiger, sowohl für unseren Kopf ... als auch für unseren werten Darm!

Definieren Sie sich nicht als Rohköstler, Vegetarier, Makrobiot... um mich glücklich zu machen, sondern organisieren Sie sich so, dass man auf Ihrem Gesicht, an Ihrem Wesen und an Ihrem Vorgehen erkennen kann, dass Sie sich wohl genug in Ihrer Haut fühlen um anderen denselben Weg zu zeigen.

Denn wenn es irgendwo hapert, dann genau an dieser Kreisbewegung, die den auf sich konzentrierten Reförmling völlig in Anspruch nimmt, und ihn so durch nichts von dem unterscheidet, was er „vorher" tat. Es ändert sich nur das Objekt der Bewunderung: Sie geht von Kochtopf und Kuchen zur Besessenheit nach dem gesundheitlich Richtigen und der derzeit angesagten Theorie über. Diese Ausschweifungen sind typisch für Psychismen, die Drogen benötigen sowie für eine Psyche, die eine Art Notausgang braucht, um aus der sie umgebenden Leere zu entfliehen. Das gilt leider für viele von uns, in einer Welt, in der essentielle Wertvorstellungen verloren gegangen sind.

Also hören wir auf, unsere kleinen Ernährungsfortschritte als das „Sesam, öffne dich" zum Paradies der Natur zu betrachten.

Der Fortschritt, den wir durch eine Ernährungsumstellung machen, erscheint in unserer heutigen Gesellschaft kolossal, ist aber verglichen mit der Absolutheit der Natur völlig bedeutungslos.

Wer also ist verrückt genug und glaubt, dass die von uns praktizierte Ernährung -sei sie roh, instinktiv oder bioklimatisch- der Ernährung des wilden Tieres näher kommt als der konventionellen Ernährungsweise des Menschen?

Wenn jemand so denkt und nicht verrückt ist, dann verfügt er entweder über ein extrem großes Ego oder aber über einen extrem kleinen IQ...

Wir können die Tatsache, dass wir Menschen des 3. Jahrtausends sind, nicht auslöschen und müssen uns damit abfinden! Der richtige Weg besteht nicht nur in der Restaurierung unseres Tellers, sondern auch darin, Letzteren mit all den zahlreichen Zutaten des Lebens in Einklang zu bringen. Möge das Glück unser oberstes Ziel sein ... und Ernährungsveränderungen finden bei Freude und Sonnenschein statt! Schließlich sind wir nicht nur Mägen auf zwei Beinen. Lassen wir uns ein Treffen zu Beginn des nächsten Jahrhunderts vereinbaren, um die Richtigkeit unserer Behauptungen zu überprüfen. Wenn wir dann noch leben, ist das Beweis genug! Wenn wir bereits tot sind, müssen wir bei den Englein darüber diskutieren.

Bibliographie

Wie Sie sicher bemerkt haben, konzentriert sich dieses Buch nicht ausschließlich auf wissenschaftliche Quellen ... obwohl sie einen wichtigen Teil meiner Lektüre im Bereich der Lebenswissenschaften ausmachen. Ich habe sie durch tägliche Praktik und eingehende Betrachtung der uns umgebenden Natur, der Patienten, denen ich helfen konnte und durch Experimente, die ich allein oder mit anderen durchgeführt habe, vervollständigt. Ich habe es so gewollt, denn, auch wenn Zitate bekannter Autoren die Seriosität und Bedeutung eines Buches steigern, bin ich davon überzeugt, dass praktische Erfahrung weitaus mehr Wert hat, als die brillantesten Hypothesen oder die kühnsten wissenschaftlichen Schlussfolgerungen. Der bereits erwähnte Cromagnon-Mensch hätte wahrscheinlich alt ausgesehen, wenn er erst auf die Ergebnisse einer Luftanalyse hätte warten müssen, bevor er zu atmen begann!

Selbstverständlich geht es nicht mehr darum, alle Bücher auf öffentlichen Plätzen zu verbrennen, sondern darum, selbst AUSZUPROBIEREN, was die Bücher vorschlagen.

Erinnern Sie sich an den Esel: wie oft hat man ihm gesagt, dass er dumm sei? Dabei ist er in Freiheit weitaus klüger als wir alle, da er die 100.000 Gesundheitsstörungen, die die Menschheit überschwemmen, geschickt zu umgehen weiß. Es ist also überflüssig, dass ich ihn zum Lesen möglichst vieler Bücher zum Thema Lebenswissenschaften anhalte...
Da Sie aber kein Esel sind, verschlingen Sie (mit den Augen) ruhig Bücher, die von Gesundheit, Schönheit und Glück sprechen. Das sollte natürlich nicht das Einzige sein, was Sie in Ihrem Leben tun, um nicht dumm zu sterben! ... Aber es wird Ihnen dabei helfen, unabhängig von denen zu leben, die aus uns ... Schafe machen wollen!
Stören Sie sich nicht allzu sehr an eventuellen Widersprüchen von einem Autor zum anderen. Sie verhelfen Ihnen zu mehr Realität.

Außerdem verspreche ich, Ihnen nicht böse zu sein, wenn Sie MICH in Frage stellen. Das wird sicher vorkommen, denn ich bin auch nicht mehr ein Esel als Sie und selbst noch weit von der absoluten Wahrheit der Natur entfernt!

In aller Brüderlichkeit!

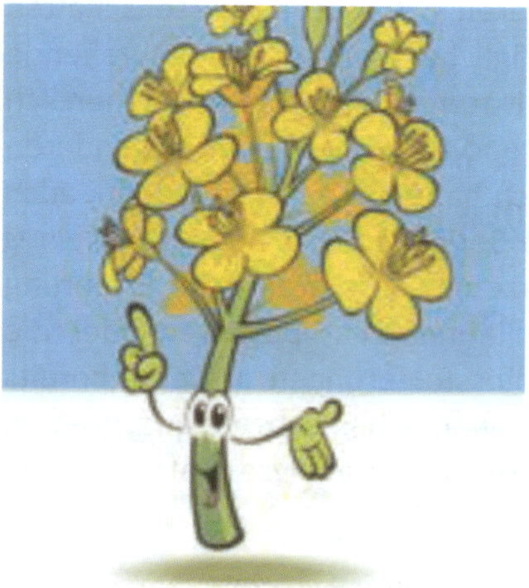

Kontakt:
Jean Huntziger
Tel: 00 333 89 40 82 21
Fax: 00 333 89 40 82 85
E-Mail huntziger.jean@wanadoo.fr
Adresse:
9 rue des clous
F 68480 Liebsdorf

Weitere Bücher des Roh-Ark-Verlages

Siehe auch www.roh-ark-verlag.de für kostenlose Infos

Sven Rohark

„Die Rohkost-Revolution“

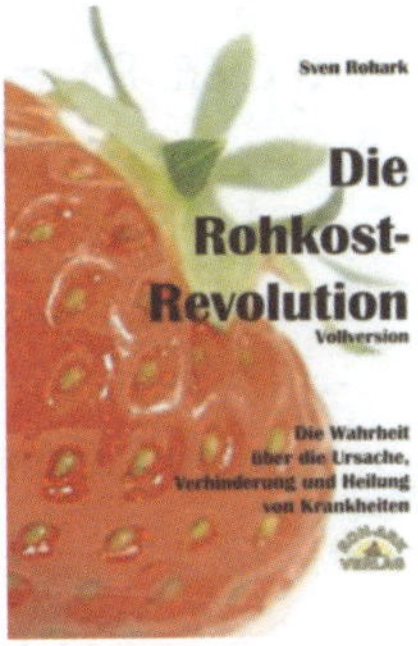

Das Standartwerk über Ernährung und Gesundheit räumt mit den Lügen und Halbwahrheiten der „Experten“ auf, stellt alle Rohkostrichtungen vor, erklärt die Gefahren und Probleme der Rohkost und enthält sensationelle Interviews. Es inspiriert, das Thema Ernährung und Gesundheit komplett neu zu überdenken.

Etwa 440 Seiten

neu: 6. Auflage kommt im März 2013

Sven Rohark

„Die Rohkost-Revolution – kompakt“

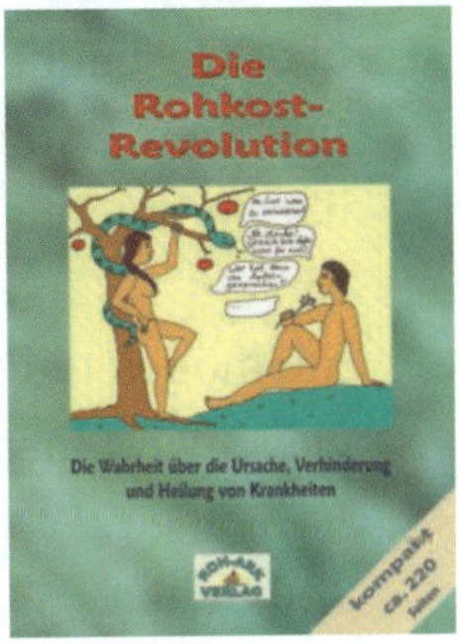

Dieses Buch ist die kompaktere Version, mit stark gekürztem Text.
Es ist ideal geeignet, um als Geschenk für Freunde und Bekannte zu dienen, die am Thema „Gesundheit“ interessiert sind.

Etwa 220 Seiten.

Prof. Arnold Ehret

„Gesunde Menschen“

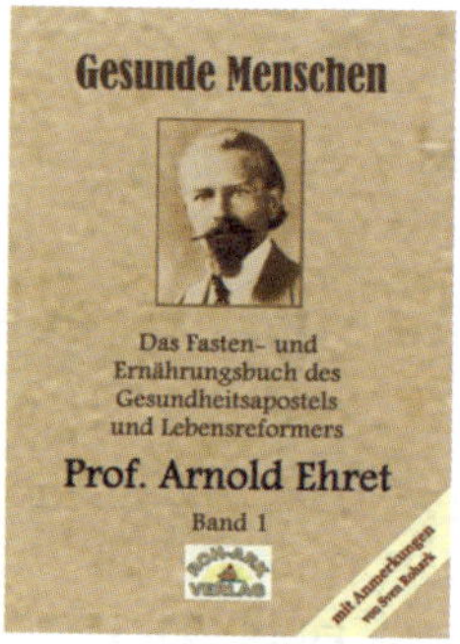

Prof. Arnold Ehret gehört zu den revolutionärsten Denkern und Gesundheitspraktikern der Menschheit.

In diesem Band 1 veröffentlichen wir alle seine deutschen Schriften. Später werden wir im Band 2 seine englischen Texte ins Deutsche übersetzen.

Etwa 240 Seiten.

Anonym

„Tante Edeltraud“

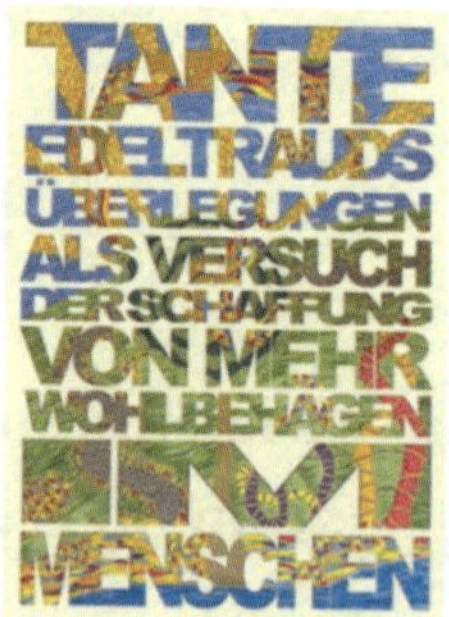

Einfache, aber wahre Gedanken
über Gesundheit und Ernährung,
für jedermann in verständliche Worte gefasst,
übermittelt uns Tante Edeltraud.

Sie mögen teilweise utopisch klingen, doch können uns für die Gegenwart inspirieren.

120 Seiten.

Dipl.-Physiker Walter Schaube

„Kerngesund ohne Umwege“

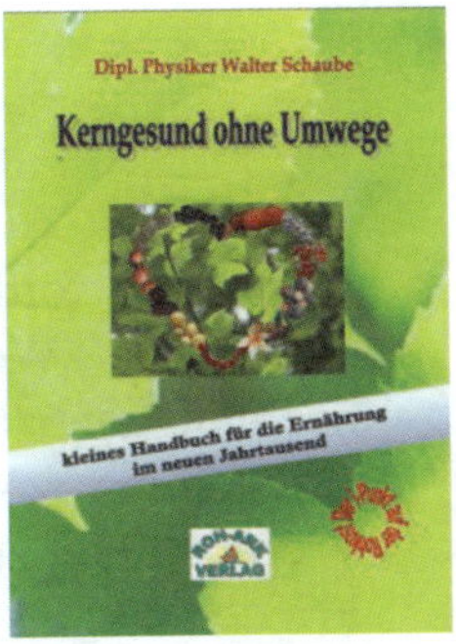

Wer alle Ernährungs-Experimente abgeschlossen hat, Hunger, Durst und Appetit auf verschiedene Nahrungsmittel, überwunden hat, und sich seit vielen Jahren in körperlicher Top-Form befindet, hat uns über die richtige Ernährungsweise mit Sicherheit etwas Interessantes mitzuteilen.

152 Seiten.

Sven Rohark

„Survivaltips eines Leichtgepäck-Wanderexperten“

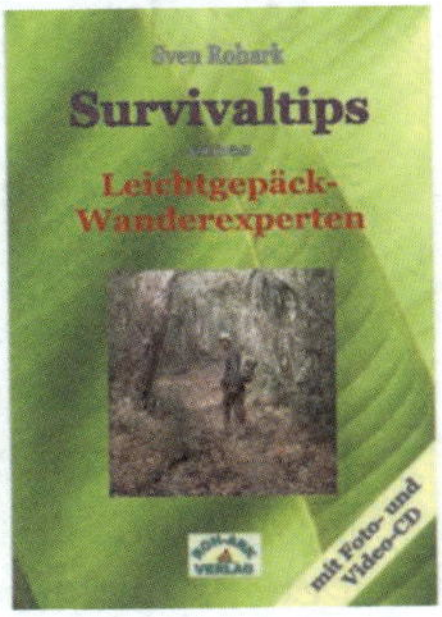

Zum Verreisen nimmt jeder viel zu viel Gepäck mit. Wie man mit wenigen Kilo im Rucksack auskommt, um sich das Leben „leicht“ zu machen, erfährt man in diesem Buch.

Fotos und Videos zum Buch sind demnächst auf der Webseite des Verlages abrufbar.

136 Seiten.

Rüdiger Moczall

„Leben in Liebender Verantwortung“

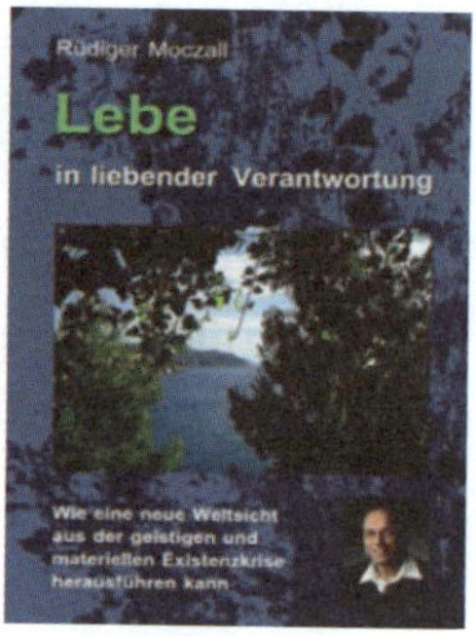

Der Autor fordert einen Bewusstseinswandel, eine neue Weltsicht mit einer konkreten, nachvollziehbaren, für jeden verständlichen Vorstellung von der Allmacht, die uns den Weg zurück zu innerem wie auch äußerem Frieden und zu liebender Verantwortung weist, uns mit der Natur aussöhnt und Wissenschaft und Technik wieder in den Dienst der Menschlichkeit stellen wird.

174 Seiten

Cosmo Vega

„Wach auf und lebe bewusst“

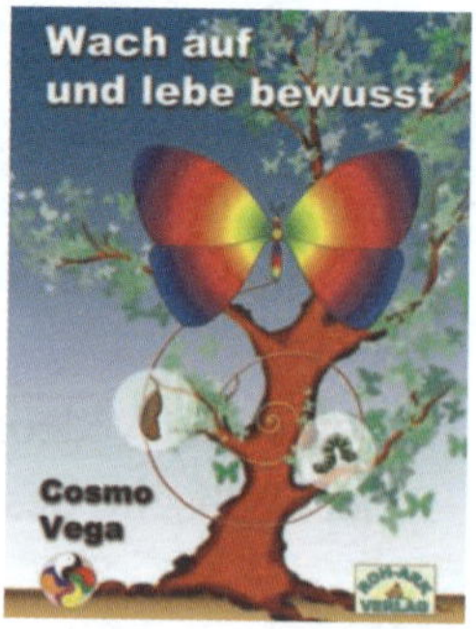

Dieses originelle Buch gibt Ihnen wertvolle Tipps, wie Sie Ihr Leben und sich selbst besser begreifen, als auch Ihr Bewusstsein erweitern. Ein gelungener und lesenswerter Ratgeber & Inspirationsquelle zu einem ausgereiften, erwachten Inneren und bewusster äußerer Lebensgestaltung.

170 Seiten

Jens Rohark

„Englisch für Reisende“

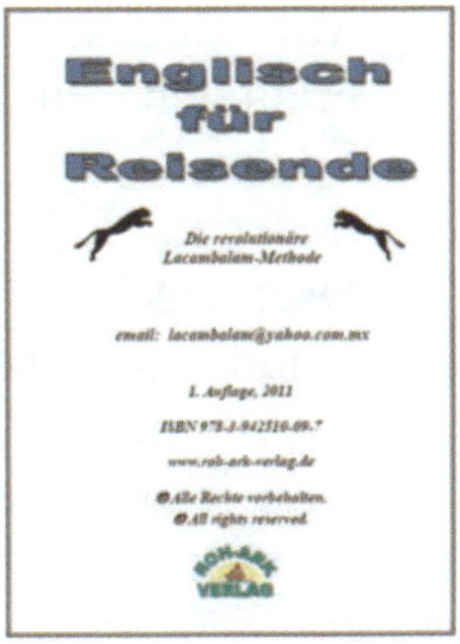

Steige ein in eine Weltsprache!
Mit diesem kleinen Sprachführer im Taschenformat hast Du sofort alle überlebenswichtigen Wörter und kurzen Sätze parat. In der linken Spalte steht alles auf Deutsch, in der rechten Spalte findest Du die englische Übersetzung.
Der Inhalt ist übersichtlich nach Themen geordnet.
Die wichtigsten Grammatikthemen stehen durch typische Beispielsätze zur Anwendung bereit.

64 Seiten.

Jens Rohark

„Spanisch für Reisende“

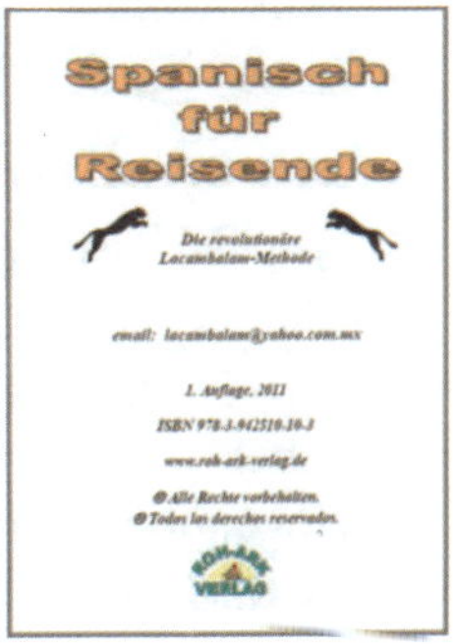

Steige ein in eine Weltsprache!
Mit diesem kleinen Sprachführer im Taschenformat hast Du sofort alle überlebenswichtigen Wörter und kurzen Sätze parat. In der linken Spalte steht alles auf Deutsch, in der rechten Spalte findest Du die spanische Übersetzung.
Der Inhalt ist übersichtlich nach Themen geordnet.
Die wichtigsten Grammatikthemen stehen durch typische Beispielsätze zur Anwendung bereit.

70 Seiten.

Jens Rohark

„Auf den Spuren der Maya Teil 1 – Das Zentrale Tiefland"

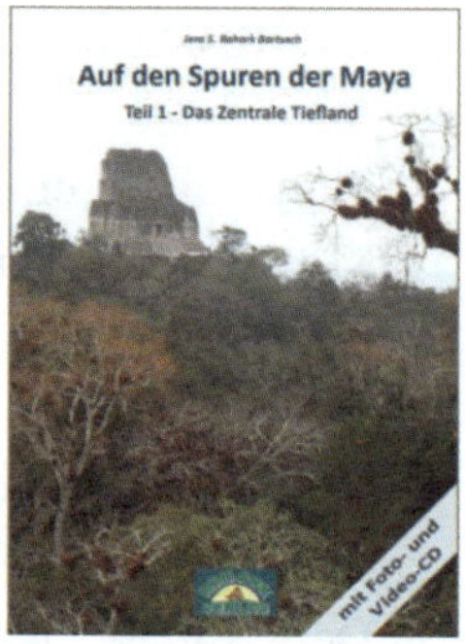

Mit Rucksack und Hängematte ausgerüstet erkunden ein Maya-Reiseleiter, ein Survivel-Spezialist und ein Kalenderexperte wochenlang entlegene Höhlen und Ruinenstädte des Maya-Dschungels in Chiapas, Belize, Guatemala und Honduras, reisen auf dem Monster-Fluss, lesen moosbedeckte Hieroglyphentexte, trinken mit dem letzten Lacandonen-Schamanen den heiligen Balché aus dem Bierkanu, zelebrieren das Feuerritual und die Weihrauchzeremonie für den Schöpfergott. Dieser authentische und lebendige Expeditionsbericht ist ein Muss für alle Maya-Freunde.

Fotos und Videos zum Buch sind demnächst auf der Webseite des Verlages abrufbar.

274 Seiten.

Jens Rohark

„Poopol Wuuj – Das Heilige Buch der K´ichee´-Maya von Guatemala"

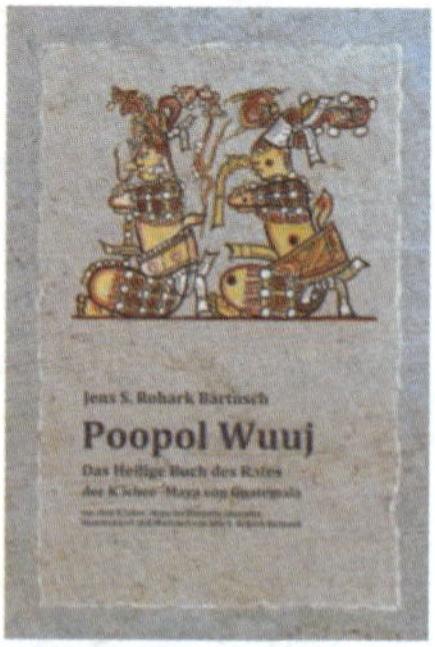

Das Heilige Buch der Maya, auch die „Maya-Bibel" genannt, liegt erstmals in genauer Gegenüberstellung von Mayatext und deutschem Text, Satz für Satz, vor. Es erlaubt einen faszinierenden Einblick in das sprirituelle Denken einer der Hochkulturen unserer Erde.

288 Seiten

wird im Sommer 2013 erscheinen

Unser Verlagsprogramm - Stand Februar 2013

Sven Rohark „Die Rohkost-Revolution“

Sven Rohark „Die Rohkost-Revolution - kompakt“

Sven Rohark „Survivaltips eines Leichtgepäck-Wandererexperten“

Prof. Arnold Ehret „Gesunde Menschen“

Dipl.-Physiker Walter Schaube „Kerngesund ohne Umwege“

Jean Huntziger „Die Bioklimatische Rohkost“

Anonym „Tante Edeltraud“

Rüdiger Moczall „Leben in Liebender Verantwortung“

Cosmo Vega „Wach auf und lebe bewusst“

Mario Krygier „Faszination Mayaland“

Mario Krygier und Jens Rohark „Faszination 2012 –
Das Buch zum Mayakalender“

Mario Krygier und Jens Rohark „Don Eric und die Maya“

Jens Rohark „2012 – Prophezeien die Maya den Weltuntergang?“

Jens Rohark „Poopol Wuuj –
Das Heilige Buch des Rates der K´ichee´-Maya von Guatemala“

Jens Rohark „Auf den Spuren der Maya – Das Zentrale Tiefland – Teil 1“

Jens Rohark „Spanisch für Reisende“

Jens Rohark „Englisch für Reisende“

Roh – Ark – Verlag   Döbelner Straße 11   04749 Ostrau